医療入門

よりよいコラボレーションのために

監修 **栗原　敏** 東京慈恵会医科大学 名誉教授・理事長

編集（50音順）
穴澤　貞夫 東京慈恵会医科大学客員教授／元慈恵第三看護専門学校校長
落合　和彦 東京慈恵会医科大学産婦人科教授／元慈恵青戸看護専門学校校長
笠原　洋勇 東京慈恵会医科大学客員教授／元慈恵柏看護専門学校校長
川村　将弘 東京慈恵会医科大学名誉教授／慈恵看護専門学校校長
興梠　清美 元慈恵看護専門学校教育主事
佐々木三男 前太田睡眠科学センター所長／元慈恵看護専門学校校長
住吉　蝶子 東京慈恵会医科大学客員教授
芳賀佐和子 東京慈恵会医科大学医学部看護学科客員教授
福島　統 東京慈恵会医科大学教育センター長

医学書院

医療入門―よりよいコラボレーションのために		
発　行	2006年 3 月15日　第 1 版第 1 刷ⓒ	
	2017年10月15日　第 1 版第 6 刷	
監　修	栗原　敏（くりはら　さとし）	
発行者	株式会社　医学書院	
	代表取締役　金原　優	
	〒113-8719　東京都文京区本郷 1-28-23	
	電話　03-3817-5600（社内案内）	
印刷・製本	アイワード	

本書の複製権・翻訳権・上映権・譲渡権・貸与権・公衆送信権（送信可能化権を含む）は株式会社医学書院が保有します．

ISBN978-4-260-00230-1

本書を無断で複製する行為（複写，スキャン，デジタルデータ化など）は，「私的使用のための複製」など著作権法上の限られた例外を除き禁じられています．大学，病院，診療所，企業などにおいて，業務上使用する目的（診療，研究活動を含む）で上記の行為を行うことは，その使用範囲が内部的であっても，私的使用には該当せず，違法です．また私的使用に該当する場合であっても，代行業者等の第三者に依頼して上記の行為を行うことは違法となります．

JCOPY　〈出版者著作権管理機構　委託出版物〉

本書の無断複製は著作権法上での例外を除き禁じられています．複製される場合は，そのつど事前に，出版者著作権管理機構（電話 03-3513-6969，FAX 03-3513-6979，info@jcopy.or.jp）の許諾を得てください．

まえがき

　医療現場では医師や看護師だけでなく多くの専門職者が患者さんを中心に働いています．医療者はしばしば疾病そのものの診断や病んでいる臓器の治療だけにとらわれがちですが，医療者には患者さんの声に耳を傾け，心の痛みをよく理解して全人的に治療することが求められています．

　目の前にいる患者さんを全人的によく診るという英国流の医学を日本に紹介したのが，東京慈恵会医科大学の学祖・髙木兼寛です．髙木は患者さんを中心とした医療を実践できる医師や看護師を日本でも育成することを目指して，医師を育成するための成医会講習所と看護婦教育所を相次いで開設しました．そこには医師と看護師が共に協力して患者さんを治療して欲しいという願いが込められています．以来，病気を診ることだけにとらわれることなく，病に苦しむ人を全人的に診(看)るという，医療者としての精神が東京慈恵会医科大学で継承されてきました．現在，社会情勢は当時と著しく変わり，医療制度も大きな変革の時を迎えています．しかし，医療者としての心のあり方は時代を超えて変わらないと信じています．

　私たちは，同じ大学や看護専門学校で学んでいる学生諸君に，医療人としての心のあり方を伝えるための教材として，医学と看護に関する概論書を編集することを計画しました．複雑になり専門化している医療に関する概論書の編集には，多くの人の協力が必要です．最初は，私たちの大学や看護専門学校で使う簡単なレジメを作るようなつもりでいました．しかし，特色ある医療人育成の伝統を継承している東京慈恵会医科大学に在籍する教職員に，それぞれの分野について執筆を依頼したいという医学書院の七尾清氏のお申し出があり，お引き受けすることにしました．本書は医学や看護といった医療分野の垣根を超えた医療全般に関する入門書です．現在，医療人を目指して学んでいる人や，これから医療の道に入ろうとしている人たちに活用していただくことを願っています．

　また，本書を多くの一般の方にも読んでいただき，医療と医学の現状と問題点や，これからの日本の医療のあり方などを考えていただく一助となれば幸いです．

平成 18 年 2 月
著者を代表して
栗原　敏

執筆者一覧(執筆順)

栗原　　敏	東京慈恵会医科大学名誉教授・理事長
落合　和彦	東京慈恵会医科大学産婦人科学教授 元慈恵青戸看護専門学校校長
大滝　紀雄	元横浜市立大学医学部顧問
櫻井美代子	東京慈恵会医科大学医学部看護学科・看護学科長
福島　　統	東京慈恵会医科大学教育センター・センター長
川村　将弘	東京慈恵会医科大学名誉教授 慈恵看護専門学校校長
平尾真智子	元東京慈恵会医科大学医学部看護学科准教授
渡邉　　修	東京慈恵会医科大学リハビリテーション医学教授
米本　恭三	東京慈恵会医科大学名誉教授
高橋　陽子	元東京聖星社会福祉専門学校校長
柴崎　敏昭	慶応義塾大学薬学部客員教授
中野　昭一	東海大学名誉教授
笠原　洋勇	東京慈恵会医科大学客員教授 元慈恵柏看護専門学校校長
和田　高士	東京慈恵会医科大学附属病院新橋健診センター所長
清水　英佑	東京慈恵会医科大学名誉教授
武田　信彬	元東京慈恵会医科大学内科学教授 元慈恵青戸看護専門学校校長
芳賀佐和子	東京慈恵会医科大学医学部看護学科客員教授
松島　雅人	東京慈恵会医科大学総合医科学研究センター准教授
阿部　正和	東京慈恵会医科大学名誉教授・顧問
岡村　哲夫	東京慈恵会医科大学名誉教授・顧問
住吉　蝶子	東京慈恵会医科大学客員教授
松藤　千弥	東京慈恵会医科大学学長・分子生物学教授
井上　聖啓	元東京慈恵会医科大学内科学教授
興梠　清美	元慈恵看護専門学校教育主事
宮野　佐年	東京慈恵会医科大学客員教授
古谷　伸之	東京慈恵会医科大学内科学准教授
小路美喜子	元東京慈恵会医科大学附属病院看護部長
浦島　充佳	東京慈恵会医科大学総合医科学研究センター准教授
櫻山　豊夫	東京都児童相談センター所長
丸山　浩一	東京慈恵会医科大学客員教授
安田　信彦	東京慈恵会医科大学経営管理研究室准教授
梅澤　祐二	学校法人慈恵大学常勤顧問
穴澤　貞夫	東京慈恵会医科大学客員教授 元慈恵第三看護専門学校校長

医療入門——よりよいコラボレーションのために　目次

序　章	本書が目指すもの		栗原　　敏	1
第1章	現代医療の現場——Aさんのケース		落合　和彦	3
第2章	医療者の誕生とその養成課程			
	❶医師はどのように生まれてきたのだろう		大滝　紀雄	11
	❷看護職の確立と分化		櫻井美代子	17
	❸すべての医療専門職に求められるもの		福島　　統	20
	❹医師はどのように養成されるのだろう		川村　将弘	25
	❺看護師はどのように養成されるのだろう		平尾真智子	31
	❻PTやOTはどのように養成されるのだろう		渡邉　修・米本　恭三	39
	❼介護福祉士はどのように養成されるのだろう		高橋　陽子	46
	❽薬剤師・栄養士・臨床検査技師，社会福祉士はどのように養成されるのだろう		柴崎　敏昭	53
第3章	ライフ・サイクルと医学・医療			
	❶人の一生からみた健康と疾病			
	・身体面からみた人の一生		中野　昭一	61
	・心の面からみた人の一生		笠原　洋勇	65
	❷健康とはどのような状態をいうのだろう		和田　高士	69
	❸疾病とはどのような状態をいうのだろう		清水　英佑	73
	❹医療者はどのように患者(病人)に関わるのだろう			
	・医師の診断・治療における関わり		武田　信彬	80
	・看護師の関わり		芳賀佐和子	84
	・その他の医療職の関わり(PT，OTなど)		渡邉　修・米本　恭三	87
	❺生活習慣と健康教育—行動科学の重要性—		松島　雅人	90

第4章　医学と看護学

1. 医とはなんだろう　　　　　　　　　　　　　　　　　阿部　正和　95
2. 医学はどのように体系づけられているのだろう　　　　岡村　哲夫　100
3. 看護学はどのように体系づけられているのだろう　　　住吉　蝶子　112
4. 研究はなんのためにあるのだろう　　　　　　　　　　松藤　千弥　122
   研究とEBM，EBN　　　　　　　　　　　　　　　　 松島　雅人　129

第5章　医療を支えるさまざまな技術

1. コミュニケーション技術　　　　　　　　　　　　　　福島　統　133
2. 診断・治療技術　　　　　　　　　　　　　　　　　　井上　聖啓　138
3. 患者ケア技術　　　　　　　　　　　　　　　　　　　興梠　清美　144
4. 生活支援技術　　　　　　　　　　　　　　　　　　　宮野　佐年　150

第6章　医療倫理ケーススタディー　　　　　　　　　　　　古谷　伸之　159

第7章　医療安全

1. 看護における医療安全　　　　　　　　　　　　　　　小路美喜子　171
2. チームワークと医療安全　　　　　　　　　　　　　　浦島　充佳　177

第8章　社会と医療

1. わが国の医療システムはどのようになっているのだろう
   　　　　　　　　　　　　　　　　　　　　　櫻山　豊夫・丸山　浩一　185
2. 医療と経済のしくみはどうなっているのだろう
   　　　　　　　　　　　　　　　　　　　　　安田　信彦・梅澤　祐二　193
3. 医療と法律　　　　　　　　　　　　　　　　安田　信彦・梅澤　祐二　202

第9章　生涯学習　　　　　　　　　　　　　　　　　　　　福島　統　211

終章　よりよいコラボレーションのために　　　　　　　　穴澤　貞夫　217

本書が目指すもの

　人はこの世に生を受けてから一生を終えるまでのあいだに，いろいろな身体や心の問題に悩みます．そのような時，私たちは信頼できる医療者に身体や心の苦しみを相談し，最善で最適の医療を受けたいと願います．医療は人にとって身近で最も関心の高い問題です．毎日，必ずといっていいほど，新聞などで医療をめぐる問題が取り上げられていますが，その内容は様々です．それぞれの病気に関する診断や治療法，医療費や医療制度，医療者の教育，そして医療安全や医療事故など，多くの医療に関する問題などが取り上げられています．また，生活習慣，社会の仕組みの変化にともなって疾病構造も変化しつつあります．このように医療をめぐる問題はさまざまで奥深く，また，各分野における問題が複雑に関係しあっています．

　大昔には人が病に倒れると，家族をはじめ身近な人が手当てをしていました．しかし，医療を支える医学やその他の分野が発達してくると，それぞれの分野を専門とする人が必要となり，医療の現場では多くの専門職者が協力して働いています．最近では実際に診療にあたる医療者に加えて，患者さんの社会復帰を助ける職種も必要になってきました．医療はチームワークで成り立っているのです．しかし，多くの医療職が専門分化すると，お互いの仕事の内容をよく理解し，意思の疎通を図ることが難しくなってきます．特に，多忙を極める医療現場では，お互いを知ることが疎遠になりがちです．医療者と患者さんとの良好なコミュニケーションとともに，医療に関係している人たちが連携して，患者さんを中心とした医療を実践することが重要です．最近では，成人にみられる多くの疾病は生活習慣と深く関係していることが明らかになりつつあります．病気にならないように予防に努めることも，医療の大きな課題です．現在の医療や医学に関する考え方をまとめた概論書は医療を実践する人だけでなく，医学生や看護学生，あるいはそれを目指している人たちにとっても高いニーズがあると思います．しかし，人により考え方が異なるとともに，"医"全般にわたる事柄を一人の人がまとめるのはきわめて困難な仕事です．

　明治時代初期に西欧の医学が日本に紹介されました．当時，英国医学とドイツ医学のどちらを日本に導入するか議論されましたが，明治政府は細菌学が隆盛を極めていたドイツ医学を導入することを決定しました．その影響もあり，患者さんを中心とした医療の実践よりも，どちらかといえば医学研究を重視した医学が日本では盛んになりました．その中にあって，鹿児島藩に雇用されていた英国人医師，ウイリアム・ウィルスと出会った髙木兼寛は，英国セント・

トーマス病院医学校に留学し，目の前の患者さんをよく診るという英国流医学に感銘を受けました．また，同時に，ナイチンゲール看護学校を見学した髙木は，看護婦教育の必要性を痛感しました．帰国後，東京慈恵会医科大学の前身，成医会講習所(1881年)と，それに続いて日本で最初の看護婦教育所(1885年)を有志の協力を得て開設しました．髙木は，病んでいる臓器や病気だけでなく，病に悩んでいる人をよく診ることの重要性を指摘しました．建学の精神であり，髙木の遺訓とされている"病気を診ずして病人を診よ"は，病気に悩む人を全人的に診ることの重要性を指摘したものです．現在では，社会の仕組みも当時と変わり，社会の一員としての患者さんに対する医療者としての適切な対応も求められるようになりました．髙木は医師と看護婦は車の両輪のように協力して働くことの必要性を説きましたが，これは今でいうチーム医療の重要性を示唆したものです．髙木が看護婦教育所を開設した後，わが国でも看護教育の重要性が認識され，多くの看護師が育成されるようになりました．

　また，髙木は医療者としてだけでなく臨床研究を行なったことでも知られています．髙木は，当時，国民病といわれていた脚気の原因を調べ，脚気は栄養の欠陥によって起こることを，練習艦を使った大規模臨床試験で示したのです．この髙木の脚気に関する研究は，本邦で疫学的手法を用いて行なわれた最初の研究として評価されています．髙木の研究は日本よりも海外で高い評価を受け，その後，ビタミンB_1発見の端緒となりました．髙木の研究によって食事の重要性が認識され，脚気に悩む多くの人々が救われました．証拠に基づいた医学研究成果が患者さんに直接還元されたわが国における最初の例といっても良いでしょう．

　患者さんを中心とした医療を実践する医療者を育成するという髙木の理念は，髙木の考えに共感した同僚だけでなく，多くの医療を受ける人々から理解と支持を得てきたという経緯があります．わが国の医科大学としては極めて特異な例です．

　このような歴史的背景をもった私立医科大学で，"医"に関係している仕事に従事している私たちが，それぞれの得意分野を分担して，医療を中心に私たちの考えをまとめた医療概論書を出版するという計画が持ち上がりました．"医"に関係のある仕事を目指している若い人や，一般の方にも医療とそれに関係することについて理解していただきたいという願いをこめて出版を計画しました．しかし，その間に，私たちの附属病院で社会の注目を集めた医療事故が発生し，この出版計画を中止せざるを得ないと考えたこともありましたが，これから医療の道に進む人たちに前向きなメッセージを伝えたいという著者たちの思いが，その困難をのりこえました．書名を"医療入門"としたのは，医療とそれに関係することがらを取り上げ，より平易に説明して一般の方にも読んでいただけるように配慮したためです．本書を通じ，多くの人が人と最もかかわりが深い医療と医学について少しでも関心を持っていただき，ご理解いただければ望外の喜びです．

第1章 現代医療の現場
Aさんのケース

　人の社会生活という観点から考えると，その中で医療が占める(関わる)部分はほんの一部分でしかないことが多く，医療に関わる人たちが病者にとってどのような存在であるのか知る由もありません．しかし，ひとたび健康問題が発生すると，医療が社会生活の中心になり，その人のみならず家族も含めて人生を大きく変えてしまうこともあります．ここでは，Aさんという中年男性の生活を振り返りながら，医療の現場で出会うさまざまな職種との関わりを通じ，人々の社会生活と医療の接点を考えていくこととします．

会社での健診とかかりつけ医

　中小企業に勤めているAさん(59歳)は，来年定年を迎えます．長女はこの春大学を卒業し，大手化粧品会社へ就職しました．来年からは，都内に通学する長男と一緒にマンションを借りる手はずになっています．Aさん夫妻も，長年住みなれた埼玉を離れ，海の見える伊豆の温泉町での第二の人生を楽しみにしていました．

　Aさんは生来の働き屋で，健康には自信を持っていました．仕事上，飲酒の機会も多く，煙草歴も30年以上．学生時代はスポーツマンでしたが，会社に入ってからはつきあいのゴルフをする程度で，すっかり親父体型になっています．健康管理といえば唯一，会社での健診でしたが，2年前から尿糖(＋)との指摘を受け，会社の人事を通じて産業医から「要精検」との指示を受けていました．しかし特別な症状もなく，ほかの検査成績には異常がなかったこともあり，忙しさにかまけて放置していました．会社からもうるさく言われることもなく，翌年の健診の時にまた指摘を受けるという繰り返しでした．

■いつも診てもらっていた2人の先生

　さて，Aさんは家の近くに普段から親しくしている内科のB先生が開業しています．子供が風邪をひけば，夜中でも診てくれたし奥様が転んで怪我すれば，手当てしてくれた．Aさんの家にとっては大事なかかりつけ医でした．Aさん自身も何度か診てもらったこともありますが，日頃会社で過ごす時間が長いこともあって，ちょっとした風邪などは，会社近くのビル内にあるクリニックのC先生に薬を処方してもらっていました．Aさん自身の体調には問題なかったこともあって，B先生はもちろんのこと，C先生にも会社の健診の結果は知らせ

ないままAさんは定年を迎えてしまいました．

第二の人生・健診結果はどこへ
本当の「かかりつけ医」とは

　定年後，Aさん夫妻は希望に燃えて第二の人生をスタートさせました．友人の勧めもあって小さな小料理屋を始めたのです．なれない仕事でしたが，材料の仕入れ，接客などAさんにとっては新たな生き甲斐のある毎日でした．

　そんなある日，身体のだるさと喉の渇きを覚えるようになってきました．頑張り過ぎで疲れているのかとも思ったのですが，そういえば店を始めてから体重も5キロほど減少．店にやってくる近所の開業医のD先生に思い切って相談してみました．会社で尿糖（＋）だったことも話しました．空腹時血糖320，尿糖（3＋），HbA_{1c} 11.2などの結果を見るまでもなく，D先生から糖尿病と診断されるまでにはそう時間はかかりませんでした．

　それからはD先生のもとで，食事と運動，薬による厳重な血糖の管理が行なわれるようになりました．D先生の紹介で一駅先の県立病院に教育入院することになりました．入院中は様々なプログラムで，これからの人生をいかに糖尿病と仲良く付き合っていくのかを考えさせられました．そんな時，ふと会社時代の自らの健康管理を考えてみました．年に2回の会社の健康診断を軽く受け止め，二人の先生にきちんと報告しなかったことを思い出したのです．つまり，B先生，C先生ともに本当の「かかりつけ医」になっていなかったことにAさんはやっと気がついたのです．

糖尿病の教育入院

　血糖のコントロールと糖尿病の管理のためには，教育入院が必要とされています．

　最初に困ったのは食事です．自分の名前のカードには1,440と書かれています．1日の総カロリーが1,440キロカロリーに調整されていることを示すものです．ゆっくり食べても5分とかかりません．Aさんは，いかに今まで大食漢だったのかを実感しました．教育入院では血糖のコントロールと共に，食事の内容を自ら理解し，身体に覚えこませることが重要だとされています．当時のAさんの生活は，朝食はもちろん，昼食さえも食べる暇がなく，夜になって落ち着くと三～五合のお酒を飲みながら，1日分の食事を一度に食べるといった生活をしていたのです．今までの自分の生活を見つめ直すことも教育入院の大きな意義といわれています．夫婦で管理栄養士からていねいに食事の指導を受け，自分の食生活がいかに高カロリー，高脂肪食であったことに気づかされました．実際の食事指導では，ひとつひとつの食材のカロリーは当然のこと，調

理法による摂取カロリーの違い，食事の摂り方など日頃はあまり気にかけないことも教えられました．やはり，このような指導は夫婦で受講することが重要であることを実感することとなりました．

糖尿病の恐ろしいところは，合併症が併発するまで，自覚症状ほとんどないことです．実際，Ａさんの場合にも自覚症状は何もありませんでした．喉が渇く・トイレの回数が増えたなどの症状が出てきた時には，糖尿病はかなり進んでしまっていたのです．糖尿病になると，まず体の血管がボロボロになり体内に血管障害をひきおこす，その結果，腎臓障害，網膜症などをひきおこし透析が必要となることや失明の恐れ，足の怪我が原因で足が腐ってしまうなど，知れば知るほど恐ろしくなってきました．

日頃の健康管理はだれが行なうのか

Ａさんは，仕事も順調に進み，糖尿の自己管理もできるようになりました．時々，頭が重いことはありましたが，月1回のＤ先生の診療所での検査では血液検査，尿検査で異常なし．血圧がやや高いとは言われていましたが，薬をだすほどではないとのこと．Ａさんはすっかり体調も良くなり，仕事に打ち込んでいました．Ａさん自身，健康体を取り戻した錯覚に陥り，しばらく止めていた喫煙習慣も元に戻ってしまいました．店にも固定客がつき，Ａさんも地元の町会役員を務めるまでになり，すべてが軌道にのってきたように思えた矢先のことでした．

■ある朝脳梗塞に

ある朝，トイレに起きようとしたら急によろけてつまずいてしまったのです．おかしいと思ったＡさんは奥様を呼んだのですが，うまく話しができず，ろれつがまわらない状態でした．そのうち左手がしびれて口もあまりよく回らない．奥様からの知らせを受けたＤ先生の指示もあり，すぐに救急車を要請し30分後には県立病院の救急部に収容されました．以前の教育入院時のデータがすぐに取り寄せられました．医師の言われるまま手を差し出し，左右の手を交差して強く握り締めるなどの神経学的検査を受けたところ，脳梗塞の疑いがあると診断され，急きょ入院することになりました．ＣＴスキャナーでの結果は，最初の段階で何も所見はありませんでしたが，4日後に再検査をしたところ，明らかに脳梗塞部位が写し出されていました．脳梗塞では出血とは異なり，このようなことが良く見られるのです．入院当初から点滴を始めていたこともあって，幸い症状はほとんど改善していました．2週間ほどの入院で後遺症も残さず退院となりました．退院後はＤ先生のところで抗血小板薬により梗塞の発生予防をはかり，さらに降圧剤を処方してもらうことになりました．禁煙を厳しく言い渡されたのは言うまでもありません．しかし，大事に至らなかったことが，かえってその後のＡさんの自己管理を甘くさせてしまったのかもしれません．

急性期医療の現場

　Aさんは脳梗塞を患ったとは思えないほど，すっかり健康を取り戻しました．居酒屋の経営も順調で，奥様特製の低カロリーメニューも看板商品になりました．D先生から処方される糖尿の薬，降圧剤，梗塞予防の抗血小板剤は欠かさずに服用．また，血糖と血圧の測定はすでに日課となりました．

　ある夜，店も一段落し，遅い夕食の最中の出来事です．Aさんは，動作が急に鈍くなったのを自覚しました．仕事の疲れかと思い，早く床につこうとしているうちに段々と右側の腕に力が入らなくなり，腰にも力が入らなくなりました．だんだん意識が薄れ，思わず頭をかかえその場にうずくまってしまったのです．奥様はすぐに救急車を要請．D先生にも連絡しました．救急車内では救急救命士による酸素投与など救命処置が続けられ，意識状態はやや改善し，刺激に対してわずかな反応を示すようになりました．この間，救急救命士が，状況を逐一収容先の医療機関と連絡し合い，わずかな反応に対しても迅速に対応している様子が，同乗した奥様にとっては大きな励みとなり，また大きな安心感にも繋がったといいます．県立病院では救急室に収容されました．Aさんの情報は以前の入院カルテだけでなくD先生からもファックスで寄せられていました．医師，看護師によって裸にされ，呼吸，循環の確認の後，ただちに採血，モニター類が装着され，身体的，神経学的な検査が行なわれました．呼吸循環など全体的な立場から観察するグループ，点滴を確保し，採血を行ない，血液検査をするグループ，腹部診療，エコー検査，神経学的検査などを行なうグループの3つの部門が手際よく仕事をこなしているのが奥様には印象的だったようです．全体の意識レベル，バイタルサインが把握されると次に，CTとMRアンギオが撮影され，この結果，脳出血があることが確定診断されました．脳梗塞の既往もあり，動脈硬化もあって抗血小板薬も服用しているため，外科的治療はできない状態でした．しかし幸い，危険な脳浮腫の時期も脱し，片麻痺と言語障害，記憶障害が残りましたが，一命は取り留めることができました．

■思いもかけない状態に

　Aさんは，4日間のICUの記憶がほとんどないそうです．かすかにある記憶はまったく神経を失った右の腕，手，足がそこにあったということくらい．しばらくはいつも「なあに前と同じでそのうちすぐに元に戻るよ，きっと」といった感じだったとか．「以前と違う」と感じたのは一般病棟に戻ってきてからでした．一般病棟に移って初めて，いつの間にか尻には「おむつ」があり，排尿用の管がビニール袋につながれていたのを自覚．Aさんにしてみれば，自らの意思で排尿や排便ができないこと，自らが思ったように動けないことがなんとも情けなく，もどかしい思いを強くしたのです．徐々に意識が回復して来ると，食事の時にこぼれて汚れるのを防ぐ赤ちゃんのよだれかけのようなものがあった

り，スプーンとフォークでとる食事も，右の唇の神経も全くないためにご飯はボロボロ落ちるし，口の回りはご飯粒だらけ．食事の時が嫌だなどとは健康であった時には到底考えられないことでした．

　この間，Aさんは色々な看護師に接することになりました．言葉は発せられなくとも意識ははっきりしてきたのに何も語りかけず処置をする看護師や，冷たい聴診器を平気で胸に当てる看護師など，数え上げればきりがありません．しかし，多くの看護師は喋れない自分にも毎日語りかけ，親身になって対応してくれました．

　次第に症状が快方に向かってからは，Aさんにとって過酷なリハビリの毎日が続くことになります．

急性期リハビリテーション

　脳卒中の考え方の基本は「一度破壊された脳組織は原則として治らない」ので「一度失われた機能はもどらない」とするもの．軽い脳梗塞で入院した前回との最も大きな違いがそこにあります．それ故，リハビリテーションは，「壊れてしまった脳を回復させて失われた機能を取り戻す」奇跡の治療法では決してなく，「脳の壊れてしまった部分の働きを，周りの生き残っている脳に改めて教え込んで同じような働きができるようにさせ」たり，「失われてしまった働きを，いろいろな形で補うことで家庭や社会への復帰の手助けをする」ための治療と位置づけることが重要です．

　さてAさんの場合も，実際の訓練は，運動機能の回復，言語の回復，記憶の回復だけでなく，廃用症候群の予防と日常生活の自立を目標として行なわれました．

　リハビリは，当初1週間は，理学療法士がベッドまで来て行なわれました．手足のリハビリはもちろんのこと，ベッドから車椅子への乗り移りの仕方をこの時に教わりました．この動作を，早い時期にしっかりと教わっていたことが，自分の行動範囲を広げ介護をしてくれる人にとっても負担を軽くできたとAさんは思っています．しばらくして昼間は小便・大便ともオムツなしでも大丈夫になりましたが，問題は夜トイレに行こうと思ってから車イスに乗ってトイレに座るまで約5分の時間ががまんできなかったのです．何回かベッドがビショビショになり看護師さんに深夜迷惑をかけたことがありました．それ以来「小便」に対して特別神経質になり，これなら大丈夫と言えるまではずいぶん時間がかかりました．完全におむつが取れた時は本当にうれしかったといいます．

■それぞれの専門家に助けられ

　このように日常生活が拡大すると共に，リハビリ科の医師により作成されたメニューにそって訓練が行なわれました．下肢の歩行訓練を主にした理学療法（PT）と，上肢の回復を主に訓練する作業療法（OT）と，言葉の訓練をする言語

療法(ST)の三つの分野を組み合わせて行なう必要があります．Aさんには三つの療法が必要でした．理学療法士は運動機能の回復を，作業療法士は日常生活に支障なく自立できるようなプログラムを担当，言語聴覚士は発声，コミュニケーションの支援を担当します．しかし，我々の日常生活はこれらの機能が連携して行なわれているため，実際のリハビリの現場ではこれらのプログラムを組み合わせて行なわれ，確かに伝い歩きが少しできるようになると，言葉も少し出てくるということをAさんは実感しました．言語訓練というと，発声練習が中心のように思えますが，Aさんの場合，失語症ということで記憶・連想・文章構築，そして発声の訓練でした．たとえば，紙にいろいろな文字を書いて見せられ，発音させられました．まるで出来の悪い幼稚園児みたいでしたが，Aさんは真剣そのものでした．右手が不自由なため，左手しか使えず苦労しました．「自分の書いたものが非常に幼稚で，情けなく思った」とAさんは嘆いていました．

　足に装具を付けて杖をついて少し歩けるようになり，2か月後に初めての外泊が許されました．病院で借りた車椅子を車に積み込んで帰宅となりましたが，やっと戻った自宅でAさんは，生きている実感を素直に喜ぶ反面，感覚のない右手とまだ支えてもらわないと立つこともできない身体に苛立ちさえ覚えての帰還となりました．

慢性期リハビリと障害者としての自覚

　2か月あまりの急性期リハビリは順調に進みましたが，一人歩きはできず，食事の介助も必要，うまく喋れない，思い出せないなどの障害に加え，最大の課題は右手が全く動かないことでした．全く動かない右腕・右手が，果たしてこの先どういう状態になって行くのか．これからは障害者として生きなければならないのだと，自分自身で認めたくないことを，自分に納得させる日々が続きました．Aさんは，「以前と同じように普通に歩き，普通に話す」というゴールを期待していたのです．その道のりの険しさに何回も挫折を繰り返しながらも，いつかはゴールに到着できると思っていたのですが，そのゴールにはたどり着けないということが次第に判るようになってきました．

　回診の時，医師に「今までの仕事に復帰することなど考えても無理．10年間リハビリをやっても右手は動くようにならない．隣の職業訓練校に行って，その身体でできる仕事を身につけることを考えなさい」と，皆の前ではっきり言われたのです．治らない障害が残るとは思っていなかったので，医師から言われた言葉にAさんは強い衝撃を受けました．「どうして，治らないのだ！」「どうして，俺が障害者にならなきゃいけないのだ！」と精神的にのたうち回る日々が続きました．身体は右麻痺のために動かせない失意の日々でした．そんな時，励ましてくれたのはソーシャルワーカーによる支援体制でした．外出を許可されるころから，ソーシャルワーカーと担当看護師を交えてのカンファレンスにA

さん夫妻も参加するようになったのです．こうした葛藤の日々を乗り越え，リハビリのゴールを「以前と同様の生活への復帰」から「自立できる身体」「再発をおこさない身体」に切り替えてからは，表情も豊かになり積極的にリハビリに取り組むようになりました．

慢性期リハ施設は，県立病院から車でさらに30分ほど奥にはいった鄙びた温泉を利用した施設でした．ここでは，脳卒中だけでなく様々な疾患に対する長期のリハビリが行なわれていました．この時点でのリハビリの目的は，麻痺している右上肢の機能回復訓練と，麻痺していない左上肢の訓練～いわゆる利き手交換訓練を中心に行なわれました．またAさんには中等度の失語症がありました．主な訴えは「日常的な言葉が思い出せない，平仮名がわからなくなった」というものでした．とくに人名などの固有名詞を思い出せなかったり(換語障害)，言い誤り(錯語)が多くみられました．

■リハビリの効果が徐々に

リハビリが進行するにつれて上肢に変化が見られるようになりました．筋肉の緊張が少しずつ上がり，それまでダラッとしていた腕の筋肉を自分で動かすことができるようになったのです．これは麻痺の回復途中に見られる陽性徴候とされているもの．正常な身体では潜在的にしか存在しない原始的な現象が，抑制されず表面に現れている状態といわれています．

さらにこの時期は，左手(麻痺していない手)に力を入れたり，精神的に緊張すると，麻痺側の筋肉が収縮するという現象(痙性)が良く見られます．痙性の強い時期にある脳卒中では，力を入れることができても，力を抜いたり，手を開いたり，腕を伸ばしたりすることは難しいのです．そのため，この時期のリハビリではこれを抑制する訓練を導入し，抑制肢位を日常生活に取り入れることが重要になってきます．この時期の抑制肢位は極めて重要で，動くからといって屈筋を強化し過ぎてしまうと，伸ばす動作ができなくなり，最終的な目標である利き手交換が上手くいかなくなるのです．

また，この時期，筋の緊張が上がるにつれて肩痛が出現して来ることも良くみられます．関節を動かす訓練の時，痛みにより他動的に動かせる関節の範囲も低下し，肩を動かそうとするとさらに筋の緊張が高くなり，痛みも強まるという悪循環がおきるのです．この場合には肩を温め，リラックス(麻痺側の緊張が落ちるように)してから，肩を動かすように訓練を変更する必要があります．時間だけでなく根気が必要なことを物語っています．

言語障害に対するリハビリでも，利き手交換は重要な課題となりました．Aさんは，こうした訓練を受けながら，文字を書くこと，話すこと，考えることは全て一連の作業なのだということにも始めて気づいたのです．

相手の言っていることは理解できても，こちらから返事ができない，固有名詞の名前が出てこないといった症状が続きました．Aさんは，奥様の提案でパソコンを持ち込み，漢字の変換と文書作成を行なうことで左手の訓練と言葉の意味を思い出すということを試みました．運動機能の回復と相まって，200字あ

まりの文章が手書きとパソコンで出きるようになるには訓練を始めて2か月近い時間を要したものの，Aさんにとっては大きな自信につながりました．思いがけないことに，文字の変換作業と共にことばも少しずつ戻ってきたのです．

障害者としての自立

　Aさんは自宅に戻り，何度となく入院中に教え込まれた「脳の壊れてしまった部分の働きを，生き残っている脳で補うこと」を実践していかなければなりませんでした．

　装具をつけ，車椅子での移動が可能となると活動範囲もひろがり，自宅での生活をどのように過ごすか，自宅でのリハをどのように行なうのかが問題になってきました．幸い，Aさんの入院中，自宅は改装され，段差をできるだけ減らし，トイレ，風呂には手すりを設置，浴槽も介助しやすいものに取り替えてありました．家の中での生活は十分できそうでした．次は家の外での歩行訓練です．室内でできる訓練としてまず，麻痺側に体重をかけられるようになること，次に膝を上げることができるようになることです．Aさんも，家族の支えと特訓の甲斐があって次第に距離を伸ばし，家から10分ほどの海岸線まで杖を使って歩いて行けるまでに回復しました．歩くときには，右下肢に補装具，左手で杖をついて歩行距離を記憶しながら歩きます．これは脳にも良い刺激になっているようで，ますます左手は器用になってきたようです．

　リハビリを始めて12か月．Aさんは右手，右足に運動障害は残ったものの，ゆっくりならば会話も可能となり，なんとか杖を使った歩行もできるようになりました．今は毎日，家の周りを散歩するのが日課です．居酒屋は大学を卒業した長男と奥様が切り盛りしています．

　Aさんにとっての「健康への挑戦」は奥様や子供たちに加え，D先生や県立病院のスタッフ，リハビリ施設の方々と共にこれからも長く続く課題なのです．「それにしても」，と改めてAさんは思います．かつては，自宅に近くのB先生や会社近くのC先生，それに顔なじみのD先生だけが，自分にとっての身近な医師であり，医療というものを身近に感じる存在でした．その後，自分におこった様々な問題を通して，医療というものが，いかに多くの専門職の人たちによって支えられているかを初めて実感することができたのです．

　Aさんは今，新聞やテレビで医療に関連した問題が取り上げられるたびに，それぞれの場面で，自分を真摯に支えてくれた様々な職種の人たちの顔を思い浮かべずにはいられません．

第2章 医療者の誕生とその養成課程

① 医師はどのように生まれてきたのだろう

医師の起源
神との仲介者としての始まり

　医療は，患者と医療者が存在して成り立っています．特に医療者と医療自体はコインの裏表の関係にあり，医療者の成り立ちを知ることなしに医療の成り立ちを知ることはできません．では医師とは一体何時，どのようにして生まれ，どのように医療を担い，現在の医師の姿になったのでしょう．

　太古の昔，人がヒトと呼ばれるようになった頃，既に現在の体の基本的な構造や機能は完成しており，私たちの祖先も私たちが今苦しんでいるさまざまな疾病を共有していたと思われます．しかし，私たちが疾病を体の構造や機能の変化，すなわち広い意味で自然現象と捉えているのに対し，私たちの祖先にはこのような理解はなく，病は摩訶不思議な神が下した天罰，あるいは悪魔の仕業など超自然的な出来事と捉えていました．そのため，病に対する恐れは私たちの想像以上のものであったと思われます．当時の医療では，治せる病気はほとんどなく，人々はひたすら病を恐れ，快癒を神に願うしかありませんでした．地球上に現れたさまざまな文明圏が，それぞれに固有の病気を治す神（治癒の神様）を持っている点は，驚くほど似かよっています．エジプト文明のイムホテプ，ギリシアのアスクレピオス，中国の神農，黄帝などがこうした病を癒す神でした．そしてこれらの神と患者の間には誰か仲立ちになる者が必要となり，魔法使い，呪術者（まじない師），預言者（うらない師）が医療の世界に登場し，やがてそれが宗教家による医療へと発展したのです．必然的に宗教運動の基点である神殿のような宗教施設を中心とした医療が栄え，やがてその神殿が病院の機能を備え，医学校を誕生させることになりました．医療と宗教との係わり合いは極めて深く，その関係が希薄になりつつある現代においても治癒神信仰は続いており，また民間医療というかたちで医療の一端を担っています．

　しかし，いくら神殿医学が隆盛を誇ったとしても原始医学が祈りとまじないだけ行なわれていたわけではありません．それが実際に無力なものであることは宗教家自身が一番よく知っていたはずです．したがって，日常さまざまな薬草や鉱物や酒などが薬として使われるようになり，その経験が蓄積され次なる

時代に継承されて，少しずつ医療らしい形ができてきたと思われます．このことは，現在私たちが使っている医という文字の起源を見ることでもうかがい知ることができます．

医という字の分析

『医』という字は，順天堂大学元教授，故小川鼎三先生がCREATEという医学雑誌に書かれた医学用語のおこり「醫という字の分析」に詳しく述べられています．

当用漢字の医が醫（イ）の略字であることは誰もが知っているところです．この醫という字が中国の文献に初めて現れたのは紀元前何世紀かで，その前はもっぱら毉（フまたはブ）という文字が用いられていました．毉（フ）とは魔法使いのことで，魔法使いが病人の治療をしていたことになります．ちなみに諸橋轍次著『大漢和辞典』巻十一酉部の『医』を引いてみると毉くすし，いしゃ，いやす，すくふ女みこ，かんなぎ，もり，うば，あまざけ，うめず，と出ています．ではなぜ醫という字になったのでしょう．醫という字の下にある酉は，酒を醸造する器の形をかたどっています．ある時期から酒を用いて病人を治療することになり，この字が毉を追い出したのです．これは医療が魔法の呪縛から逃れて，経験主義的な医療に変化したことを意味し，きわめて重大な転換でした．醫の上部左側にある医（エイ）の字は，「矢や鍼を入れる道具箱」のこと，また上の右側にある殳は，シュと読み「兵車の上から人を遠ざける」，「病気を払いのける道具」の意味です．つまり毉が醫となった裏には，病を癒す技が呪術から経験主義的な医術に変化してきた歴史でもあるのです．

宗教者から経験医学に基づく医師へ

記録に残っている最初の医師は，エジプトのイムホテフです．彼は医師以外に政治家，建築家，神官を兼ね，後世にはエジプトの治療神となりました．このような王族・貴族に仕える一握りの例外的な医師を除き，大部分の医師は，世襲性の，患者の要請に応じて都市や村をまわる巡回医師で，身分は低く，技術・知識は父から子へと伝承されていたようです．

やがて宗教や呪術から逃れ，自然を観察する中から病を見直す医療がギリシアで始まりました．紀元前5世紀頃には，疾患の説明に超自然的なものを排し，健康と病気を自然の現象として観察し，記録し，それを治療に生かす経験医学が生まれました．ヒポクラテスを中心とする医学・医術は，人間には病気を治そうとする自然の力があり，その自然経過をさまたげるべきではない，自然は病気の癒し手であるという考えをもっていました．そのため治療法も単純で，休息，睡眠，運動，食事，理学療法などが中心でした．すでにこの頃，ギリシ

ア各地に医学校があり，ギリシアの各都市には医師がいましたが，その多くは各都市をまわる巡回医師であったと考えられています．これらの医師にはさまざまな医師が入り混じっていたようです．医師のギルドも形成されており，ヒポクラテスはアスクレピオス派という医師のギルドに属していたといわれています．

　ヒポクラテスの自然治癒の考えは，500年後のローマ時代にやはりギリシア人のガレノスにより継承され，二人は西洋古代医学の2大巨像といわれています．ガレノスは，疾病を超自然的な現象とは捉えずヒポクラテスの考えをさらに発展させ，ギリシャ医学を集大成し，医学に理論を導入しようとしました．彼の医学には幾つかの大きな誤りもありましたが，中世のキリスト教支配下ではその実験精神が継承されず，医学は迷信の世界に戻り1500年間医療は停滞してしまいました．

古代医学における創傷医の存在

　さて古代医学では，創傷医という言葉をよくみかけます．耳慣れない言葉ですが，これは一体どのような医師だったのでしょう．

　人は古くからさまざまな怪我を負ってきました．木から落ちる，野獣に食いつかれる，喧嘩をする，もちろん戦いに明け暮れた古代では，戦傷も多かったでしょう．先に述べたように，疾患は超自然的な摩訶不思議な現象として捉えられていましたが，一方で，いわゆる創傷はその存在と原因との因果関係は明らかであり，古代人にも理解可能であったと思われます．人はかなり早くから人を殺すにはどこに傷を負わせたらよいか，即ち急所というものを理解していたようで，創傷の理解は他の疾病に比べ進んでいたようです．そこで主流となる医師群とは別に，傷の手当てをする身分の低い市井の医師群があり，それらを後世の医学史研究者が創傷医と総称したようです．さらに創傷医に関連するものとして軍医をあげなければなりません．軍医はギリシア時代に既に存在していたことが，ホメロスのイリアスにも記述されています．ローマ時代には確固とした軍医制度が作られ，身分は将校の指揮下にあって，今でいう下士官クラスに置かれていました．この軍医制度と創傷医が，後にのべる中世の床屋外科につながったと思われます．

　いずれにしてもローマ時代，王侯貴族の主治医となる限られた医師以外は，一般に身分は低く，最初は奴隷や解放奴隷の仕事でした．しかし，紀元200年ごろには医師の免許制もでき，その地位も次第に向上したといわれています．

医学史から見た医の倫理

　医療の歴史が始まると間もなく，医の倫理が問題にされてきたと考えられま

す．医師が診療を行なう際，誤った治療を行なえば，医療過誤，医事紛争，訴訟，刑罰が，洋の東西を問わずいつの時代にも必ず存在しました．

　紀元前1700年頃に書かれたバビロン王朝のハムラビ法典によると，その条文に医師の料金表が記されています．また同時に無資格医師の問題，および医療過誤に関する処罰等が規定されており，その内容は医師にとってかなり厳しいものになっていました．

　古代エジプト医学は，紀元前1500年頃のパピルス-エーベルスに記載されています．エジプトの医師たちの地位は比較的安定していましたが，医療過誤の訴訟を受ける心配がなかったわけではありません．

　紀元前700年頃の古代インド医学のアーユルヴェーダでは，医師たちは報酬としてかなり高価な現物給与を与えられていました．その反面，職業倫理を激しく守るよう義務づけられていました．古代インド内科書であるチャラッカには，自分の医学能力を自慢したり，低報酬でよいと強調したり，病気が治らないのは患者が医師の指示に従がわなかったからだと主張したりする医師は軽蔑された，と記されています．

　ヒポクラテスによる"ヒポクラテスの誓"は，医療の原点ともいえる有名な言葉で，医師の品位を高め，安楽死の否定，人工流産の否定，緘黙の義務(守秘義務)等が強調されています．

　「私は医臣アポロン，アスクレピオス，ヒギエイア，パナケイアおよびすべての男神と女神の前で誓います．我々に医術を教えてくれた人々を，わが親のように敬い，その必要あるときにはわが財産を分ってもこれを助けます．その人の子孫を兄弟のように思い，彼らが医学を学ぶことを欲するならば，報酬無しに教えます．私は能力と判断の限り，患者に必要と利益を伴うような養生方法のみを採用し，有害と思われる方法を採用しません．

　いかなる人に頼まれても患者を死に導くような薬を与えません．

　同様に婦人に堕胎を招くような器具を与えません．患者の秘密に関してはいかなる場合も沈黙を守り，絶対に口外しません．」

　このように古代医学の時代，医師の倫理性を説く文章が残されているのは，既にこの時代にも現代の医師と同じように医師に倫理性を求めなければならない問題が存在していたからです．ローマ時代には"医者と山賊は同じである．金を得る場所が前者は山で，後者は町だけの違いである"という言葉がありました．医師が持つべき倫理観は古くて新しい問題のようです．

キリスト教と医療

　古代医学では病人は迷惑な存在であり，社会から遠ざけられていました．キリストは病気を持っていることは決して罪ではなく，積極的に手をさしのべるべき対象としました．修道院などに病人の収容施設が作られ，キリスト教の教義に基づいて僧侶や尼僧が看護にあたりました．これを僧院医学といい，そこ

ではイエス・キリストや聖母マリアなどが治癒神としてあがめられました．ちなみに看護者に信仰心は不可欠なものではないとして看護を宗教から独立させたのはフローレンス・ナイチンゲールです．

このように医療のなかにキリスト教的価値観の共有が強要された結果，自由な発想が妨げられ，中世における医学の停滞を招きました．教会や権力が医学のみならず科学の進歩を阻害したのです．また各地にできた大学も全ての宗教に門戸をひらいたものではありませんでした．その結果，医学はキリスト教の呪縛から逃れたアラブ圏で，アラビア医学として開花し，ラーゼスやアビセンナのような多くの名医が輩出しました．

中世の医師達

西欧ルネッサンスをむかえるまで，1000年とも1500年ともいわれる長い期間，医学は停滞してしまいました．

ヨーロッパでは12世紀以降，アラビアやビザンチンからの影響によって大学が次々につくられましたが，いずれも宗教と深く結びついたものでした．サレルノ医学校は，当時ヨーロッパでは最も有名な医学修行の場となりました．また，ヨーロッパ最古の大学としてボローニア大学が創設されました．中世の大学には神学，法学，医学の3つの専門コースが設けられましたが，大学における医学はヒポクラテス，ガレノスの医学をラテン語で学ぶか，アビセンナなどのアラビア医学を学ぶだけで，実践はないがしろにされていました．また医学といえば内科のことで外科は医学とは認められていませんでした．外科が医学の一部になったのは18世紀に入ってからのことです．やがて来る西欧ルネッサンスは，宗教の干渉が強く自由な研究を束縛する大学を逃れて大学外にあった人々が担い手となったのです．

床屋外科医のアンブロワーズ・パレ

16世紀，すなわちルネッサンス期のフランスの外科医の地位は必ずしも高いものではありませんでした．医科大学では医学生と教授はラテン語を語り，古来の伝統を金科玉条とし実際的な医術はあまり重んじられませんでした．内科医の地位はやや高かったものの，外科医はこれより低く，実際的に簡単な外科処置をする床屋外科医（床屋と兼業）は大学に学ぶ医師よりもさらに一段下のランクにありました．大学外科医と床屋外科医の間には服装の違いまであり，正式の医学部の教授や学生は長い服を，後者は短い袖で短い胴着を着ていました．

こうした身分の低い床屋外科医から身を起こし，外科を内科と並ぶ地位まで引き上げたのがフランスの外科医，アンブロワーズ・パレです．パレは兄が床屋外科医であった関係から，正規の教育も受けず床屋外科医として働きはじめ，

たまたま始まった独仏戦争に軍医として従軍しました．当時の戦傷(銃創)は，火薬による毒を消すために焼きごてをあてたり，傷口に熱い油を注ぐ方法が一般に行なわれていました．多数の戦傷者の処置をしている最中，あいにく油が切れたので，パレは卵黄，テレビン油，バラ油で練った薬を傷口に塗りました．そして翌日兵士たちの様子をみたところ，熱湯油を用いた患者はひどく苦しんでいたにもかかわらず，彼が独自の治療をした兵士たちは皆，経過良好でした．そこで，彼は1543年，「火縄銃による創傷治療」という本を著したのです．

彼の業績でもう一つ重要なのは，止血のために血管を結紮する方法を普及させたことです．パレはこれらの業績により，床屋外科医から宮廷の主席外科医に出世しました．パレがのちの外科に与えた影響は極めて多大で，近代外科の父とも言われています．また階級社会であった当時，床屋外科医から身を起こして医師としての最高位にまで上り詰めた彼の生涯は，医師の真の価値というものが，出生地や学歴，世俗的な身分などとは全く無関係なものであることを示した点でも特筆されるものです．

医師資格の統合と医師の多様化

真の意味で近代的な医師のあり方が形づくられたのは19世紀以降のことです．それまでせいぜい内科と外科程度にしか分けられなかった医師の仕事も20世紀以降医学の進歩と様々な領域への分化によって，それらに対応したさまざまな領域の医師が必要とされる時代となりました．それは医師の仕事の分化だけにとどまらず，医師と異なった教育を受け，異なった義務と責任を担い，異なった法制上の扱いを受けるいわゆるコメデカルといわれる医療職が分化したのです．現在では，医師だけで医療を行なえるほど医療は単純ではありません．医師・看護師を中心としたすべての医療職が協調してはじめて患者にとって最良の医療が提供できるのです．

この項を閉じるにあたり，アンブロワーズ・パレの言った有名な言葉を示しておきましょう．これは偉大な医師パレの謙譲の美徳を示す最高の表現として，今日にいたるまで長く伝えられている言葉です．

「われ包帯し，神これを癒したもう」．

❷ 看護職の確立と分化

看護が職業として確立するまで

　看護は，人間が洞窟で生活していた原始時代に，母親が火照った子供の額を清流の水で冷やしたり，あるいは人々が戦いで逃げまどう中，傷つき動けない人の傍らに一握りの食べ物を置いていくという行動を取りはじめた時が始まりであるといわれています．このように看護という行為は，人間がこの世に誕生した時からすでに本能として備わっているため，誰にでもできる行為として家庭の中では主に女性が行なっていました．

　中世～近世のヨーロッパでは，人類愛の精神を基本としたキリスト教の発展に伴い，教会や信者たちによって貧困者や病人の救済活動が盛んに行なわれました．その後19世紀の前半までは，看護を行なうには慈愛の精神と信仰心が必要であると考えられており，修道僧らを中心にキリスト教看護が大いに発展しました．

　わが国でも平安時代や鎌倉時代には，仏法を説いて精神的な慰安を与える仏教看護が重要視され，尼僧や僧侶らによってハンセン病患者の看護が行なわれていました．このように看護は，医学と同様に宗教の影響を強く受けながら発展してきましたが，看護を行なうために特別な知識や技術は必要とされていませんでした．

　1860年にフローレンス・ナイチンゲールは，ロンドンのセント・トーマス病院内にナイチンゲール看護学校を設立し，そこで看護教育の基本的な考え方を示したナイチンゲール-システムという教育法を打ち出しました．このシステムは，看護師の専門職として確立するための基本的な教育のあり方について示したものであり，看護は看護師が教育すること，看護師は経済的にも精神的にも自立すること，さらに看護を行なうには信仰心は必要ではなく教育と訓練が必要であることを強調しています．その結果，看護はそれまでの宗教者の手から看護師の手に移り，しかも看護の独自性が示されたことで，専門職としての看護が確立されたのです．

　このナイチンゲール-システムはイギリスから世界各国へ広がり，わが国でも1885年に髙木兼寛によって導入されました．しかし国内では女性の教育や職業に対する認識が低かったため定着せず，ほとんどの教育機関ではナイチンゲール-システムの基本理念に逆行して，医療行為の介助に必要な教育が医師によって行なわれてきました．そのため，わが国の看護が専門職として独自の機能を明確に示されたのは，1948年（昭和23年）に保健婦助産婦看護婦法（以下，保助看法）が制定されてからでした．この法律は，看護職である保健師，助産師及び看護師の資質を向上し，医療及び公衆衛生の普及向上を図ることを目的とし，専門職業としての看護の身分を確立させました．

看護制度の変遷と看護専門職の役割

　　保助看法制定後は，保健師・助産師・看護師・准看護師を一括して看護職者と称していますが，それ以前は別々の制度のもとで看護業務に従事していました．

■助産師

　助産師は，看護職の中で最も古くから職業的に自立していました．分娩の介助を行なう女子を産婆と称し，1899年には「産婆規則」が制定されました．この規則により産婆は，わが国で最初の職業婦人を代表する職業として認識され，母子衛生の向上にも大きく寄与しました．その後，産婆の名称は助産師に改められ，保助看法では「厚生労働大臣の免許を受けて，助産，または妊婦・褥婦もしくは新生児の保健指導を成すことを業とする女子をいう」(第3条)と定義されています．このように助産師は，助産を中心に妊婦健康診査や保健指導，産後の看護や育児指導を主な業務としています．多くの助産師は病院や診療所に所属してこれらの業務を行なっていますが，一部の助産師は助産所を開設して思春期の性教育や子育て支援など，地域の中で女性や母親を対象にした独創的な活動を行なっています．

■看護師・准看護師

　明治時代に，教育を受けた看護師が，病人のいる家庭や病院へ出向くという派出看護婦制度ができました．しかし，教育の異なる派出看護婦のレベルを統一することを目的に1915年に「看護婦規則」が制定されました．この規則は看護師の職業的確立の第一歩として踏み切ったものですが，実際は医療介助者としての内容が強調されたものでした．保助看法で定める看護師の定義は「厚生労働大臣の免許を受けて，傷病者もしくは褥婦に対する療養上の世話または診療の補助を行なうことを業とする者をいう」(第5条)とされています．このように看護師は，病院や在宅などで療養生活を送る病人の援助と診療の補助及び生活指導を主な業務としています．病気をもつ人への援助とは，生命の安全を確保し，病気や療養生活によって生じる心身の苦痛を軽減し，より安楽で自立した日々を過ごせるように手助けすることです．また診療の補助とは，単なる医師の診療行為の介助ということではなく，患者が診療を安全かつ安楽に受けられるための援助行為を意味しています．つまり治療や検査に伴う患者の不安や苦痛を取り除くことで正確な検査データや治療の効果が得られるように援助することが，診療の補助としての看護師の役割なのです．なお，准看護師は，「都道府県知事の免許を受けて，医師，歯科医師又は看護師の指示を受けて，看護師に規定する業務を行なうことを業とする者をいう」(第6条)と定められています．しかし看護の専門性から，日本看護協会は准看護師制度を廃止の方向に向けて検討しています．

■保健師

　国民の健康の保持増進を目指した社会の要請によって1941年に「保健婦規則」が制定されました．この制定によって看護の概念には，単に病人を看護するだけではなく積極的に健康を保持・増進させる活動も含まれ，その結果，公衆衛生看護婦，学校看護婦（現養護教諭），産業看護婦なども保健師の活動として含まれました．保助看法では「厚生労働大臣の免許を受けて，保健師の名称を用いて保健指導に従事することを業とする者をいう」（第2条）と定められています．このように保健師は，地域で生活する新生児から高齢者までのあらゆる健康レベルの人々を対象とし，人々の健康問題やニーズを把握し，健康教育や健康相談，家庭訪問など健康管理上必要な保健活動を行なうことを業務としています．

より専門化する看護

　専門職としての看護には，対象である人間に関わる学問や研究を積み重ねることにより，その分野における独自性を確立させ，科学的根拠に基づく技能によって援助することが求められています．日本看護協会は1996年に特定の分野に精通した知識と技術をもつ看護のスペシャリストを育成するために，専門看護師（CNS：Certified Nurse Specialist）および認定看護師（CEN：Certified Expert Nurse）の資格認定を開始しました．

　専門看護師は「日本看護協会専門看護師認定試験に合格し，ある特定の専門看護師分野において卓越した看護実践能力を有することが認められた者」とされ，専門分野での実践・相談・調整・倫理調整・教育・研究が主な役割となっています．また認定看護師は，「看護現場における看護ケアの広がりと質の向上をはかること」を目的として制度が作られ，特定の看護分野において熟練した看護技術と知識を用いて水準の高い看護実践と現場での指導・相談が主な役割となっています．2009年4月現在，専門看護師は，精神看護，がん看護，小児看護など10分野があり，認定看護師は，救急看護，皮膚・排泄看護，集中ケアなど19分野があります．毎年，専門看護師や認定看護師が誕生し，臨床を始め様々な看護の活動場面で優れた看護実践能力を発揮しています．

　良い治療（cure）と良い看護（care）が協働することによって，初めて患者に良い医療が提供できるのです．

参考文献
1．杉田暉道，長門谷洋治，平尾真智子，石原明著：系統看護学講座別巻9 看護史，医学書院，2004
2．ナイチンゲール，F.著，湯槇ます訳：看護覚え書き（改訂第6版），現代社，2000
3．沢禮子編：標準看護学講座　基礎看護学1，金原出版，1998
4．氏家幸子著：看護基礎論，医学書院，2004
5．見藤隆子，小玉香津子，菱沼典子編：看護学事典，日本看護協会出版会，2003
6．M.シモーヌ・ローチ著，鈴木智之他訳：アクト・オブ・ケアリング　ケアする存在としての人間，ゆるみ出版，1996

❸ すべての医療専門職に求められるもの

医療とは

　医療という言葉を広辞苑で引くと,「医術で病気をなおすこと．療治．治療」と出ています．しかし,医療とは,病気を治すというだけではなく,もっと広い意味があるように思います．医療をどのように定義するかは人によって,また考え方や社会制度によっていろいろあると思いますが,私は,医療を「医療とは,人がその人らしく生きていくためのもの」と,定義したいと考えています．すなわち,医療者は,病気や障害を持った人に,医療者が持っている専門的知識と技術を行使し,その人がその人として生活ができるよう,手助けする職種だと考えます．東京慈恵会医科大学の建学の精神は,「病気を診ずして,病人を診よ」です．病を持った人の生活を支援することが医療者の仕事と定義できるのではないでしょうか．

病気を持った人とは

　一つの例として,左肩外転障害という病気を考えてみましょう．左肩外転障害とは,左腕が挙がらない状態をいいます．私は,右手利きの学校の教員でその仕事は学生に講義することです．黒板を使って,チョーク・アンド・トークができ,コンピュータを使って講義資料や試験問題が作れれば,教育活動ができます．私にとって,左肩外転障害は自分の仕事を通じて自分を表現する時,大きな障害にはなりません．左肩の痛みさえとってもらえれば,学生と接し,学生を教えることができるわけです．しかし同じ左肩外転障害が同じ右手利きの理容師に生じたらどうなるでしょうか？

■同じ障害でも人によって重さが違う

　これは実話です．私が40年来,頭を刈ってもらっていた床屋のマスターが左肩外転障害になったのです．彼は20年来の慢性腎不全で人工透析を受けていました．慢性腎不全の合併症に異所性石灰化というのがあります．本来,石灰沈着しない場所に骨のような硬い石灰化がおこる病気です．彼の左肩関節包にこの異所性石灰化がおこり,右手利きの床屋のマスターは左肩外転障害になったのです．理容師や美容師がどのように髪を切っているか,ちょっと思い出してください．右手利きの理容師は,左手に櫛を持ち,右手に鋏を持ってお客さんの髪を切るのです．お客さんといろいろな話をしながら．学校の教員と違って,理容師にとって左肩外転障害は重大問題になります．床屋のマスターはこの病気で,左肩が挙がらなくなり,痛みも生じました．彼は手術を受けることにな

り，しばらく，床屋を休みました．帰ってきた床屋のマスターは，左肩の痛みは取れたものの，外転障害は治りませんでした．しばらくの間，マスターは床掃除ばかりしていました．他の理容師が切ったお客さんの髪の毛を掃除していたわけです．しかし，そのうち，マスターはお店にも顔を出さなくなりました．

　床屋のマスターの生活とは何だったのでしょうか？彼は長い間，地元で多くの顔見知りの人の髪を切っていました．私は中学校時代からこのマスターに髪を切ってもらっていました．高校受験のときも，大学受験の面接試験の前も，そして大学生時代，卒業して教員になってからも．彼は，私の成長を見てくれていました．私のような人が地元にたくさんいるはずです．私の父もこの床屋に通っていました．私が床屋に行くと，マスターはいろんな話をしてくれました．父が私のことを怒っていることをこっそり教えてくれたり，地元の中学校が荒れていること，近所の玩具屋の親父さんの具合が悪いことなど，床屋のマスターは地元の男社会の情報収集基地でした．また，相談役でもあり，カウンセラーのような役割もあったのです．そしてそれを彼は生きがいにしていたに違いありません．

　人は他者と接して仕事をしているのです．私は，この床屋のマスターに行なわれた治療を医療とは考えません．どれだけ外転障害を緩和し，どうしたら彼が床屋としての仕事を続けていけるのか，それを考えて治療を行なうことが医療だと信じます．定型的に痛みさえ取ればいいというのでは医療にならないと思うのです（もし私が同じ病気になったら，この定型的な治療でいいのですが）．

■人間として成長するための医療

　私が医学部6年生の臨床実習の時でした．一人の女の子に出会いました．「15歳の女子．片側乳房欠損症」．珍しい先天奇形です．本当に左側の乳房が全くありません．乳頭もありません．右側は15歳の女の子らしい綺麗な乳房がありました．私はこの少女を見て，医療に関する考え方が180度変わりました．それ以前は美容外科のようなものは医療ではないと信じていたのです．確かに，乳房が一つあり，この少女が結婚して，子どもを儲けても，赤ちゃんの哺乳に障害はあまりないと考えられます．何も，無理して豊胸術をする必要は機能的にはないと考えられました．機能的には問題は少ないようですが，この少女に豊胸術は絶対必要だと私は考えるようになりました．この少女に豊胸術を行ない，左胸にふくらみを作ることで，少女は海に遊びに行くでしょう．そして，海辺で乳房欠損症であることを人に知られず，楽しく遊べるでしょう．

　このことは極めて重要なことです．人は，人と接して，人としての成長を遂げます．人間は決して一人では心の成長はあり得ません．この少女に豊胸術を行なうということは，この少女がいろんな人と会って，近づいて，時には恋をして，そして心の成長を促すことなのだと．もし，この少女に手術をしなかったら，少女は海辺には行かないでしょう．年頃ですから，男の子の前にも出たがらないでしょう．私はこの少女への豊胸術は，少女が人間として成長するための医療だと信じます．

以上の2つの話は私の経験談でしかありませんが，医療とは，「その人がその人なりの生活を送ることを支援する手立て，」と定義するとしたら，医療専門職者に求められるものが何かが見えてきます．

医療専門職に求められるものとは

人が嫌いでないこと

医療者は他者を相手にします．また，その人の生活，排泄も含め生活活動すべてを対象とします．世間には色々な人がいます．自分のフィーリングに合わない人も当然います．しかしながら，医療者はどんな人にも，宗教，価値観が違う人とも接することが求められます．そしてその人の生活を認めることができなければなりません．これができるためには，医療者は，人が好きであること，少なくとも，人が嫌いでないことがまず求められます．

人間としての経験を積むこと

私たちは，月経が来ない10代の女性にも，心筋梗塞で治療中の50代の男性にも，その人のsexual activityについて質問しなければならなくなります．排泄や性活動だけでなく，人が生活することのすべてを知ろうとするためには，医療者自身が，人間としての成長を遂げていなければなりません．簡単な例え話をすれば，初恋もしたことのない人に，思春期の子どもたちの心理的葛藤は想像ができないはずです．

医療がその人の生活を支えるものであるならば，その人の生活を聞きだし，理解する力が必要になります．床屋のマスターが地元でどんな生活をし，顔なじみのお客とどのようなふれあいをしているのかを想像する力が求められます．

医療者も一人の人間でしかありません．数多くの経験を自分ひとりですることはできません．だから，私たちには医療以外の勉強が必要となるのです．小説を読むことも，人の話を聞くことも大事です．死にいたる病を告知された患者さんがどのような心理状況になるのか，障害を持った新生児を生んだ母親にその事実を告げるとき，どのような心の葛藤と動きが生じるのかを医療者一人ひとりが経験することはできません．しかしながら，私たちは，キューブラ・ロスを読むことができます．このように，医療者はおよそ，人を対象にするのですから，人に関するすべてのことに興味を持ち，それを読書によって自分の経験を補い，自分の感性を磨いていくことが必要です．

医療という自分の専門以外の読書を心がけることが大事です．

知識を使う責任を知ること

医療者は専門職業職者です．すなわち，専門家です．専門家にとって最も重

要なことは，素人に比べ，その分野の専門知識を圧倒的にたくさん持っていることです．知識を持つだけでは患者さんを支援することはできません．その知識に裏づけられた技能を持たねばなりません．私たちは他者にその技能を行使することで，医療を実践するプロになります．もし，誤った知識に基づいて患者さんに医療行為をしたら，どうなるのでしょうか．自分が正しいと妄信している誤った手技を患者さんに行使したらどうなるのでしょうか．医療行為の多くは，治療目的がなければ傷害行為となるものばかりです．医療者は自分の使った知識と技術に責任を負うプロにならなければなりません．

教科書に書いてあるから，偉い先生が言ったから，先輩にそうしろと教えてもらったから，は理由になりません．自分の頭で，知識を検証し，技術を検証して患者さんに行使する態度が求められます．

プロとは，自分で行なうことを自己判断し，自己責任をとる人のことをいうのです．

Capability という能力を持つこと

医療の分野の進歩は急激です．私が20年前に大学で習ったことのいくつものことが，いまでは間違いとされています．私の学生時代，乳がんの治療法と外科の試験に出たら，拡大根治手術と書かないと怒られましたが，いまは拡大根治手術と書くと怒られるそうです．急激に知識が増大し，そして知識が変化しています．学校で学んだことはその時の常識であって，卒業したときの常識とは限りません．知識が変化すれば，当然，その知識に裏付けられていた技術も変化せざるを得ません．学校で習ったことだけでは医療者を続けることができないのです．

知識や技術は変化していきます．しかし，変化はこれだけではありません．医療を取り巻く環境も激変します．私自身のことを例に挙げます．私は都内の産婦人科開業医の3代目として生まれました．私が医学部を受験する1975年，父の医院は年間分娩数が200を超える勢いでした(儲かっていたという意味です)．私は，父の跡継ぎとして，医学部に入ることになります．しかしその6年後，すなわち，私の卒業する時ですが，すでに少子高齢化が始まっており，年間分娩数200を誇った父の医院も年間分娩数が60となり，さらに減少することが明らかとなっていました．卒業時，父は私に，「決してうちを継いではならぬ」と言いました．私はそれまで自分は産婦人科開業医になるのだと思い込んでいたのです．私の人生はここで大きく変わることになります．私は少子高齢化の犠牲者です．医学部のたった6年間で医療を取り巻く社会環境が激変していたのです．この話は既に20年以上前のことです．今の学生は，もっと大きな変化の中にいます．学校に入る時と出るときでは社会が求める医療が大きく変化していることでしょう．

知識，技術，社会環境だけではありません．価値観(文化)も大きく変化しています．医療倫理が良い例だと思います．生殖医療，遺伝子診断など今までできなかったことが可能となり，これらの技術行使が現状の社会規範に照らし，

行使すべきことかどうかが議論されています．しかしながら，この社会規範は変化します．かつて尊厳死について否定的であった社会が今は肯定的になっています．このように，社会規範も変化しています．医療者は，今現在の社会規範に照らし，現在の医療水準に沿った知識と技能を持ち，それを患者の自己決定権のもとで，患者さんの生活支援のために行使していく必要があります．

医療者は，これらの変化に対応し，自分自身も変化していかなければなりません．変化に対応し，自分自身を作り変えていく力が求められています．この力を，Capability と呼びます．かつて，ダーウィンも「強いだけでは生き残れない，変化するもののみが生き残る」と言っています．

すべての医療専門職に求められるもの

患者とは，心が串刺し状態の人，と書きます．病気により今までの自分にできていたことができなくなり，今まで通りの社会参加ができなくなります．例え，同じ病名でも，その人の生活の仕方によって，生活上の困難が異なります．患者の個別性という言い方もあります．医療者はその患者さんの個別性を知り，その患者さんの生活を支援するために，医療者として持っている知識と技能を，その患者さんに応用することができなければなりません．そのために，専門的知識も大事ですが，患者さんの生活を知ることも重要です．知識を持ち，かつ，患者さんを知るために，全ての医療専門職には①人が嫌いでないこと，②人間としての経験を積むこと，③知識を使う責任を知ること，④Capability という能力を持つことが求められています．

❹ 医師はどのように養成されるのだろう

医学生の進路

　日本の現在の国公私立大学医学部，医科大学(以後，医科大学と総称します)は合計80校を数え，毎年約8,000人の医学生が卒業しています．卒業後医師国家試験に合格し医師免許証を得た後の彼らの進路を図2-1に示しますが，ほとんどの人たちが選ぶのは，臨床研修終了後，直接または大学院を経て自分の希望する臨床科に進み臨床医となる路です．一方，大学院に進んだ後，基礎医学者として研究生活を送る人や，厚生労働省などの行政機関に入省し医療行政に携わる人もいますが，その数は臨床医に進む人たちに比べて非常に少数です．したがって，この章では臨床医となる人たちを中心にその養成課程を紹介したいと思います．

日本における医学教育の変遷

医学教育制度について

　1949(昭和24)年以降，日本の医学教育は医師となるための教養を学ぶ医学進学課程(通称，教養課程と言われました)2年間および医学専門課程を4年間あわせた6年間の履修コースが続きました．その後，1992(平成3)年の学校教育法

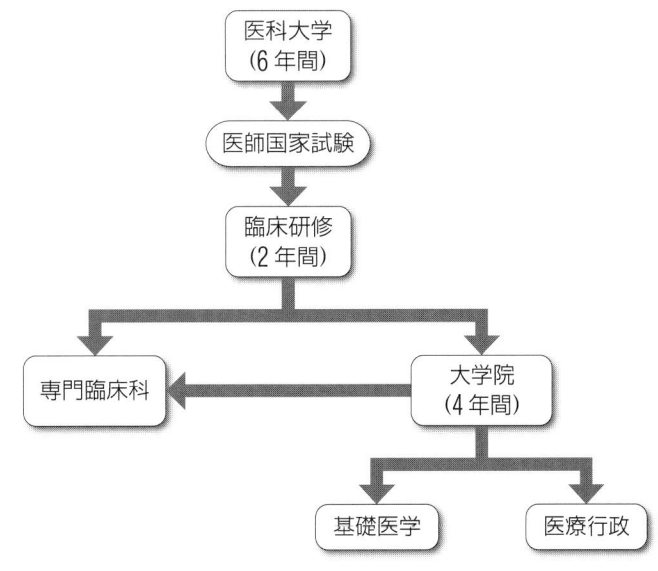

図2-1　医学生の進路

および大学設置基準等の改正により医学進学課程・専門課程という区分けは廃止となり，6年一貫教育に変わりました．その結果，卒前医学教育カリキュラムは大幅に改革され現在に至っています．

では，卒後教育はどう変わってきたのでしょうか．第2次世界大戦後，当時の米国の制度を導入し，医師免許を受けるためには卒業後1年間の実地修練（インターンと呼ばれました）を行なった上で，医師国家試験を受験し合格することが求められました．いわゆるインターン制の発足です．しかし，この制度を運用していくにつれていろいろな問題点が現れてきたため，1968（昭和43）年にインターン制度は廃止されました．その結果，大学を卒業すると同時に医師国家試験の受験資格が与えられ，合格すれば医師免許証を得ることができ，直ちに開業もできるようになったのです．しかしながら，学生時代の臨床実習のみでは臨床能力が当然不足で一人前の医師とはとうてい認められません．そこで，それを補うために，はじめは医師免許取得後に2年以上の臨床研修を受けることが努力目標とされました．その後，2004（平成16）年から医師国家試験合格後2年間の臨床研修を受けることが義務づけられました．いわゆる卒後臨床研修の必修化です．この2年間の初期臨床研修では，基本的な臨床能力を身につけることが求められており，これを支えるものとして，マッチングという制度が導入されました．この制度は，研修医の教育機関として認められた研修指定病院が研修医の全国公募を行ない，それに応募する研修希望者との間でコンピュータによる組み合わせが行なわれ，研修病院が決定するというものです．そして，この2年間の研修が終了した後，3年間の後期研修を終え自分の希望する臨床科で修練することになります．

卒前医学教育の内容

現在の卒前医学教育は，人文科学，語学，生物・物理・化学を含む自然科学，解剖学，組織学，生理学，生化学，薬理学，病理学を含む基礎医学，衛生学，公衆衛生学，法医学を含む社会医学および内科，外科，小児科，産婦人科などを含む臨床医学を学習する6年一貫教育です．しかし，2001（平成13）年3月，医学・歯学教育の在り方に関する調査研究協力者会議が「21世紀における医学・歯学教育の改善方法について―学部教育の再構築のために―」と題してまとめた報告書によると，これまでの日本の医学教育の問題点として以下のような点が指摘されています．

1）カリキュラムが情報の詰め込み，記憶教育に偏った過密なものとなってきている．
2）各科目の担当教員個人の判断で教育内容がきめられるため，大学間，科目間のばらつきが目立ち，学生の卒業までの到達目標がどこにあるのか，といった全体を見通したカリキュラムの作成の機会が十分でなかった．
3）解剖学，生理学などの基礎科目と内科，外科などの臨床科目との間や講座間の壁により円滑な学習が妨げられてきた．
4）臨床実習が短期ローテーション形式の見学型で行なわれ，十分な臨床能力

を身に着けることが困難な状況であった．
5）教える側(教員,教員組織)の能力,評価,向上を進める努力が十分でなかった．

　現在，この報告書をふまえて，卒前医学教育の改革が急ピッチに行なわれています．その一つがクリニカル・クラークシップの導入です．これまで高学年(通常5年次)で行なわれる臨床実習において，医学生は指導医が患者さんの診察，治療するのを見学するだけの「見学型実習」でした．これでは，医学生の臨床能力の向上は望めません．一方，欧米では医学生が指導医と診療チームを組み，責任を持って患者さんの治療にあたる，すなわち学生が指導医のもとで医療行為ができるという「参加型実習」が中心です．これを「クリニカル・クラークシップ」と呼びますが，現在各大学とも臨床実習を完全なクリニカル・クラークシップ型に変えつつあります．そして，各大学間で臨床実習を共有する方向に向かっています．

モデル・コア・カリキュラムと共用試験の導入

　臨床実習をクリニカル・クラークシップ型で行ない，各医学校間で臨床実習を共有することになると，全国の医学生の臨床実習に入る前の知識，技能，態度などのレベルを一定以上に保たなければなりません．そのためには，医学生が臨床実習に入る前に習得すべき基本的なカリキュラムモデルを，全国の医学校が実施することが必要となります．そこで作成されたのが，モデル・コア・カリキュラムです．各大学は，教育カリキュラム内容の約70％はモデル・コア・カリキュラムを基にして組み立て，残りの約30％を大学の教育理念に基づいたカリキュラムを組むのが望ましいとされています．

　また，コア・カリキュラムにより知識等々が標準化されるのならば，臨床実習に入る前の学生の能力は大学間で差があってはならず，一定の質を維持しなければなりません．これを評価するのが，大学間で共用できる試験システムである共用試験です．共用試験には，知識レベルを評価するためのコンピュータを用いて行なうcomputer-based testing(CBTと呼ばれます)と，技能及び態度を評価する客観的臨床能力試験(objective structured clinical examination；OSCEと呼ばれます)の二つがあります．CBTは全国の大学から公募した問題から精選しプールした，少なくとも約10,000題の中から，実施機構にコンピュータからアクセスした各受験者にアトランダムに出題される試験システムです．また，OSCEは医学生の基本的臨床技能を評価するために，例えば，医療面接(いわゆる問診)，腹部診察，胸部診察，神経系診察などの身体診察，外科手技などの治療手技などについての実地試験により，各課題における技能，態度の評価を受けるというシステムです．これらは臨床実習に入る前(通常4年次期末)に受験し，合格しなければ5年次臨床実習に進めません．

卒前医学教育カリキュラム

　卒前医学教育カリキュラムは，各大学がその教育理念に基づいて組み立てるもので，同じのものはありません．したがって，ここでは早くから医学教育改革に取り組み，現在，全国医学部，医科大学の中では最も進んだ卒前医学教育を行なっていると思われるA大学のカリキュラムの概略を紹介したいと思います．

■ **カリキュラムの概要**

　A大学の建学の精神は「病気を診ずして，病人を診よ」という，全人的な見地から病気を治療しなさいというものです．特に人間性豊かな医師の育成に力を入れており，そのためのカリキュラムを組んでいます．
　カリキュラムの基本は次の4本柱からなっています．

1）総合教育：人間性や倫理的判断力を養うために人文科学，社会科学，日本語を含む語学などからなるユニットを少人数グループで学びます．
2）生命の科学：科学的判断能力を養い，新しい医療技術を開発して駆使できる素養を修得するために，自然科学(生物・物理・化学)，基礎医学(解剖学，組織学，生理学，生化学，薬理学，細菌学，熱帯医学，病理学など)，社会医学(公衆衛生学，法医学など)を臨床医学との連携を考えながら学びます．
3）研究：自ら研究テーマを選び，主として基礎医学講座において研究活動を行ない，研究を遂行する能力を体得します．
4）医療(診断)の実地：卒業する時までに必要な基本的医学の知識と技能，態度を習得するために，臨床医学(内科，外科，小児科，産婦人科，整形外科，眼科，耳鼻咽喉科，泌尿器科など)における診療の実際とその科学的根拠を学びます．

　この4本柱をもとにした基本となるコースの概要を図2-2に示します．ここでは，講座の壁をなくし有機的な学習ができるように，統合型カリキュラムを導入し，各コースの下に機能系別・臓器系別統合講義を中心にユニットを設置してあります．たとえば，1年次で学ぶコース総合教育は，人文科学，社会科学，日本語，数学の各ユニットから構成され，コース生命基礎科学は生物学，物理学，化学の統合カリキュラムで，生命の物理学，生体分子の化学，細胞の生物学の各ユニットから構成されています．このようなコース・ユニットを100人単位の講義，ロールプレイ実習，少人数による演習，自然科学系実習により学びます．ユニークなのは，6年間を通して医学総論というコースが設けられている点です．医学総論は，医に関する諸問題，即ち医学，医療，看護，福祉，安全管理などについて考えるとともに，医学・医療が自然科学だけではなく，人文・社会科学などを含んだ実践的総合科学であることを身につけさせます．このコースの中には，入学後直ちに病院見学実習を行なう早期臨床体験(early clinical exposure)，福祉施設に行き，職員の方たちと施設に入っている人々の

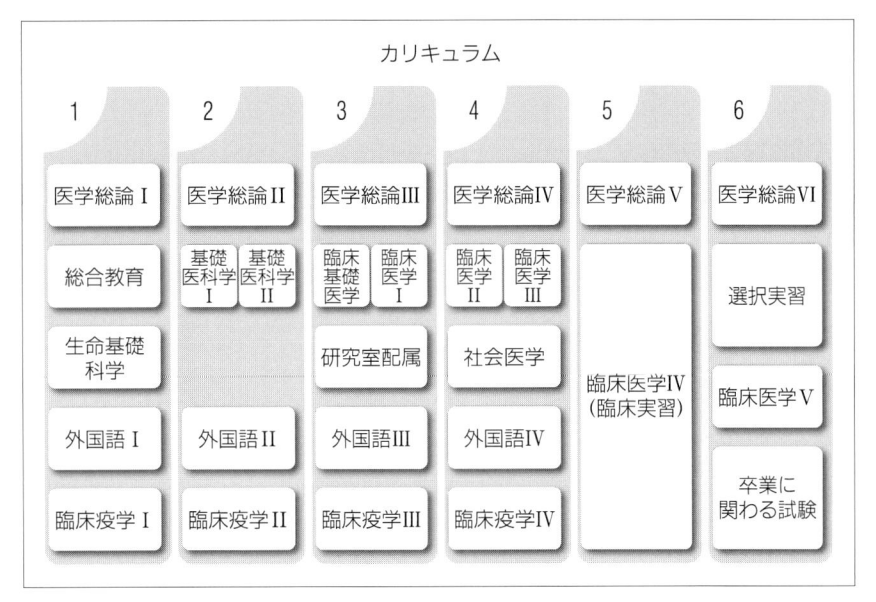

カリキュラム					
1	2	3	4	5	6
医学総論Ⅰ	医学総論Ⅱ	医学総論Ⅲ	医学総論Ⅳ	医学総論Ⅴ	医学総論Ⅵ
総合教育	基礎医科学Ⅰ / 基礎医科学Ⅱ	臨床基礎医学 / 臨床医学Ⅰ	臨床医学Ⅱ / 臨床医学Ⅲ	臨床医学Ⅳ（臨床実習）	選択実習
生命基礎科学		研究室配属	社会医学		臨床医学Ⅴ
外国語Ⅰ	外国語Ⅱ	外国語Ⅲ	外国語Ⅳ		卒業に関わる試験
臨床疫学Ⅰ	臨床疫学Ⅱ	臨床疫学Ⅲ	臨床疫学Ⅳ		

図2-2 卒前教育カリキュラムの一例

介護をする福祉体験実習，重度心身障害・難病医療体験実習，在宅ケア実習・病院業務実習などがあります．そして，4年次以降は，プライマリ・ケア，家庭医実習や学外病院での幅広い診療実習も選択できます．また，国際的に活躍できる医師の養成を目指し，外国語（英語）のコースが4年次まで組まれています．

■卒前教育の流れ

　大きな卒前医学教育の流れは，入学すると医学生としての第一歩を踏み出します．100人単位の講義，ロールプレイ実習，少人数による演習などの多彩なカリキュラムのもとで総合教育を受けます．そして，生命基礎科学の実習・演習をとおして，自然科学の基礎を習得します．そして，2年次以降は基礎医学，臨床基礎医学の講義，演習，実習を通して，医学の知識を書物から得るだけでなく，実際に体験し，教員との質疑応答を経て物事を論理的に考えることを学び，科学としての医学の基礎を身につけます．また，「研究室配属」のコースでは，実際に基礎医学講座に入り，研究者とともに研究に従事し，医学研究の一端に触れます．4年次からの臨床医学では講義以外に，5年次の1年間の臨床医学実習において診療チームの一員として指導医と一緒に直接患者さんに接し，患者さんの病態を理解し，診断と治療の実際を学びます．患者さんを診た後，少人数で指導医と質疑応答を行なうことにより，病気に対する理解をより深めます．また，6年次の4月から3か月間の選択実習期間に，自分がより深く学びたい臨床各科を選択し，より専門的な臨床実習を行ないます．この実習は実習施設として母校のみならず他校の臨床科や他の病院を選択できますし，また海外の大学・病院等での実習もできます．

　このように，医学生は，総合教育（いわゆる教養教育），基礎医学教育，社会医学教育，臨床医学教育を経て医師国家試験に合格し，医師としての第一歩を

踏み出すわけです．

卒後臨床教育

　卒後受ける臨床研修は，従来，卒後直ちに自分の希望する臨床科のみを研修するストレート方式でした．そのため，医師としてスタートした時点から専門的な研修を行なうため一般の病気を診られない医師ばかり育ってしまうという欠点がありました．

　それを是正するために新しい研修制度では，スーパー・ローテート方式で行なわれます．これはすべての臨床科を順番に回っていくのではなく，内科，外科，救急部門を基本研修科目とし，もっとも長い期間研修をします．その上で，必修科目として産婦人科，小児科，精神神経科，地域保健・医療が加わります．特に地域保健・医療は1か月の研修が義務づけられており地域医療を重視しようとの考えです．この2年間の初期研修が終わり，いよいよ自分の専門としたい臨床科目を研修する後期研修に進みます．

　以上のように，日本の医師は6年間の卒前教育と2年間の卒後教育合わせ8年間をかけて臨床の入り口にたどり着くのです．その後も引き続き学習を続け，日進月歩の医学・医療を身に着けていくことが要求されるのは，いうまでもありません．

❺ 看護師はどのように養成されるのだろう

わが国の看護教育の歴史

わが国の看護教育は，1885（明治18）年髙木兼寛によって創設された有志共立東京病院看護婦教育所で開始されました．紙数の関係で明治から戦前までの看護教育の概要を**表2-1**に示します．この表からも分かるように，戦前の看護教育は，政府の富国強兵策と天災や伝染病の流行に対処するためにまずは数の確保が先行し，後から質を高めるための策がとられた歴史といってもよいでしょう．

現在の看護教育の基礎になっているのは，戦後のGHQによる看護改革です．本項では，現在の看護教育のもとになったGHQによる看護改革以降の看護教育の変遷を簡単にふり返りながら，現在の看護師の養成を解説したいと思います．

表 2-1　明治以降，戦前までの看護教育の歴史

年代	事項	備考
1885（明治18）年	・髙木兼寛がわが国最初の看護婦教育所を創設	初期の看護婦養成所はすべて私立で，英米系医学を学んだ医師が関与し，看護教師により教育が行なわれた．
1886（明治19）年	・新島襄と宣教師医師ベリー，京都看病婦学校を創設	
	・宣教師ツルー，桜井女学校看護婦養成所を創設	
	・日本がジュネーブ条約に加盟	
1887（明治20）年	・博愛社が日本赤十字社と改称	平時の事業として救護員の養成を社則に明示
	・帝国大学医科大学の第一医院で看護婦養成開始	
1889（明治22）年	・日赤は戦時救護を目的に看護婦養成規則を制定（翌年より養成開始）	
	・派出看護の開始	病人と派出看護婦の個人契約．以後，十分な訓練を受けない看護婦の派遣が社会問題化
1893（明治26）年	・日赤の看護婦養成目的に天災時救護が加わる	
1895（明治28）年	・静岡県で「看護人免許ナキ者取締ノ件」発令	
1896（明治29）年	・日赤の看護婦養成に地方支部養成規則加わる	日清，日露戦争や磐梯山の噴火等のため各種災害に備えるため救護員の増加が求められ各県支部に赤十字病院と付属の看護婦養成所が設置される．
1897（明治30）年	・伝染病予防法が発令	1899，1900（明治32，33）年，赤痢の大流行で各府県は短期速成の看護婦を養成
1899（明治32）年	・産婆規則制定	
1900（明治33）年	・「東京府看護婦規則」で看護婦資格制定．派出看護婦も規制	満20歳以上の女子で東京府の看護婦試験に合格した者．看護婦会の設立は認可制．
1906（明治39）年	・医師法の制定	
1915（大正4）年	・看護婦規則の制定（内務省）	資格取得は①看護婦試験と②指定看護婦学校の2つ．①の受験資格は1年以上看護の学術を修行した者．②は高等小学校卒業以上，修業年限2年以上，必修授業科目6教科を履修した者．

GHQによる看護改革と新しい看護教育

　第二次世界大戦が終了し，連合軍による占領が行なわれました．連合軍最高司令部(以下GHQとする)で看護を担当したのは公衆衛生福祉局のサムス准将です．ここに看護課が設置され初代の看護課長はオルト少佐が着任しました．

　厚生省のなかに1946(昭和21)年3月「看護制度審議会」(Nursing Education Council)が設置され，新しい看護教育のあり方が検討されることになりました．この委員会で検討されたのが「保健師法案」(註：現在の保健師とは異なります)です．

　この法案の要旨は，臨床看護，公衆衛生，助産学を1つのカリキュラムに統合すること，看護専門学校に入学するには高校3年の卒業であること，保健師は3年制看護専門学校卒業後，厚生省の国家試験に合格することにありました．この法案の検討と平行して，新しい看護教育のモデルスクールとして，1946(昭和21)年6月に設けられたのが東京看護教育模範学院です．この学院は聖路加女子専門学校と日赤女子専門学校が合併し，日赤の施設を借りて教育を行ない，1953(昭和28)年まで7年間継続しました．テキストは『看護実習教本』で，GHQ看護課のスタッフによって編集された，1940年代アメリカの最新の知識をおりこんだものでした．また学院では戴帽式が行なわれ，「ナイチンゲール誓詞」の宣誓やキャンドルサービスが実施されました．

■保健婦助産婦看護婦法と看護職の養成

　「看護制度審議会」での検討を経て1947(昭和22)年7月，保健婦助産婦看護婦令が公布されましたが，学校・養成所の指定に関する部分が施行されただけでした．1948(昭和23)年，その根拠法規である国民医療法自体が戦後の社会情勢にそぐわないものとして廃止され，これに伴って同令のほとんどそのままを引き継ぎ，同年7月保健婦助産婦看護婦法が制定され，現在の看護制度が発足しました．

　この法律で定められたのは4種類の看護職です．甲種看護婦は高卒者に3年の教育，乙種看護婦は中卒者に2年の教育，保健婦・助産婦は甲種看護婦に1年の教育です．資格の認定は乙種看護婦の場合は地方長官が，甲種看護婦・保健婦・助産婦は厚生大臣が行なうことになりました．

　この法律は看護婦の教育を基本とし，保健指導も助産も広い意味の看護とする教育でした．中卒2年の乙種看護婦から高卒3年の甲種看護婦への橋渡しの措置はありませんでした．しかし，正規の看護教育を受けた有資格看護婦による看護ケアの提供という理念が実現され，かつて看護婦規則下で行なわれてきた，看護婦試験を受けて看護婦資格を得るという試験制度(表2-2参照)は廃止されました．

　法律で新しく指定された看護職の養成所は甲種看護婦養成所，乙種看護婦養成所，保健婦養成所，助産婦養成所の4種類です．学校養成所指定規則により，看護婦資格をもつ看護教員が初めておかれることになりました．

しかし，新法で規定された甲種看護婦・乙種看護婦の制度はうまく機能せず社会問題となり，1951(昭和26)年に保健婦助産婦看護婦法の一部改正が行なわれました．その結果，甲種看護婦，乙種看護婦はそれぞれ看護婦，准看護婦に，甲種看護婦養成所，乙種看護婦養成所はそれぞれ看護婦養成所，准看護婦養成所になりました．この背景には，病院の増加による看護婦不足，甲種・乙種に付与された業務制限の不都合，GHQの解散などがありました．

現代の看護教育

■学校教育法と看護

1947(昭和22)年「学校教育法」に各種学校が規定され，1956(昭和31)年には「各種学校規程」が発令されました．保健婦助産婦看護婦法に基づく養成所は一部を除きほとんどが各種学校で，学校教育法の一条校(小学校・中学校・高等学校・大学など)とは別の傍系に位置づけられました．

学校教育法に基づく看護系の短期大学として，1950(昭和25年)に天使女子短期大学と聖母女子短期大学が設立されました．また，看護教育がはじめて4年制大学による教育で行なわれたのは1952(昭和27)年，県立高知女子大学においてです．国立大学では1953(昭和28)年に東京大学衛生看護学科が誕生しています．聖路加女子専門学校，日本赤十字女子専門学校は1954(昭和29)年にともに短期大学に昇格しました．聖路加看護短期大学は1964(昭和39)年には大学となり，日本赤十字中央女子短期大学は昭和61年日本赤十字看護大学となっています．昭和50年に国立大学看護学部として初めて千葉大学看護学部が創設されました．

1964(昭和39)年には高等学校に衛生看護科ができ，学校教育法による高等学校において准看護婦の教育が行なわれることになりました．最初の看護高校は神奈川県立二俣川衛生看護高校です．准看護婦の教育はこの衛生看護高校が発足するまで，一度も学校教育法上にのった教育機関として検討されることはありませんでした．

■看護婦養成3年課程と看護婦養成2年課程

1951(昭和26)年に准看護婦制度が設けられ，1953(昭和28)年には第1回の卒業生がでました．1957(昭和32)年10月には「保健婦助産婦看護婦養成所指定規則の一部を改正する省令」が公布され，准看護婦から看護婦への道が開かれました．これがいわゆる「進学コース」といわれている看護婦2年課程です．これに対し高卒3年の課程は看護婦3年課程となりました．

2年課程の養成所には，①短期大学，②高等学校専攻科，③全日制養成所，④昼間定時制養成所，⑤夜間定時制養成所，の5種類があります．定時制は1962(昭和37)年にできています．1967(昭和42)年には2年課程短大として神奈川県立衛生短期大学衛生看護科が設立されました．1968(昭和43)年には静岡県，岡山県に高等学校専攻科として看護婦2年課程の進学コースが設置されました．

表2-2 看護職者（看護師，准看護師，保健師，助産師）養成の概要

2007年4月現在

区分	根拠法規	免許付与者	養成機関			修業年限
			指定権者	養成形態	入学資格	
看護師	保健師助産師看護師法	厚生労働大臣	文部科学大臣	大学	高校卒	4年
				短期大学 3年課程	高校卒	3年
				短期大学 2年課程	高校卒の准看護師	2年
				高等学校専攻科	高校卒の准看護師	2年
				高等学校・高等学校専攻科	中学卒	5年
				専修・各種学校 3年課程	高校卒	3年
				専修・各種学校 2年課程	准看護師業務経験3年以上または高校卒の准看護師	2年
			厚生労働大臣	専修・各種学校 3年課程	高校卒	3年
				専修・各種学校 2年課程	准看護師業務経験3年以上または高校卒の准看護師	2年
				専修・各種学校 2年課程（通信制）	准看護師業務経験10年以上	2年
准看護師	保健師助産師看護師法	都道府県知事	文部科学大臣	高等学校	中学卒	3年
				各種学校	中学卒	2年
			都道府県知事	専修・各種学校	中学卒	2年
保健師	保健師助産師看護師法	厚生労働大臣	文部科学大臣	大学	高校卒	4年
				短期大学専攻科	短大卒で看護師国家試験受験有資格者	1年
			厚生労働大臣	専修・各種学校	看護師国家試験受験有資格者	1年
助産師	保健師助産師看護師法	厚生労働大臣	文部科学大臣	大学院	大学卒の看護師	2年
				大学専攻科	大学卒の看護師	1年
				大学	高校卒	4年
				短期大学専攻科	短大卒で看護師国家試験受験有資格者	1年
				各種学校	看護師国家試験受験有資格者	1年
			厚生労働大臣	専修・各種学校	看護師国家試験受験有資格者	1年

（注）「国民衛生の動向」（2008年版）に一部追加して作成

1967（昭和42）年から1972（昭和47）年までに設置された衛生看護高校専攻科は18校，短大15校，大学6校にのぼります．これは時代の趨勢とはいえ，衛生看護高校の設立が大きな引き金になっていることも事実でしょう．しかしその一方で衛生看護高校の設立は看護教育制度の複線型形態を引きおこし，看護教育の多様化を招いたともいえます．

1975（昭和50）年に学校教育法の一部改正によって，専修学校に関する規程が加えられました．専修学校制度における看護婦養成に関する教育施設は，専門学校と称する看護婦養成施設と高等専修学校と称することができる准看護婦養成施設とに分かれます．さらに看護専門学校は，高等学校卒業後の3年課程と，准看護婦が看護婦になるための2年課程に分かれ，それぞれの定時制がありま

す．専修学校制度ができてからは各種学校から専修学校に切り替える学校が多くなりました．わが国の看護職養成の主流である専門学校卒業者(専修学校専門課程修了者)には1995(平成7)年より「専門士」の称号が付与されることになりました．

■**看護教育の大学化**

　看護系大学，短期大学数の推移をみると大学は1965(昭和40)年には3校，1975(昭和50)年には9校，1992(平成4)年には14校に増えています．それ以降急激に増加し，1995(平成7)年度には40校，2008(平成20)年度には167校となりました．看護系短期大学は制度化した直後の1965(昭和40)年には6校だけでしたが，制度の確立とともに看護学校から短期大学に改組転換等が見られ，1970(昭和45)年頃から著しく増加し1975(昭和50)年26校，1985(昭和60)年44校，1995(平成7)年には80校，2008(平成20)年には33(2年課程を含む)校となっています．これは，医療を取り巻く環境が質・量的に変化し，かつ社会的にも高度な技術，豊かな人間性を備えた資質の高い看護婦養成が必要であることがようやく社会的にも認識されたためです．「看護婦等の人材確保の促進に関する法律」が1992(平成4)年成立したことの影響もあります．また2001(平成13)年には保健婦助産婦看護婦法そのものの名称が改正され，男女による区別のない保健師助産師看護師法となりました．

　このような看護教育の大学化傾向の一方で，看護師養成5年一貫課程(2003年実施)や2年課程通信制(2004年実施)，助産師の大学院教育(2004年実施)，大学専攻科による教育(2005年実施)が開始され，2005年度の看護職の養成は**表2-2**にみられるような複雑なものとなっています．

　(本稿の2001年保助看法改正以前の歴史的記述においては看護職者の名称は保健婦・助産婦・看護婦・准看護婦としました)

看護教育カリキュラム

カリキュラムはどのように変遷してきたか

　看護学としての第一歩を踏み出したのは，1967(昭和42)年に看護学カリキュラムが改正されてからです．目的は人間形成と職業教育にあり，技術の習熟だけでなく，人間形成および専門技術の基礎的理解とその応用能力の養成をはかるものでした．改正点は総合保健医療の立場にたって看護を把握するための技術と理論を学び，理解力と応用能力を養うこと，総合看護の考え方に基づき基礎科目・専門科目を構築すること，看護学は看護学総論，成人看護学，小児看護学，母性看護学の4分野に分類され，看護の科学的根拠が問われるようになり，看護教育や臨床看護の研究が行なわれるようになりました．短期大学を指向したカリキュラムでした．

1987(昭和62)年の「看護制度検討会報告」に21世紀の看護婦について，専門職として誇りうる社会的評価を受けられるものであること，国民から信頼されるに足りる専門的な知識と技能を有して，社会の変化に対応できるように自ら研鑽に努めること，患者心理について人間として感性高く受容することができるヒューマニティを持って問題解決のための方法などを的確に判断できる力を持っていること，多くの職種と協働しながら患者が最適な療養生活が送れるような調整役となってよきリーダーシップを発揮できること，の4つの要件が示され，大学と大学院を増設すること，専門看護婦の養成，訪問看護婦の育成，看護教員の養成体制，男子への職種拡大にともなう保健婦助産婦看護婦法の見直しの5つの目標があげられ1989(平成元)年にカリキュラムが改正されました．専門科目は看護学のみとなり，看護学が独立したカリキュラムになりました．老人看護学が新しく設定され，大学を指向したカリキュラムが組まれました．

　1994(平成6)年12月の「少子・高齢社会看護問題検討会報告書」において，高齢化と長期慢性疾患患者の増加に伴う在宅医療のニーズに対応する訪問看護や人々のセルフケア能力を高める指導，医療の高度化・専門化に伴う看護職者の観察能力・的確な判断力・技術・心身の総合ケア，18歳人口の急激な減少と高学歴志向のなかでの優秀な人材の確保などの意見とカリキュラムの充実，総合カリキュラムの実施などが提言されました．この内容を受ける形で1996(平成8)年「看護職員の養成に関するカリキュラム等改善検討中間報告書」が出され，教育科目による規定から教育内容による規定に変更，教育内容の充実，「在宅看護論」および「精神看護学」の新設，単位制の導入，統合カリキュラムの提示，などが示されました．専門分野は基礎看護学・成人看護学・老年看護学・小児看護学・母性看護学・在宅看護論・精神看護学の7分野に体系づけられ，実習は臨床実習から臨地実習となりました．1996(平成8)年8月に保健婦助産婦看護婦学校養成所指定規則の一部を改正する省令が発令され，1997(平成9)年4月1日より実施されました．

　その後，急速な少子高齢化の進展，医療技術の進歩等をふまえ，医療制度改革の一環として2003(平成15)年に厚生労働省から「医療提供体制の改革のビジョン」が提示され，医療を担う人材の確保と資質の向上を図る観点から，看護については「看護基礎教育の内容を充実する」等が指摘されました．看護をめぐる社会状況は大きく変化し，「看護基礎教育における技術教育のあり方に関する検討会報告書」(2003)では，学生が行う看護技術実習の範囲や機会が限定されてきていること，「新人看護職員の臨床実践能力の向上に関する検討会報告書」(2004)では各学校養成所での看護技術の到達度に差が生じていることが指摘されました．2006年に「看護基礎教育の充実に関する検討会」が開催され，2007(平成19)年4月16日付で報告書が公表され2009(平成21)年度から実施されることになりました．新しいカリキュラムの改正点の特徴として次の5つがあげられています．①学習の積み上げを意識して「基礎分野」「専門基礎分野」に加えて「専門分野」を「専門分野Ⅰ」「専門分野Ⅱ」に分け，さらに履修した知識や技術を

表2-3 2009(平成21)年4月から実施の改正カリキュラム

	教育内容	単位数	留意点
基礎分野	科学的思考の基盤 人間と生活，社会の理解	13	「専門基礎分野」及び「専門分野」の基礎となる科目を設定し，併せて，科学的思考力及びコミュニケーション能力を高め，感性を磨き，自由で主体的な判断と行動を促す内容とする． 人間と社会を幅広く理解出来る内容とし，家族論，人間関係論，カウンセリング理論と技法等を含むものとする． 国際化及び情報化へ対応しうる能力を養えるような内容を含むものとする． 職務の特性に鑑み，人権の重要性について十分理解させ，人権意識の普及・高揚が図られるような内容を含むことが望ましい．
	小計	13	
専門基礎分野	人体の構造と機能 疾病の成り立ちと回復の促進	15	人体を系統だてて理解し，健康・疾病・障害に関する観察力，判断力を強化するため，解剖生理学，生化学，栄養学，薬理学，病理学，病態生理学，微生物学等を臨床で活用可能なものとして学ぶ内容とする． 演習を強化した内容とする．
	健康支援と社会保障制度	6	人々が生涯を通じて，健康や障害の状態に応じて社会資源を活用できるように必要な知識と基礎的な能力を養う内容とし，保健医療福祉に関する基本概念，関係制度，関係する職種の役割の理解等を含むものとする．
	小計	21	
専門分野Ⅰ	基礎看護学	10	専門分野Ⅰでは，各看護学及び在宅看護論の基盤となる基礎的理論や基礎的技術を学ぶため，看護学概論，看護技術，臨床看護総論を含む内容とし，演習を強化した内容とする． コミュニケーション，フィジカルアセスメントを強化する内容とする． 事例等に対して，看護技術を適用する方法の基礎を学ぶ内容とする． 看護師として倫理的な判断をするための基礎的能力を養う内容とする．
	臨地実習 　基礎看護学	3 3	
	小計	13	
専門分野Ⅱ	成人看護学	6	臨床実践能力の向上を図るため，演習を強化した内容とする． 各看護学においては，看護の対象及び目的の理解，予防，健康の回復，保持増進及び疾病・障害を有する人々に対する看護の方法を学ぶ内容とする． 成人看護学では，成人期の特徴に基づいた看護を学ぶとともに，終末期看護に関する内容も含むものとする．
	老年看護学	4	老年看護学では特に，生活機能の観点からアセスメントし看護を展開する方法を学ぶ内容とする．
	小児看護学	4	
	母性看護学	4	
	精神看護学	4	精神看護学では，精神の健康の保持増進と精神障害時の看護を統合的に学習できるような内容とする．
	臨地実習	16	知識・技術を看護実践の場面に適用し，看護の理論と実践を結びつけて理解できる能力を養う内容とする． チームの一員としての役割を学ぶ内容とする． 保健医療福祉との連携・協働を通して，看護を実践できる能力を養う内容とする．
	成人看護学	6	
	老年看護学	4	
	小児看護学	2	
	母性看護学	2	
	精神看護学	2	
	小計	38	
統合分野	在宅看護論	4	在宅看護論では地域で生活しながら療養する人々とその家族を理解し，在宅での看護の基礎を学ぶ内容とする． 在宅で提供する看護を理解し，基礎的な技術を身につけ，他職種と協働する中での看護の役割を理解する内容とする． 在宅での終末期看護に関する内容も含むものとする．
	看護の統合と実践	4	チーム医療及び他職種との協働の中で，看護師としてのメンバーシップ及びリーダーシップを理解する内容とする． 看護をマネジメントできる基礎的能力を養う内容とする． 医療安全の基礎的知識を含む内容とする． 災害直後から支援できる看護の基礎的知識について理解する内容とする． 国際社会において，広い視野に基づき，看護師として諸外国との協力を考える内容とする． 看護技術の総合的な評価を行う内容とする．
	臨地実習 　在宅看護論 　看護の統合と実践	4 2 2	訪問看護に加え，多様な場で実習を行うことが望ましい． 専門分野での実習を踏まえ，実務に即した実習を行う． 複数の患者を受け持つ実習を行う． 一勤務帯を通した実習を行う． 夜間の実習を行うことが望ましい．
	小計	12	
	総計	97	3000時間以上の講義・実習等を行うものとする．

卒業前に統合するための「統合分野」を設けたこと，②「統合分野」では臨床の実務に近い環境で看護を提供する方法を学ぶ内容として位置付けたこと，③社会の変化とともにより強化が必要とされる教育内容を各分野で充実させたこと，④能力の育成に向けて演習の強化を意図したこと，⑤卒業時の看護技術の到達度を明確にしたこと，です（表2-3）．

専門看護師制度と大学院教育

　1987年の「看護制度検討会報告」には，保健医療分野で重要な役割を担う看護職者として，各専門分野で卓越した能力をもつ専門看護師の育成の必要性が述べられています．日本看護協会では専門看護師制度検討委員会を設け，1994年度総会で専門看護師の認定と育成が可決されました．専門看護師とは，ある特定の専門看護分野において卓越した看護実践能力を有することが認定された看護職者をいい，その役割は専門看護分野において，実践・教育・相談・調整・研究を行なうことで大学院教育を必要とします．2004年現在，専門看護分野として，がん看護，精神看護，地域看護，老人看護，小児看護，母性看護，慢性疾患看護，急性・重症患者看護，感染症看護，家族支援の10分野が特定されています．

　看護学としての研究が本格化しはじめたのは1975（昭和50）年頃からで，看護系大学の研究者を中心に学会が設立され，看護研究に大きな転機をもたらしました．このような傾向に伴い，看護学の研究機関として看護研究者の育成を行なう大学院教育が開始されました．わが国で最初の大学院修士課程看護学研究科は1979（昭和54）年千葉大学で，大学院博士課程は1988（昭和63）年聖路加看護大学において開設されました．国立大学における看護学の博士課程として1993（平成5）年に千葉大学看護学部看護学研究科博士後期課程が開校し，高等教育としての看護学教育は学校教育制度に位置づけられ制度的に完成しました．1993（平成5）年には，わが国ではじめて看護学博士が誕生しています．

　2008（平成20年）度で研究者等を養成する看護系大学院の修士課程をもつ大学は107校，博士課程をもつ大学は47校となっています．看護職で博士号，修士号をもつ研究者が増えてきています．2003年に学校教育法が改正され，高度専門職業人養成を目的とする「専門職大学院」が誕生しました．2004年4月には助産師を養成する専門職大学院が天使大学に開設されています．

参考文献
1．平尾真智子：資料からみる日本看護教育史，看護の科学社，1999
2．杉森みど里：看護教育学（第4版），医学書院，2003
3．氏家幸子：看護基礎論，医学書院，2004
4．厚生労働省看護問題検討会：看護六法（平成20年版），新日本法規，2008
5．看護問題研究会監修：看護関係統計資料集（平成20年度），日本看護協会出版会，2008
6．厚生統計協会編：国民衛生の動向（2004），厚生統計協会，2008
7．杉田暉道・長門谷洋治・平尾真智子・石原明：看護史（系統看護学講座別巻9）第7版，医学書院，2008

❻ PTやOTはどのように養成されるのだろう

臨床医学におけるリハビリテーション

医療が対象とする疾患を，大きく3つに分けると，
① 腎移植や骨折に対する外科治療のように，医療の介入で，問題点がほぼ解決してしまう疾患
② 膵臓がんのように，治癒することが困難であるが，余命も短く医療の介入が短期で終了する疾患
③ 高血圧や糖尿病，脳卒中，神経変性疾患，難病など，完治することが困難であり，その後遺症や合併症のために障害とともに生きていかなければならない疾患

の3つに分けることができます．この中で，医療の大半を占めるのは，皆さんもご存知の③の疾患群です．健康な時とは異なる新たな障害を持ち，違った生活スタイルを学習しなおす必要があります．例えば，使ったこともない車椅子の操作の学習や右手の障害に対し，左手での食事動作の習得です．リハビリテーションとは，このように，障害を持って生じた新たな生活スタイルに適応するための学習過程ということができます．さらに，患者さん個人が社会環境に適応しようとする努力と同時に，社会環境を患者さんに適応させようとする仕組みもリハビリテーションの一つなのです．

リハビリテーションはチーム医療です！

脳卒中で片麻痺になった患者さんは決して一つの問題だけを抱えているのではありません．運動面のみならず，認知面，心理面，経済面など複数の悩みを持ち，さらにその家族は，肉体的，精神的に大きな介護負担感を担うことになります．医療が，患者さんやそのご家族の生活の質（QOL：Quality of Life）を高めることが目的である以上，こうした複数の問題に全人的に対応してこそ，問題は少しずつ解決していくのです．そこで，リハビリテーションは，図2-3のように多職種からなるチーム医療が基本となっています．

各職種は，相互に連係を保ち，目的志向型（goal-oriented）のアプローチを進めていきます．この仕組みは各職種の専門性を発揮できるとともに，包括的，全人的に患者さんとその家族をとらえていくことができるものです．

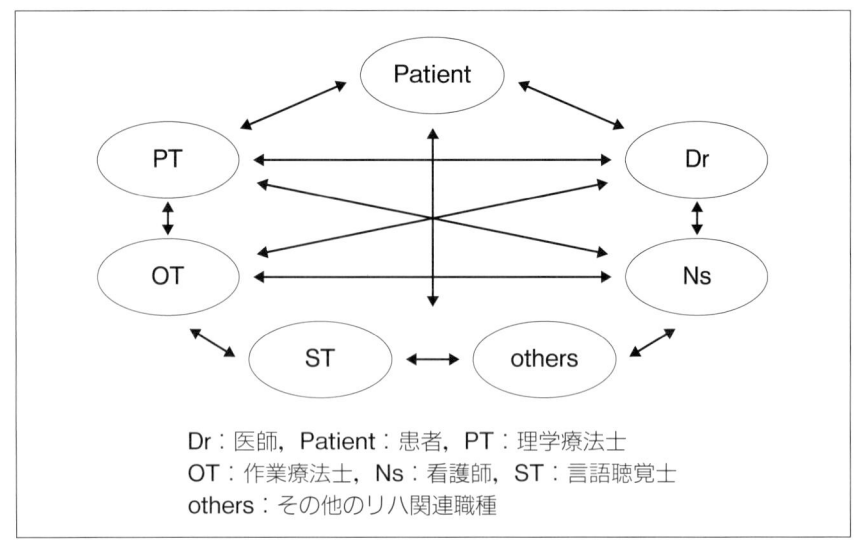

図2-3　リハビリテーションにおけるチーム医療

PT（physical therapist：理学療法士）の役割は？

　理学療法とは，理学療法士及び作業療法士法によると，「身体に障害のある者に対し，主としてその基本的動作能力の回復を図るため，治療体操その他の運動を行なわせ，及び電気刺激，マッサージ，温熱その他の物理的手段を加えることをいう」と説明されています．その体系を**表2-4**に概略まとめました．理学療法には，運動療法と物理療法の2本柱があり，これらの技術を症例ごとに適宜選択していきます．理学療法は，後述する作業療法に比べ，手が動かせる，歩行ができるなどの比較的粗大な運動機能（gross motor function）の回復そのものを目標とします．

　ちなみに頻度の多い脳卒中のリハビリテーションでの理学療法士の主な役割は，以下のようなものです．

1. 関節可動域の評価，確保，維持（急性期から実施）．
2. 筋緊張の評価と過緊張に対する指導（ポジショニングを含む）．
3. 筋力評価と四肢体幹の筋力維持，増強（健側および患側）．
4. 基本動作訓練（寝返り，起き上がり，立ち上がりなど）．
5. 歩行を含めた移動動作訓練（装具，車椅子の利用も含む）．
6. 日常生活動作，日常生活関連動作訓練および指導．
7. 心疾患や糖尿病などの合併症に対する配慮．
8. 呼吸障害を合併している例では肺理学療法も追加して行なう．
9. 麻痺肢の痛み，浮腫などに対する各種の物理療法．
10. 在宅生活に際し，環境調整指導．
11. 家族への介護指導．
12. 場合によっては就労就学支援．

表2-4 理学療法の概略体系図(文献1)参考)

運動療法	運動 (movement)	関節可動域訓練	他動・自動介助・自動運動, PNF法, 伸張運動, 水中運動など
		筋力増強訓練	等尺性・等張性・等速性収縮, PNF法, バイオフィードバック, 水中運動など
		バランス訓練	坐位・立位バランス訓練, 水中運動など
		協調性訓練	巧緻性訓練, 筋再教育訓練, バイオフィードバック, 水中運動など
		筋弛緩訓練	局所・全身筋弛緩訓練, PNF法, 水中運動, バイオフィードバックなど
		神経生理学的アプローチ	PNF法, ボバース法, ボイタ法など
		各種体操	五十肩体操, 側弯症体操, 腰痛体操, ベーラー体操など
		心機能訓練	トレッドミル, エルゴメーター, 有酸素運動
		肺機能訓練	呼吸訓練, 体位排痰など
	動作 (motion)	基本動作訓練	寝返り・起き上がり・坐位・立位訓練, 移乗訓練, 車椅子操作訓練など
		歩行訓練	装具・歩行器・義足の指導および歩行訓練など
		応用動作訓練	階段昇降, 実地歩行訓練, 走行訓練, 交通機関利用訓練など
	行為 (act)	日常生活動作訓練	起居・移動・整容・食事・更衣・トイレ・入浴動作訓練など
		生活関連動作訓練	家事・買い物・通勤・社会環境適応訓練など
物理療法	熱・寒冷等による治療	温熱療法	ホットパック, パラフィン浴, 温浴, 赤外線, 超短波・極超短波・超音波など
		寒冷療法	氷冷・湿布・冷浴・交代浴・アイスマッサージなど
		光線療法	日光浴, 紫外線, 赤外線, レーザー光線など
		水治療	渦流浴, 気泡浴, 運動浴など
	電気刺激療法(低周波)		経皮的電気神経刺激(TENS), 機能的電気刺激療法(FES), 筋刺激など
	牽引療法		頚椎牽引, 腰椎牽引
	マッサージ		
	筋電図バイオフィードバック療法		

OT(occupational therapist:作業療法士)の役割は？

　作業療法とは，理学療法士及び作業療法士法によると，「身体又は精神に障害のある者に対し，主としてその応用的動作能力又は社会的適応能力の回復を図るため，手芸，工作その他の作業を行なわせることをいう」と説明されています．作業療法では，運動麻痺そのものの回復よりも，「更衣ができるようになる」などの「機能的活動」そのものに焦点をあてます．ここでいう活動とは，患者の年齢層で相違があるものの，①日常生活活動，②仕事，③遊び(レジャー)，の3つに分類することができます(表2-5)．作業療法は，患者さんがこれらの活動を再び取り戻すことを目的としています．作業療法でいう「作業occupation」とは，単に仕事を意味するのではなく，人の全生活に関わる活動全体を指しているのです．表2-6にその概略をまとめました．

表 2-5 作業療法が対象とする，人の全生活における活動（米国作業療法協会 1994）

日常生活活動（ADL）	整容・口腔衛生・入浴・トイレ衛生・個人用具の手入れ・更衣・摂食・服薬・健康維持・社会性・コミュニケーション・移動動作・外出・非常時対応・性表現
仕事・生産活動	家庭管理（衣服・食事・買い物・金銭・家屋・安全性）・養育と介護・学習活動・職業活動（求職活動・就労・退職後のプラン・ボランティア活動）
遊び・余暇活動	遊び・余暇活動の探求と遂行

表 2-6 作業療法の概略体系図

アプローチの対象	主たる内容
運動構成要素	関節運動・筋力・筋緊張・粗大運動・巧緻運動技能訓練など
感覚統合構成要素	身体図式の獲得，姿勢・身体統合，視覚認知・感覚運動統合訓練など
精神・社会的構成要素	自我，思考，意欲，社会技能訓練など
心理的構成要素	情緒回復，社会技能訓練など
認知構成要素	コミュニケーション技能訓練，認知リハビリテーションなど
日常生活活動	食事・更衣・整容・排泄・入浴・移動動作訓練
対人関係活動	コミュニケーション技能訓練，認知リハビリテーションなど
職業生活活動	専門的職業訓練など就労活動へ向けたアプローチ
就学・学校生活活動	学業復帰訓練など就学活動へ向けたアプローチ
社会余暇生活活動	社会生活活動，趣味娯楽開発へむけたアプローチ
地域医療・保健・福祉活動	地域リハビリテーション

　脳卒中のリハビリテーションにおける作業療法士の主な役割は以下のようなものです．

1) 日常生活動作能力の評価と訓練（自立を促すための装具や車椅子の利用も指導）．
2) 日常生活関連動作能力（洗濯，買い物，金銭管理など）の評価と訓練．
3) 就労就学支援（職業カウンセラーとの共同作業）．
4) 遊び，余暇活動の支援．
5) 上記 1) 2) 3) を疎外する要因としての下記の事項の評価，訓練．
　　a．運動感覚系（主に上肢）—関節可動域，筋力，筋緊張，協調性など
　　b．高次脳機能系—神経心理学的問題および心理社会的問題．
6) 社会復帰または社会参加に際しての環境調整指導．
7) 家族への介護指導．

PT, OT はどのようにして養成されるのか？

　PT, OT になるためには，理学療法士国家試験または作業療法士国家試験に合格し，厚生労働大臣の免許を受けなければなりません．また，この試験を受けるには，文部科学大臣が指定した学校または厚生労働大臣が指定した理学療

法士または作業療法士養成施設において，3年以上の修業が必要と定められています(理学療法士及び作業療法士法)．現在の養成体制は，専門学校(3年制過程と4年制過程がある)，3年制短期大学，大学において行なわれています．

教育カリキュラムの大枠

　教育内容は，理学療法士作業療法士学校養成施設指定規則に提示されています．以前は，基礎科目(人文科学や社会科学などの一般教養科目)，専門基礎科目(基礎医学，臨床医学など)および臨床実習を含む専門科目(理学療法専門科目又は作業療法専門科目)として総時間数2790時間の履修時間が規定されていたのですが，1999年の改定により，教育の自由化や各教育機関の個性化が尊重され，表2-7のように，基礎分野，専門基礎分野，専門分野という大枠とその教育内容だけが示され，詳細な内容は養成校に一任するという形式となりました．教育カリキュラムは，基礎分野，専門基礎分野はPT，OTとも共通ですが，専門分野では，両者の教育内容が異なります．

　また，これまで講義，演習，実習などの時間数は文部省の規定に沿って行なわれていましたが，大学との互換性を考慮し，1999年からは，単位数の表示となり，卒業要件は93単位以上で短期大学のそれと一致させてあります．

理学療法士・作業療法士養成における各教育カリキュラムの特徴

　表2-8，表2-9は，当大学の理学療法士，作業療法士を目指す学生のそれぞれの4年間の必須科目です．選択科目はこの表中には示してありません．1, 2年は主に基礎分野，専門基礎分野の教育科目が主体で，解剖学，生理学，一般医学などの知識の習得の後，3年生以降は，PT，OTの各専門分野を学びます．PTは，主に臨床運動学，臨床生理学に基づき身体運動および障害に関わるさまざまな医学的知識を学び，その治療技術を習得するのに対し，OTは，さらに，高次脳機能障害，精神障害を学び，就労支援(職業リハビリテーション)の技術をも習得する点に特徴があります．

表2-7　理学療法士・作業療法士養成施設指導要領

	教育内容	
	理学療法士養成課程	作業療法士養成課程
基礎分野	科学的思考の基盤 人間と生活	
専門基礎分野	人体の構造と機能及び心身の発達 疾病と障害の成り立ち及び回復過程の促進 保健医療福祉とリハビリテーションの理念	
専門分野	基礎理学療法学 理学療法評価学 理学療法治療学 地域理学療法学 臨床実習	基礎作業療法学 作業療法評価学 作業治療学 地域作業療法学 臨床実習

表2-8 当大学,理学療法学科の1年から4年までの必修科目

	1年		2年	
基礎分野	基礎ゼミナール 実践英語 情報リテラシー 都市教養プログラム(医療統計学,リハ概論,他)		医療英語	
専門基礎分野	解剖学Ⅰ 生理学Ⅰ 運動学Ⅰ 医療保健臨床心理学	解剖学演習 生理学演習	解剖学Ⅱ 内科学 脳神経外科学 リハビリテーション医学 神経内科学Ⅰ 精神医学Ⅰ	解剖学実習 生理学実習 整形外科学Ⅰ,Ⅱ 神経内科学Ⅱ 小児科学Ⅰ 運動学
専門分野	理学療法概論	基礎理学療法学	機能・能力診断学 機能・能力診断学実習 理学療法機器技術学 日常生活活動学機能 理学療法学基礎実習	中枢神経系理学療法学・実習 機能・能力診断学実習 筋・骨格系理学療法学・実習 能力診断学実習 機能・能力診断学臨床実習
	3年		4年	
基礎分野				
専門基礎分野	運動学実習			
専門分野	臨床運動学 物理療法学・実習 神経・筋系理学療法学・実習 義肢装具学・実習 徒手技術学Ⅰ,Ⅱおよび各実習	理学療法研究法 小児理学療法学 高齢者理学療法学 心・肺系理学療法学・実習 日常生活活動学実習 徒手技術学Ⅱ・実習 理学療法学セミナー 総合臨床実習Ⅰ	地域理学療法学・実習 職業倫理職業管理学 生活環境学 総合臨床実習Ⅱ	

＊卒業研究は必修科目ではないが,大多数の学生が4年次に論文作成に取り組んでいる.

■臨床実習

　理学療法士作業療法士学校養成施設指定規則での卒業要件93単位のうち,18単位が臨床実習(実習は45時間が1単位)に充てられています.指定規則では,実習時間の2/3以上は病院または診療所で行なうことと記されています.臨床実習には,①見学実習(学生の早期に行なうもので,医療の現場を見学し,リハビリテーション医療を概観する),②評価実習(臨床的知識を総動員して患者の障害を評価し,治療計画を立案する),③総合臨床実習(全教育課程の知識,経験をもとに,患者さんの評価結果に基づき,治療計画の立案から,治療の一部を臨床実習指導者のもと実際に体験する)があります.当大学では,評価実習,総合臨床実習に理学療法学科は,それぞれ3週間,20週間を,作業療法学科では,4週間,18週間を割り当てています.これらの臨床実習は,実践的臨床能力を育むための重要なカリキュラムであり,近年,さらにクリニカル・クラークシップ(実習指導者のもとで学生が理学療法あるいは作業療法に関わる行為のすべてを補助しながら,病院内(施設内)の理学療法士,作業療法士としての自立性を育成させる)や,実習前の客観的臨床能力試験(objective structured clinical examination：OSCE)を導入する動きがあります.

表2-9 当大学，作業療法学科の1年から4年までの必修科目

	1年		2年	
基礎分野	基礎ゼミナール 実践英語 情報リテラシー 都市教養プログラム（医療統計学，リハ概論，他）		医療英語	
専門基礎分野	解剖学Ⅰ 生理学Ⅰ 運動学Ⅰ 生活環境学概論	解剖学演習 生理学演習	解剖学Ⅱ 内科学 脳神経外科学 整形外科学Ⅰ 神経内科学Ⅰ 外科学 精神医学Ⅰ，Ⅱ 運動学実習	解剖学実習 生理学実習 リハビリテーション医学 整形外科学Ⅱ 神経内科学Ⅱ 小児科学Ⅰ 運動学Ⅱ 病態学Ⅰ
専門分野	作業療法学概論 基礎作業学	作業療法学概論演習	作業療法基礎評価法 日常生活技術学 身体障害作業療法学 基礎作業学実習 身体障害見学実習	作業療法基礎評価法実習 精神障害作業療法学 精神障害見学実習
	3年		4年	
専門基礎分野				
専門分野	内部障害作業療法学 義肢装具学 生活支援機器学 治療的レク・グループワーク論 高次脳機能障害作業療法学 作業療法学研究法 発達障害作業療法学 精神障害作業療法学演習 住環境整備学 老年期作業療法学	義肢装具学実習 生活支援機器学演習 身体障害作業療法学実習 日常生活技術学実習 就労支援技術論（演習） 発達障害作業療法学実習 老年期作業療法学演習 住環境整備学実習 地域作業療法学 職業倫理職業管理学 総合臨床実習Ⅰ，Ⅱ，Ⅲ(1期)	総合臨床実習Ⅰ，Ⅱ，Ⅲ(2期) 総合臨床実習Ⅰ，Ⅱ，Ⅲ(3期)	

＊卒業研究は必修科目ではないが，大多数の学生が4年次に論文作成に取り組んでいる．

文　献
1．冨田昌夫・他：理学療法士のための運動療法(田口順子編著)pp.1-11 金原出版　東京　1991

❼ 介護福祉士はどのように養成されるのだろう

「介護福祉士」の誕生

　「介護」という言葉は，現在ではごく普通に用いられていますが，一般に用いられるようになったのは比較的最近のことです．法律用語としては戦前から使用されていましたが，「広辞苑」などの辞典には1980年代になって初めて登場しました．

　介護の「介」には「なかだちする」「たすける」「たよる」などの意味があり，人と人との関係をあらわしています．「護」は看護の「護」と同じく「まもる」「大切にする」という意味があります．

　わが国においては，高齢者や障害者の世話（介護），乳幼児の世話（保育）は家庭の中で行なわれ，主に女性にその役割が課せられていました．

　近年，戦前の「家」制度の廃止，家族の小規模化，平均寿命の延びによる老年人口の増加，産業構造の変化による都市への人口の集中，女性の社会進出などから，介護や保育の社会化の問題が起こってきました．特に高齢者の問題は大きく，家庭における介護力の低下だけではなく，後期高齢者や認知症（痴呆）高齢者の介護など専門的な知識・技術が必要とされるようになってきました．

　そのような背景から，1987（昭和62）年に「社会福祉士及び介護福祉士法」が制定され，福祉の分野では初めての国家資格が生まれました．

介護福祉の資格と役割

　誕生から20年を経過し，介護福祉ニーズは多様化・高度化し，これまで以上に人材の確保・資質の向上を図ることが求められるようになり，2007（平成19）年12月に「社会福祉士及び介護福祉士法」は定義規定，義務規定，資格取得方法などが大幅に改正されました．

介護福祉士とは

　「社会福祉士及び介護福祉士法」の改正により次のように定義されました．

　「介護福祉士とは，介護福祉士の名称を用いて，専門的知識及び技術をもって，身体上又は精神上の障害があることにより日常生活を営むのに支障がある者につき心身の状況に応じて介護を行ない，並びにその者及びその介護者に対して介護に関する指導を行なうことを業とする者をいう．」

　介護福祉士は同法に基づく名称独占（資格がないと介護福祉士と名のれない）の資格であり，医師や看護師のような業務独占（資格がないとその業に携わることができない）の資格にはまだなっていません．

また，介護福祉士の義務規定もこれまでの「信用失墜行為の禁止」，「秘密保持義務」，「連携」「名称の使用制限」に加えて，「誠実義務」，「資質向上の義務」が加えられました．また，「連携」については，「医師その他の関係者との連携」から「認知症であること等の心身の状況その他の状況に応じて，福祉サービス及びこれに関連する保健医療サービスその他のサービスが総合的かつ適切に提供されるよう各々の関係者との連携を保つ」，とより幅広い連携が義務づけられました．

介護の対象

介護の対象となる人は上記条文を見ると「身体上又は精神上の障害があることにより日常生活を営むのに支障がある者」と定義されています．

「障害」には先天的なものもあれば後天的なものもあり，運動機能・知的・精神・視覚・聴覚・言語・内部障害等様々であり，対象によってその障害の状況はひとりひとり異なります．ということは，その人々の日常生活上の問題もひとりひとり異なるということになります．また年齢も小児から高齢者まで大変に幅の広い人々が対象になります．これらの人々の日常生活を支援することが介護なのです．

介護では「患者」という表現はせず，介護福祉サービスを利用する方という意味で「利用者」と表現するのが一般的です．

介護福祉の理念

介護福祉の理念の根底にあるものは，日本国憲法に掲げられている基本的人権の尊重・自由及び権利の保障・個人の尊重・生存権の保障等の理念です．

これらを基盤に介護福祉における理念について考えてみましょう．

■基本的人権・人間的尊厳の尊重

介護を必要としている高齢者や障害者はともすると基本的な人権や人間としての尊厳が侵されやすい立場にある人々です．1975年に国際連合が決議した「障害者の権利宣言」，1981年の「国際障害者年」や1999年の「国際高齢者年」のテーマなどがそのことを「決して忘れてはならない」と私たちに強く働きかけてくれています．

■ノーマライゼーションの理念

私達は毎日の生活を自分の住み慣れた家で，好きな衣服を身につけ，好きな食事を好きな時間にとり，自分の選んだ仕事や学問に取り組み，過ごしています．このごく当たり前な暮らし(生活)が高齢や障害が原因で保障されないという状況が生じることがあります．高齢になっても障害があっても普通の暮らしができるように支援していく視点が重要です．

■ 自立・QOL の向上への働きかけ

「自立」とは「何でもひとりでできる.」ということとイコールではありません．たとえ脊髄損傷や ALS で身体機能が失われたとしても「自分のしたいこと」を実現させるために，どのようにしたいかを自分の意思で決定し，必要なサービスを利用し実現させること，それを「自立」と捉えます．介護は人々の「生活」を支援することをその使命としています．常に，その人自身の自己決定を尊重し，生活したい場・生活のあり様を大切にし，その人らしい，質の高い生活の実現をめざして行かなくてはなりません．

介護が展開されている場と形態

介護が実践されている場と形態は大きく 2 つに分けられます．1 つは介護保険制度・障害者自立支援法の理念のひとつでもある在宅(居宅)です．在宅での介護の形態としては，訪問介護，通所介護，通所リハビリテーション，短期入所，グループホームなどがあります．もう 1 つは施設です．介護老人福祉施設(特別養護老人ホーム)，介護老人保健施設，介護療養型医療施設，そして障害の種類や程度に応じた様々な障害者福祉施設があります．

専門職としての介護福祉士の養成

「社会福祉士及び介護福祉士法」の決議を受け，1988 年には「介護福祉士養成施設」として全国 25 校で教育が開始されました．また，1989 年には第 1 回の国家試験が実施され，養成施設の卒業生に先駆け，最初の「介護福祉士」が誕生しました．

近年，わが国においては後期高齢者の急激な増加がみられ，認知症高齢者の介護や医療依存度の高い高齢者の介護等が大きな課題となっています．このような社会のニーズに応えられるよう，2007(平成 19)年の法改正により，資格取得方法や養成カリキュラムが大きく変わりました．

介護福祉士になるためには

これまで，介護福祉士資格を取得するためには，①厚生労働省の認可を受けた養成施設を卒業する(国家試験なし)，②介護福祉士国家試験に合格する(福祉

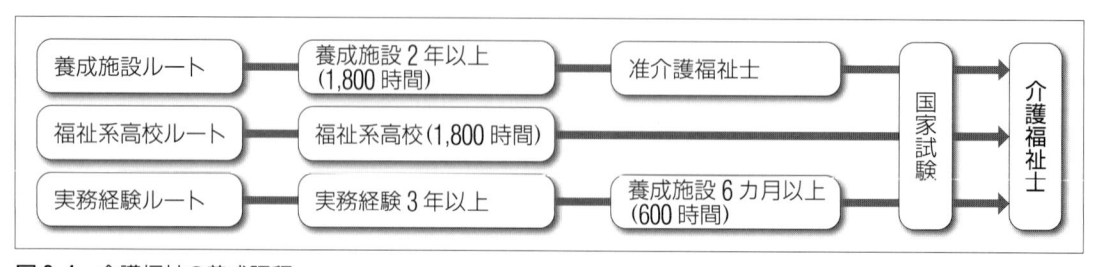

図 2-4 介護福祉の養成課程

系高校を卒業,または実務経験3年以上),という2つのルートがありましたが,改正により,資質の向上を図るために,「すべての者は一定の教育プロセスを経た後に国家試験を受験する」という形で資格取得方法が一元化されました.

カリキュラムの特徴

養成施設における新しいカリキュラムの特徴を見ていきましょう.

この度の改正に伴い,「求められる介護福祉士像」として次のような12項目が示されました.

①尊厳を支えるケアの実践
②現場で必要とされる実践的能力
③自立支援を重視し,これからの介護ニーズ,政策にも対応できる
④施設・地域(在宅)を通じた汎用性ある能力
⑤心理的・社会的支援の重視
⑥予防からリハビリテーション,看取りまで,利用者の状態の変化に対応できる
⑦他職種協働によるチームケア
⑧一人でも基本的な対応ができる
⑨「個別ケア」の実践
⑩利用者・家族,チームに対するコミュニケーション能力や的確な記録・記述力
⑪関連領域の基本的な理解
⑫高い倫理性の保持

「求められる介護福祉士像」をめざして,新しいカリキュラムは,介護が実践

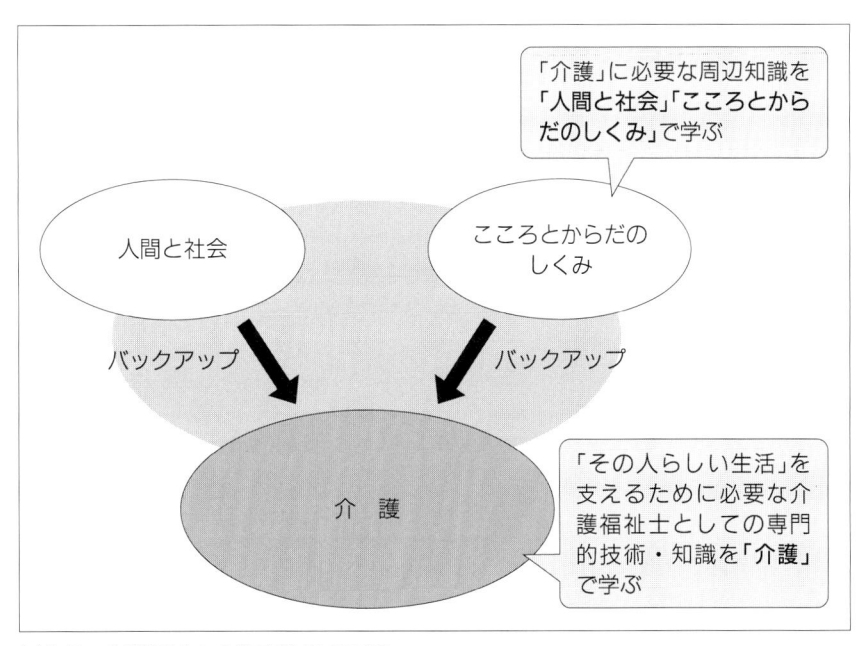

図2-5 介護福祉士の教育体系の再編

の技術であるという性格を踏まえ，3つの領域に再構成されました(図2-5)．
　①その基盤となる教養や倫理的態度の涵養に資する「人間と社会」
　②「尊厳の保持」「自立支援」の考え方を踏まえ，生活を支えるための「介護」
　③多職種協働や適切な介護の提供に必要な根拠としての「こころとからだの
　　しくみ」

　新しいカリキュラムの履修時間は，「人間と社会」240時間，「介護」1,260時間(介護実習450時間を含む)，「こころとからだのしくみ」300時間の合計1,800時間となり，旧カリキュラムの1,650時間より150時間多く履修することになりました．介護実習の内容も見直され，社会のニーズに応えられるよう，介護が展開されている場を幅広く実習すること，また，ひとりひとりの利用者の介護を深く考え実践することの両方の側面から学習することが求められています(表2-10)．

今後の課題

　わが国の高齢化は今後さらに進み，介護を必要とする人々はますます増加すると予測されています．しかし，介護の現場においては多くの課題が山積しています．その中のいくつかについて述べたいと思います．

1) 介護職員の不足―介護職員は厳しい労働条件，低い報酬の中で責任の重い勤務をしています．体調を崩したり，子育てとの両立が難しく離職する職員や，低い報酬のため将来の生活に希望を持てずに転職する職員も多くみられます．一方，介護職員が不足しているために介護保険制度によるサービスを受けたくても受けることができず，利用者本人や家族に大変な介護負担をかけ，生活を脅かしている状況がすでに起きており，「介護難民」という言葉すら生まれています．国や地方自治体も問題の大きさを認識し，2009年の介護保険の見直しや介護を職業としてめざす人々への経済的支援等，ようやく動き始めました．

2) 医療行為の問題―介護現場において人工呼吸器・気管内吸引・中心静脈栄養・褥瘡等の医療ニーズが大きくなっていることが日本看護協会の実態調査でも明らかになっています．生活の場である家庭や福祉施設に医療を必要とする利用者が生活しているという状況が，今後ますます多くなることでしょう．特に医療従事者が常時いない在宅で，気管内吸引や褥瘡のケアなどの問題が大きくなっています．介護福祉士が医療行為を必要とする利用者にどのように関わっていけばよいか．医療・介護がともに考えていかなくてはならない課題です．

3) 介護福祉士のキャリアアップ―2007年の法改正で，介護福祉士の義務規定に「資質向上の義務」が加わりました．介護福祉士は専門職業人として常に学び続けることが求められています．今後ますます大きくなる介護ニーズに応えられるよう，学習を重ね，より専門性の高い介護福祉士を育成することが重要な課題といえます．

表2-10 介護福祉士のカリキュラムの概要

領域		教育内容	時間	ねらい
人間と社会	人間の理解 必修	人間の尊厳と自立	30	「人間」の理解を基礎として，人としての尊厳の保持と自立・自律した生活を支える必要性について理解し，介護場面における倫理的課題について対応できるための基礎となる能力を養う．
		人間関係とコミュニケーション	30	介護実践のために必要な人間の理解や，他者への情報の伝達に必要な，基礎的なコミュニケーション能力を養う．
	社会の理解	社会の理解	60	1. 個人が自立した生活を営むということを理解するため，個人，家族，近隣，地域，社会の単位で人間を捉える視点を養い，人間の生活と社会の関わりや，自助から公助に至る過程について理解する． 2. わが国の社会保障の基本的な考え方，歴史と変遷，しくみについて理解する． 3. 介護に関する近年の社会保障制度の大きな変化である介護保険制度と障害者自立支援制度について，介護実践に必要な観点から基礎的知識を習得する． 4. 介護実践に必要とされる観点から，個人情報保護や成年後見制度などの基礎的知識を習得する．
	選択	生物，生命科学，統計，生活文化，経営，教育，憲法論，政治・経済，現代社会，労働法制，児童福祉等(120時間)		
	小計		240	
介護		介護の基本	180	「尊厳の保持」「自立支援」という新しい介護の考え方を理解するとともに，「介護を必要とする人」を，生活の観点から捉える．また，介護における安全やチーム等について理解する．
		コミュニケーション技術	60	介護を必要とする者の理解や援助的関係，援助的コミュニケーションについて理解するとともに，利用者や利用者家族，あるいは多職種協働におけるコミュニケーション能力を身につける．
		生活支援技術	300	尊厳の保持の観点から，どのような状態であっても，その人の自立・自律を尊重し，潜在能力を引き出したり，見守ることも含めた適切な介護技術を用いて，安全に援助できる技術や知識について習得する．
		介護過程	150	他の科目で学習した知識や技術を統合して，介護過程を展開し，介護計画を立案し，適切な介護サービスの提供ができる能力を養う．
		介護総合演習	120	実習の教育効果を上げるため，介護実習前の介護技術の確認や施設等のオリエンテーション，実習後の事例報告会または実習期間中に学生が養成施設等で学習する日を計画的に設けるなど，実習に必要な知識や技術，介護過程の展開の能力等について，個別の学習到達状況に応じた総合的な学習とする．介護総合演習については，実習と組み合わせての学習とする．
		介護実習	450	①個々の生活リズムや個性を理解するという観点から様々な生活の場において個別ケアを理解し，利用者・家族とのコミュニケーションの実践，介護技術の確認，多職種協働や関係機関との連携を通じてチームの一員としての介護福祉士の役割について理解する． ②個別ケアを行うために個々の生活リズムや個性を理解し，利用者の課題を明確にするための利用者ごとの介護計画の作成，実施後の評価やこれを踏まえた計画の修正といった介護過程を展開し，他科目で学習した知識や技術を総合して，具体的な介護サービスの提供の基本となる実践力を習得する．
	小計		1260	
こころとからだのしくみ		発達と老化の理解	60	発達の観点からの老化を理解し，老化に関する心理や身体機能の変化の特徴に関する基礎的知識を習得する．
		認知症の理解	60	認知症に関する基礎的知識を習得するとともに，認知症のある人の体験や意思表示が困難な特性を理解し，本人のみならず家族を含めた周囲の環境にも配慮した介護の視点を習得する．
		障害の理解	60	障害のある人の心理や身体機能に関する基礎的知識を習得するとともに，障害のある人の体験を理解し，本人のみならず家族を含めた周囲の環境にも配慮した介護の視点を習得する．
		こころとからだのしくみ	120	介護技術の根拠となる人体の構造や機能及び介護サービスの提供における安全への留意点や心理的側面への配慮について理解する．
	小計		300	
	合計		1800	

おわりに，介護福祉士が専門職業人として，誇りを持って学び続け，働き続けられる社会になることを心から願いつつ，介護利用者おひとりおひとりに寄り添い，人としての尊厳を守り，自立をめざしたケアが提供できる質の高い介護福祉士を育てることができるよう，誠心誠意取り組むことが養成機関の使命といえましょう．

引用文献
1．介護福祉士法等の一部改正に伴う「介護福祉士課程の見直しについて」の説明会資料，社団法人日本介護福祉士養成施設協会，2008
2．介護福祉士養成新カリキュラム　教育方法の手引き，社団法人日本介護福祉士養成施設協会，2008

参考文献
1．福祉士養成講座編集委員会編集：新版　介護福祉士養成講座　介護概論，中央法規出版，2006
2．介護福祉学研究会監修：介護福祉学，中央法規出版，2002
3．一番ヶ瀬康子監修：介護福祉学とは何か，ミネルヴァ書房，1996
4．厚生労働省　社会保障審議会介護保険部会：介護保険制度の見直しに関する意見」，2004
5．日本看護協会：医療施設・介護福祉施設の看護実態調査，調査研究報告 No.65，2002

⑧ 薬剤師・栄養士・臨床検査技師，社会福祉士はどのように養成されるのだろう

　元来は医師が中心になり看護士が補助的に実施してきた患者さんに対する様々な医療行為を，高度化した新たなる医療情報・医療器具・新規薬・臨床検査項目などを効率良く駆使するために協力して行なう関連職種を総合医療職といいます．人を対象とする医療行為には，ミスや過誤は許されず，幅広い医療行為のうち専門的な領域について責任を持って分担することで，より多くの患者にとって受け入れやすい高度で優しい医療の推進を図ることができます．そのためには，自らの専門領域の知識・技能・態度を高めるだけではなく，他の医療職の分までも理解し応用する努力と姿勢が必要です．総合病院が地域に根ざした医療を推進するには，実に10種類以上の総合医療職の協同が必要となります．

　ここでは，患者さんに直接的にからんでくる薬剤師・栄養士・臨床検査技師ならびに社会福祉士を中心に，どのような教育制度がどのように推進されているかについて解説します．

薬剤師はどのように養成されるのだろう

薬剤師の教育カリキュラムとその変遷

　現状の薬学部カリキュラム編成は，医学部の教育カリキュラムにほぼ準拠しています．4年間に義務づけられているのは130単位以上で，教養科目（人文系教科・自然科学教科など），基礎薬学，医療薬学，衛生薬学，薬事法関連に大別されます．2003（平成15）年度からモデル・コア・カリキュラムを基本にした新たなるカリキュラムが施行され，学部一学年から統合化した講義が，全国統一カリキュラムをベースにして開始され，4年間をかけて全学年の統合化を完成することになりました．

　また，元来より，薬学部は実習に割いてきた時間が他の自然科学の学部に比し多いこともあり，薬科大学の4年間では十分な本来の大学教育が不可能でした．そこで，2006（平成18）年度からは医学部と同様に6年制カリキュラムが開始されることになりました．2004（平成16）年度から表2-11に示すような日本薬学会が中心となり，薬学教育モデル・コア・カリキュラムを作成しました．個々の大学では，このモデル・コア・カリキュラムを中心に必須な部分を取捨選択できるいわゆる統合化教育が実行され，現在その途上にあります．従来の講座主体の教育システムでは，講義や実習の内容が重複したり，必須のカリキュラムの一部が欠落するおそれがありましたが，そうした欠点を新しいカリキュラムでは補うことができます．

表2-11 日本薬学会の薬学教育モデル・コア・カリキュラムと薬学教育実務実習・卒業実習カリキュラムの概要

薬学教育モデル・コア・カリキュラム	薬学教育実務実習・卒業実習カリキュラム
A. 全学年を通して：ヒューマニズムについて学ぶ （1）生と死 （2）医療の担い手としてのこころ構え （3）信頼関係の確立を目指して **B. イントロダクション** （1）薬学への招待 （2）早期体験学習 **C. 薬学専門教育** ［物理系薬学を学ぶ］ C1　物質の物理的性質 C2　化学物質の分析 C3　生体分子の姿・かたちをとらえる ［化学系薬学を学ぶ］ C4　化学物質の性質と反応 C5　ターゲット分子の合成 C6　生体分子・医薬品を化学で理解する C7　自然が生み出す薬物 C8　生命体の成り立ち C9　生命をミクロに理解する C10　生体防御 C11　健康 C12　環境 C13　薬の効くプロセス C14　薬物治療 C15　薬物治療に役立つ情報 ［医薬品をつくる］ C16　製剤化のサイエンス C17　医薬品の開発と生産 C18　薬学と社会 （C以下の下位項目の詳細は省略）	**D. 実務実習教育** ［病院・薬局薬剤師］ D1　病院・薬局に行く前に （1）処方せんと調剤 （2）疑義照会 （3）医薬品の管理と供給 （4）リスクマネージメント （5）服薬説明と患者接遇 D2　病院・薬局で学ぶ ※本実習は，当該施設の薬剤師の指導，監督下に実施する （1）全実習期間を通して身につける 　1）医療の担い手としての薬剤師 　2）薬剤師に求められる態度 　3）医薬品になじむ 　4）患者の様子 　5）記録とろう・報告しよう （2）薬剤師の業務（病院） 　1）病院調剤を実践する 　2）医薬品を動かす・確保する 　3）情報を正しく扱う 　4）ベッドサイドで学ぶ 　5）薬剤を造る・調べる （3）病院実習のまとめ （4）薬剤師の業務（薬局） 　1）薬局調剤を実践する 　2）薬局アイテムと管理 　3）情報のアクセスと管理 　4）薬局カウンターで学ぶ 　5）地域で活躍する薬剤師 （5）薬局実習のまとめ **E. 卒業実習教育** ［問題解決能力の醸成］ E1　総合薬学研究 （1）研究活動に求められる態度 （2）研究活動を学ぶ （3）未知との遭遇 E2　総合薬学演習

　2006（平成18）年度から6年制の学部生が入学し，6年制教育がスタートしました．従来の4年制では病院や調剤薬局での臨床実習が不十分，卒業後に直ちに医療現場では役に立ちにくい教育カリキュラムであることが以前から指摘されていましたが，ようやくそうした医療側の要請にも応えられる教育制度が完成しつつあります．表2-12に，2006（平成18）年度から6年制の開始に伴う4年制との併走時間割の一例を示します．コア・カリキュラムを使用しているため，従来のカリキュラムと異なり時間的に余裕がとれるのが特長です．特に学部一年生では，空き時間が増加し，4年生で前期の講義がなくなり卒論実習時間が増えたことが特徴で，カリキュラム全体としてはゆったりした感じとなりました．

　一方，薬科大学でも医科大学と同様に，各種の卒後教育ならびに研究センター設立が開始されるようになってきました．例えば，生涯学習センター，医療薬

表 2-12　2006(平成 18)年度からの 4 年制と 6 年制の併走時間割

学年	曜日	前期					後期				
		1時限	2時限	3時限	4時限	5時限	1時限	2時限	3時限	4時限	5時限
1	月										
	火								C8	C8	
							C1	C1	C2	C2	
	水			ヒューマン・プレゼン・IT	ヒューマン・プレゼン・IT				C8	C8	
							C1	C1	C9	C9	
	木	C4	C4	C4			C2	C2	化学演習	有機演習	
		早期体験実習講義					C4	C4			
	金						生物系演習	物理化学系演習	ヒューマン・プレゼン・IT	ヒューマン・プレゼン・IT	
2	月			実習	実習	実習		C9	実習	実習	実習
							C9				
	火	C4	C9	実習	実習	実習	C10	C6	実習	実習	実習
		C9	C4				C6	C10			
	水	C8	C6	実習	実習	実習	C18	C10	実習	実習	実習
		C9	C8				C10	C18			
	木	C9	C1	C8	C4	C8	C16		C8	演習Ⅱ	演習Ⅱ
		C1	C9	C4	C8			C16		数理薬学	量子化学・放射化学
	金		C1	C7	SGL	SGL	C16	C5	C13-1	C7	OTC薬とセルフケア
		C1					C5	C16			
3	月	C5	C7	実習	実習	実習	C11	C17	実習		
									C17	C7	C7
	火	C10	C11	実習	実習	実習	C12	C15	実習		
									D1	D1	C17
	水	C12	C13-1	C13-1	C13-2	C14	C2	C14	実習		
									C18	C18	C17
	木		C14	D1	D1	C17		C14	実習		
									C13-2	輸液・栄養管理	輸液・栄養管理
	金	C14	C14	実習	実習	実習	香粧品科学	C14	実習		
									C13-2	病理・画像診断	病理・画像診断
4	月	卒論実習/病院実習					卒論実習/病院実習(10月まで)				
							特論(11月〜)				
	火	卒論実習/病院実習					卒論実習/病院実習(10月まで)				
							特論(11月〜)				
	水	卒論実習/病院実習					卒論実習/病院実習(10月まで)				
							特論(11月〜)				
	木	卒論実習/病院実習					卒論実習/病院実習(10月まで)				
							特論(11月〜)				
	金	卒論実習/病院実習					卒論実習/病院実習(10月まで)				
							特論(11月〜)				

　C ：薬学専門教育(表1参照)　　D ：実務実習教育(表1参照)　　□：教養科目

学センター，総合情報センター，薬学研究センターなどの総合的かつ系統的なセンター化システム構想などが実現あるいは検討されつつあります．大所帯の同窓会の支持を受けた生涯学習センターや，昼間大学院と共に社会人に対し利便性を配慮した夜間大学院は，科目履修も可能にした自由度の高い社会に開かれた薬学部ないし薬科大学院の設立を可能にしています．

資格を得るには

　薬科大学は，現在，他の文化系あるいは理工系大学と同様に4年制で，講義と演習ないし実習を合算して130単位以上を履修することにより，薬剤師国家試験への受験資格が取得できます．これは前にのべたように2006（平成18）年度から4年制から6年制に移行することになりました．今まで4年間で薬剤師免許を取得可能であったのが，今後の少子高齢化社会の中，あえてさらに2年間を必須教育期間とした背景には，総合医療が叫ばれ実践されて行く中で，薬剤師が取得しなければならない知識・技能・態度などが，おびただしく増加しているためです．また，必須なる医療現場での緻密かつ十分な医療実習の時間を確保することも，その理由の一つです．

　このように6年制への移行は，優れた臨床薬剤師の育成を目指したものです．そのため，6年制では医学部の教育カリキュラムを参考に4年目に病院実習ならびに薬局実習が可能かを問う全国共通試験（CBT）を考慮し，薬学全般の知識を問うと共に，医学部で行なわれている実地医療技術を問うOSCE試験に類似したものの設置が準備されつつあります．

　現在，多くの私立薬科大学は附属病院を有さないため，病院実習は調整機構を介して1か月間が実施されています．6年制では約3か月間の病院実習が予定されていますが，その実施に当たっては，病院実習スタッフの派遣や，そのための人材確保など多くの問題点が山積しています．新たな6年制教育制度のもとでの病院実習に向けて一層の努力が必要となります．

　現状での病院薬剤師は，以前の状況とは非常に様変わりしており，薬剤部で主に調剤をすれば許された時代は過ぎ去ったといってよいでしょう．これからの主たる業務は，患者さんを前にした服薬指導という名の下の業務であり，そのためにはコミュニケーションスキルやリスクマネッジメント，あるいは処方設計能力など米国のPharm Dを手本にした，レベルの高い薬剤師が望まれます．このためにも医学部と同様に学会や研究会への積極的な参加・発表，専門薬剤師を目指した学習をより，従来以上に頑張る必要があります．

栄養士はどのように養成されるのだろう

資格を得るには

　人の健康を考えた場合に，医学は治療医学と予防医学に大別されます．この

双方に医師・薬剤師とともに栄養療法を分担する役割を担う専門職として関わるのが栄養士です．栄養士は，4年制大学では一般教養科目，外国語科目に加え専門教育科目など約130単位以上が卒業の目安で，専門科目が全取得単位の約半分を占めるように配慮されています．

栄養士を管理指導するのが管理栄養士で，一般の栄養士の上級職にあたるものです．管理栄養士の受験資格は，4年生大学を卒業して栄養士の免許証を受理し実務経験1年以上の者，または専門学校などの栄養士養成施設を卒業して栄養士の免許を受けた後，1年または2年以上の栄養指導に従事したものです．国家試験内容は，解剖生理学・病理学・生化学・食品学・食品加工学・栄養学とその周辺としての食品衛生学・公衆衛生学と，医学から食品ならびに栄養学までとかなり幅広く問われる内容となっています．なお，栄養士の免許などの管轄は厚生労働省です．

教育カリキュラムはどうなっているか

栄養士になるための基本的なカリキュラムは，食べ物と健康(食品衛生学・食品と加工・調理学・食品衛生学など)，基礎ならびに応用栄養学(栄養学各論)，栄養教育学(栄養教育論・カウンセリング論など)，臨床栄養学ならびに公衆栄養学・給食経営管理学などから構成されています．現状のカリキュラムは，長い伝統に基づくもので様々な利点とともに問題点もあります．

臨床現場での栄養療法は，実に多彩で広範囲な領域をカバーしています．腸管を用いた栄養食，非経口的な経静脈的な栄養法など，医療の中では極めて重要な治療法といえるでしょう．栄養療法を受けるのは病人であり様々な病像を呈するため，栄養士は基本的な医学あるいは医療の情報を取得し，理解しなければなりません．そのため，医学系のカリキュラムとして解剖と生理学・生化学・病理学・公衆衛生学などが必須科目となっています．これら医学系教科は，栄養士育成のために古くから用いられ，それなりに評価は高く，患者さんの食事を適切に作り出す管理栄養士として，十分に力量が発揮されてきました．しかし，管理栄養チームの一員として他の総合医療職と協力して活躍するためには，余りにも医療系のカリキュラムが不足しているのが実情です．たとえば栄養療法が施される患者さんの病像や病期や合併症を理解するための病態生理学，あるいは食物と薬物の相互作用も理解できるような薬物療法学が必須科目として必要です．なお，管理栄養士専攻では，上記の医療系カリキュラムに加えて臨床医学総論が加味されていますが，ベッドサイドでの実習が組み込まれないため，生きた情報が提供されない問題が残っています．

時代の変遷と総合医療職としての活躍

管理栄養士の活躍の場所は，従来から保健所・行政施設・学校給食・スポーツ施設・企業の社員食堂・食品会社などに限定されてきました．一定数以上の食事を供給する施設では管理栄養士を置くことが義務付けられ，特に医療現場での参加が重要となってきました．その専門性は極めて高いのですが，十分な

スタッフの確保はなされておらず，また教材不足も否めないところです．病院内の栄養士としての活躍は重要です．米国では管理栄養士は医師・薬剤師・臨床検査技師とともに栄養管理チームを組織し，定期的な病棟回診を行なっています．栄養療法が実施された際には，必ず患者の栄養評価が厳格かつ科学的になされなければなりません．栄養評価としては，従来から，皮下脂肪・体重などに加えて臨床検査値によるものがあり，血清総蛋白値・アルブミン値に加えプレアルブミン値などが用いられています．これらを評価するためには，栄養士が重要となります．しかし，現状での教育カリキュラムでは臨床検査値まで評価することは不可能であり，今後のカリキュラムの改善が望まれるところです．

臨床検査技師はどのように養成されるのだろう

資格を得るには

　臨床検査技師は，3年間の専門学校で規定の単位を取得する必要があり，その後に国家試験にて合格すると医療施設での勤務が可能となります．最終の3学年では実際の総合病院中央検査部においての臨床実習が課せられています．以前は約1年間のカリキュラムとして実施されていましたが，その後，約半年間の決められた実習が行なわれています．実習の内容は，生化学・血算などの検体検査系と，心電図・呼吸機能検査などの生理検査系のものに大別されています．この実習は極めて重要であり，学校では得られない医療現場の体験が総合医療職としての自覚と責任感の形成に役立つのです．しかし，大病院への臨床検査技師としての就職は狭き門となっており，就職浪人や他職種に転職する場合もしばしば見られ，今後の行政上の指導を踏まえた適正人材確保の整備が望まれるところです．臨床検査技師国家試験の受験資格は，臨床検査技師養成所における3年間の所定のカリキュラムを習得した者以外に，大学において獣医学・薬学・保健衛生学などの正規の課程を終了した者となっています．後者からの受験者で国家試験に合格するものは極めて減少してきており，臨床検査技師としての特化された教育が徹底されてきた証といえるでしょう．

教育カリキュラムはどうなっているか

　3年間の教育カリキュラムは，1学年での人文・生物・物理系の基礎分野科目を学習します．これに加え，2年ならびに3年生では医学概論・栄養化学・病理学・微生物学・公衆衛生学などの基礎医学科目さらに，病理組織検査学・血液検査学・RI検査学・凝固検査止血学などの検体検査学と心肺系などの生理系検査学の講義と実習が盛りだくさんに用意されています．臨床検査学にとって最も基本的かつ重要なのは精度管理であり，そのための科目も用意されています．
　臨床検査技師資格には，一級ならびに二級臨床検査技師資格制度があります．

これは国家試験に合格して規定の臨床経験を積んだ後に日本臨床検査学会が主催するもので，臨床検査技師の知識・技術の向上を目指し，臨床現場での総合医療の推進に寄与するために制度化されているものです．これらの資格を得るには毎年実施される実務テストを受け，複数の試験官のもと技術の確認がなされます．

時代の変遷と総合医療職としての活躍

最近まで，臨床検査技師の病院での活躍は，中央検査部内に限定されてきたといえます．しかし，臨床検査値に関するエキスパートをそのような限られた世界に閉じ込めておくのは総合医療の推進にはマイナスになります．近年，総合医療職の相互連携・高度化医療の推進などを目的に，各種学会が中心となり様々な資格制度がスタートしましたが，臨床検査技師にも，糖尿病療養指導士・栄養評価関連指導士・感染症管理チームなど多くの活躍する分野があります．総合医療職の中では，医師に続いて最も学究的といわれている臨床検査技師の社会では学会活動が盛んで，特に臨床医家との共同研究が頻繁に行なわれています．

社会福祉士はどのように養成されるのだろう

資格を得るには

福祉の意味は，しあわせ・幸福で，公的扶助による生活の安定や充足を達成することです．社会的あるいは家族的に恵まれない人々を少しでも幸せにすると解釈され，その担当官庁は地方の各所に存在する社会福祉事務所が対応します．最近では，福祉の主たる対象は老人看護などにありますが，以前は生活保護，児童虐待，母子・父子家庭問題，DV，共同募金作業などが主たる業務でした．人は生まれつき平等であるという観点から福祉政策が実施され，それらを推進する一翼を担うのが社会福祉士といえるでしょう．1987（昭和62）年5月に制定された「社会福祉士及び介護福祉士」で位置づけられた社会福祉業務に携わる人の国家資格が社会福祉士です．その仕事は，「専門的知識及び技術をもって，身体上もしくは精神上の障害があること，または環境上の理由により日常生活を営むのに支障がある者の福祉に関する相談に応じ，助言，指導その他の援助を行なうことを業とする者」とされています．

少子高齢化社会に向かい，介護ケアの人材確保がさけばれていますが，高度の知識を持った社会福祉士の関与は大変に大きなものです．社会福祉士になるには，厚生労働大臣が指定した指定試験機関である(財)社会福祉・試験センターが実施する「社会福祉士国家試験」に合格する必要があります．受験資格は，4年制の福祉系大学の卒業，2ないし3年制の福祉系短大卒業では1ないし2年間の実務経験後に，その他一般の4年制大学では一般養成施設や通信講座で1年

表2-13　具体的な社会福祉士の職場

1. 児童福祉法関係施設(児童相談所，養護施設，知的障害児施設等)
2. 身体障害者福祉法関係施設(身体障害者更生施設，身体障害者療護施設等)
3. 生活保護関係施設(救護施設，更生施設等)
4. 社会福祉法関係事業所(福祉事務所，社会福祉協議会等)
5. 売春防止法関係施設(婦人相談所，婦人保護施設等)
6. 知的障害者福祉法関係施設(知的障害者更生施設，知的障害者授産施設等)
7. 老人福祉法関係施設(特別養護老人ホーム，在宅介護支援センター等)
8. 母子及び寡婦福祉法関係施設(母子福祉センター等)
9. 医療法関係施設(病院等)

以上の終了など，様々な状況が想定されています．より多くの人材確保という観点から全国約40にも上る各種社会福祉養成施設があり，1から2年間の昼間・夜間ならびに通信教育が受けられ，国家試験受験資格が取得可能なようにしてあります．

教育カリキュラムはどうなっているのか

　実力があり世の中に社会福祉士として貢献可能にするには，若人を4年間にわたって徹底的に教育する必要があります．当然，人の心を深く理解できる人材を確保する必要性から1学年では人間総合教育科目として心理学・社会学はもとより環境学・ボランティア論まで幅広い分野に及びます．専門領域の教育科目は，社会保障論・ソーシャルワーカー論・多彩な社会福祉関係の科目に加え，精神医学・精神保健学や膨大な量の介護関係の講義や実習が揃えてあります．医学関係の教科としては，口腔健康学・感染の予防と管理・薬の基礎科学など高齢者を対象とする学問が用意され，特徴あるカリキュラムとなっています．

時代の変遷と総合医療職としての活躍

　以前の社会福祉士の仕事は，日の当たらない部分が多く，その仕事についての社会的な認知度は極めて低いものと言わざるを得ませんでした．しかし，少子高齢化社会に転じてからは，その仕事の重要性が認知され，そのための人材確保が急を告げているところです．国家の屋台骨となって頑張ってきた高齢者の余生を，快適に過ごしてもらおうという国民的意識が芽生えてきたのは大いに喜ばしいことです．しかし，福祉では誰にも見えていない部分についての対応が今後の問題となるため，専門のスタッフ数の確保と専門性の高い人材確保の面からも優れた教科書の作成ならびに行政からの全面的なバックアップが必要です．社会福祉士としての活躍の場所はあまり知られていないので，**表2-13**に示しておきます．

第3章 ライフ・サイクルと医学・医療

① 人の一生からみた健康と疾病

身体面からみた人の一生

　人の一生を通じたからだの働きとして考えられることは，その発育・発達の状態と，加齢に伴う生理機能の推移と変動，さらにはその過程での病態，いわゆる生活習慣病などとの関連が問題となるところでしょう．ここでは人の発育と健康，加齢現象と体力，さらにはいわゆる生活習慣病などについて考えてみたいと思います．

健康：発育と加齢

　健康とは，精神と肉体とが共に健全であることに加え，単に病気や虚弱でないということばかりではなく，社会的な面でも充分な活動ができる状態でなければならないと考えられています．そこで，健康を維持するためには，からだの発育・発達および成長後の加齢現象などとの関わり合いが問題となってきます．

■発育に影響を及ぼす因子

　発育には，出生前の内的因子として，遺伝的因子，性，民族，人種などによる相違があげられ，外的因子として，生後の栄養状態，生活環境，さらには病気や，服用した薬物などの影響が考えられています．ここではからだの中で，無意識のうちに正常な発育に大きな働きをしている種々のホルモンと，その主な働きを表 3-1 に示すのみに止めておきます．

■加齢現象

　加齢現象 aging とは，受精から出生，その後の成長過程から高齢に至るまでの形態と機能との変化を意味していますが，一般に加齢に伴って現れてくる種々の退行性変化を指しているといえるでしょう．
　加齢に伴う身体諸機能の変動　加齢に伴う種々の運動機能の変動を，運動種目別に描くと，図 3-1 のように 20 歳前後を頂点（平均値 100%）とした曲線を描きます．ほとんど男女差は見られず，いずれの機能も 20 歳を過ぎると低下する傾

表 3-1 発育に関与するホルモン

分泌臓器	ホルモン	主な作用
脳下垂体前葉	成長ホルモン	骨端の軟骨形成促進→身長増大 蛋白合成の促進→体重増大 糖消費の抑制 蓄積脂肪の消費促進
	甲状腺刺激ホルモン 副腎皮質刺激ホルモン 性腺刺激ホルモン	甲状腺を刺激し，ホルモン分泌を促す 副腎皮質を刺激し，ホルモン分泌を促す 性腺を刺激し，ホルモン分泌を促す
甲状腺	甲状腺ホルモン	蛋白合成の促進 基礎代謝率の増大→体温上昇 ビタミン需要量の増加
副腎皮質	糖質コルチコイド	蛋白分解の促進 肝グリコーゲン蓄積作用
	アンドロゲン	蛋白合成促進
膵臓	インスリン	糖のグリコーゲン合成促進 蛋白合成の促進
精巣	アンドロゲン	男性生殖器の発育促進 蛋白合成の促進 長骨骨端の閉鎖促進→骨成長の停止

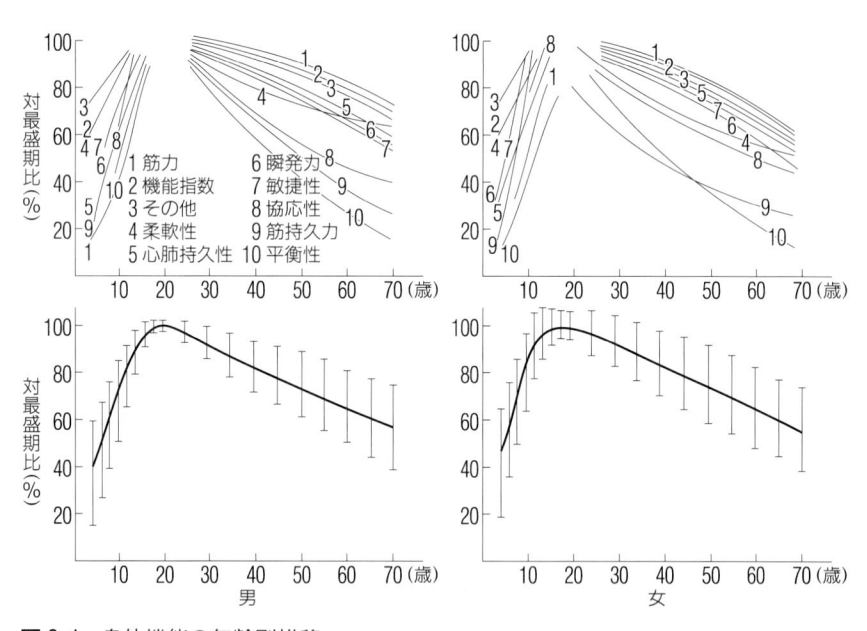

図 3-1 身体機能の年齢別推移

向にあります．ことに協応性，筋持久力，平衡性などの低下が著しく，その平均値は，増加する期間を1とするならば，6の割合で減少する傾向にあり，その老化速度≒発育速度×1/6 と考えられています．このように加齢に伴い，ほとんどの生理機能の低下が見られてくるというのが，正常な加齢現象の推移です．

加齢に伴う神経系の変動　神経系も年齢が進むにしたがって反応が鈍くなります．これは神経系のさまざまのレベルにおける変化の総合的な結果ですが，これには個人差や生活環境条件によって大きな差がみられてきます．一般に，45

歳頃からとくに学習能力，知覚，運動速度などが低下してくるといわれ，従来の成績では，50歳を過ぎると大脳皮質の神経細胞も減少してグリア細胞が増加し，反応時間の延長，視力・聴力の低下，自律神経系の失調などが現れてきます．

加齢に伴う呼吸系の変動　加齢にしたがって肺の弾力性が低下し，過膨張の状態となり残気率(肺活量に対する残気量の比)が増加し，機能的残気が減少するにもかかわらず，残気量はむしろ増加する傾向にあり，呼吸能力の低下がみられてきます．

加齢に伴う循環系の変動　加齢に伴う循環系の変動としては，まず動脈硬化と高血圧が問題となります．動脈硬化は，その発現部位や性状から，①アテローム性動脈硬化：動脈壁の内膜が組織液の浸潤によって弾性が失われた部位に，コレステロールとその誘導体が沈着し弾性が失われるもので，冠状動脈，大動脈，脳動脈などによくみられます．②中膜性動脈硬化：動脈壁の中膜にカルシウムや脂肪が沈着するもので，頸動脈や股動脈などによくみられます．③小動脈硬化：動脈壁の弾性線維が増殖し血管腔の狭窄をおこしてくるもので，腎臓，脾臓，膵臓などの動脈にみられることが多いといわれています．臨床的には，心臓の冠動脈の硬化から心筋梗塞，心機能の低下によるうっ血性心不全，脳血管障害による脳軟化，脳出血，腎臓の動脈硬化による腎梗塞，萎縮腎などがみられます．

その他　血行不全による脂肪代謝の障害，加齢による細胞内代謝の低下などから各臓器・組織に脂肪が沈着し，脂肪心，脂肪肝，さらには栄養素の中間代謝の変調をおこさせてくる危険があります．また，高齢になるにしたがい体水分が減少する傾向にあり，さらに線維性蛋白体であるエラスチンやコラーゲンなどが減少し，皮膚の弾力性の低下や皺が多くみられるようになってきます．また，女性の場合は，40歳を過ぎると卵巣機能が急速に低下し，その後，低いレベルで安定化する傾向にありますが，男性の場合，30歳頃から男性ホルモンの分泌が徐々に減少する傾向にあるものの比較的高年齢まで，その分泌が維持されることが多いといわれています．

加齢と生活習慣病

ヒトの生理機能は，加齢に伴い程度の差があるもののそれぞれの機能の低下がみられてくることは免れません．したがって日常の生活状態の偏りが持続すると生理機能の変調をきたし，いわゆる生活習慣病が招来されることになるわけです．ここでは紙面の都合もあって，その基礎となる肥満状態と，それによって誘発されるであろう病態として糖尿と糖尿病について考えてみたいと思います．

■肥満と，その影響

肥満 obesity とは，体内の貯蔵脂肪が体重の30%以上を占めた場合とされています．その測定法として，近年，生体インピーダンス法や近赤外分光法などが開発され，比較的容易に体脂肪量を精確に測定できるようになってきました．

表3-2 肥満症の新しい判定基準

肥満の判定：一次スクリーニングとしてBMIにより判定する．

BMI	判定	WHO基準
<18.5	やせ	低体重
18.5≦～<25	正常	正常
25≦～<30	肥満(1度)	前肥満
30≦～<35	肥満(2度)	Ⅰ度
35≦～<40	肥満(3度)	Ⅱ度
40≦	肥満(4度)	Ⅲ度

ただし，標準体重(理想体重)はBMI 22とする．

肥満症の定義：肥満症とは，肥満に起因ないし関連する健康障害を合併するか，臨床的にその合併が予測される場合で，医学的に減量を必要とする病態(疾患単位)をいう．

肥満症の診断：肥満と判定されたもののうち，以下のいずれかの条件を満たすもの
BMI 25以上で以下の条件に該当するもの
1) 肥満に関連し，減量を要する，または減量により改善する健康障害を有するもの
2) 健康障害を伴いやすいハイリスク肥満
身体計測のスクリーニングにより内臓脂肪型肥満を疑われ，腹部CT検査によって確定診断された内臓脂肪型肥満

男性: $Y=0.0186X^2-0.824X+11.2$、最小 22.2
女性: $Y=0.0167X^2-0.733X+8.92$、最小 21.9

Body Mass Indexと有病指数との関係(男性)　Body Mass Indexと有病指数との関係(女性)

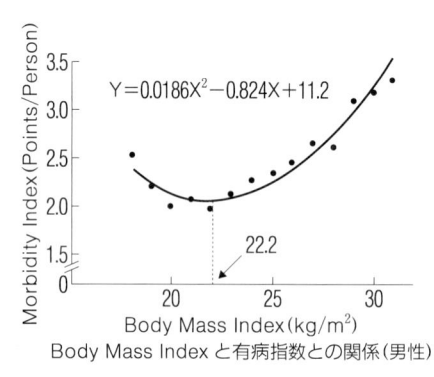

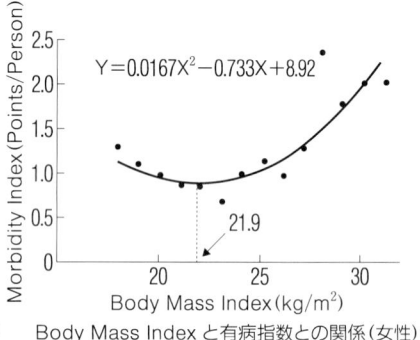

図3-2　有病率からみた理想体重

国際的には体脂肪量とよく相関する体重(kg)を身長^2(m)で除するBody Mass Index(BMI)が広く用いられています．WHOやNIHの新しい判定規準では**表3-2**のようにBMI 30以上を肥満としていますが，日本肥満学会では，日本人の場合BMI 25以上を肥満としています．

さて，肥満が問題となるのは，**図3-2**のように理想体重(BMI≒22)を超えると明らかに有病率が増加することで，その要因にレプチンの関与が指摘されて以来多くの研究がなされてきています．生理機能に対する影響としては，

心臓に対する影響　体重の増加は，血液を必要とする組織が増加することで，それだけ心臓に負担をかけ，さらに脂肪心，冠動脈硬化などを来させる危険があります．

血管系に及ぼす影響　動脈硬化から血圧の上昇をきたしやすく，一般に体重が1 kgの増加で最大血圧15 mmHgぐらいの上昇がみられるといわれています．

中間代謝に及ぼす影響　脂肪代謝の亢進から高脂血症，動脈硬化の促進，また，

インスリン消費の増大から，その相対的不足をきたし糖尿病の誘発要因ともなっています．

肝臓に対する影響　ほとんどの例で脂肪肝，コレステロールの代謝障害がみられます．

脂肪沈着の影響　脂肪沈着による胸・腹腔内の圧迫による呼吸，循環系の障害，体重増加による運動不足は肥満をさらに助長する結果となります．

その他　性機能の障害，不妊，月経不順，性欲減退，性器の短小など，また，感染に対する抵抗の減弱から多くの化膿性疾患にも罹りやすくなります．

なお，肥満の対策としては，食事制限，運動の奨励が主体であり，薬物として自律神経安定剤，鎮静剤，食欲抑制剤，代謝促進剤さらには抗肥満薬などもありますが，少なくとも肥満が生命に危険を及ぼすことがない限り用いるべきではありません．

■糖尿と糖尿病など

尿中にブドウ糖がみられてくる状態は，血中ブドウ糖濃度(血糖値)が腎臓の糖排出閾値(160〜190 mg/dl)を超えた場合で，お汁粉を2〜3杯も食べた60〜90分後には，誰でも尿中にブドウ糖が出てきます．これは食事により一時的に血中ブドウ糖濃度が増加したためで食事性糖尿といって病気ではありません．血糖値の増加する原因が血中ブドウ糖を筋肉内に取り込んでいるインスリンの不足，あるいはその働きが障害された場合が真性の糖尿病ということになります．これには，日常の食生活の偏り，長期にわたる生活習慣が相対的なインスリン不足をまねき，糖尿病発症の要因となることも考えられるでしょう．

このような考え方からすれば，人の一生からみた健康を維持するために日本人の3大死因のうちがんを除いた脳疾患，心臓疾患につながる肥満，動脈硬化，高血圧，糖尿病など，いわゆる生活習慣病の予防が，いかに重要であるかが理解できるでしょう．

心の面からみた人の一生

人の生長と発達には遺伝と環境の両方の要因が相互に影響しています．心の病のかかりやすさは，持って生まれた遺伝負因が重要ですが，それだけでなく，養育者や家族との関係の中で体験したことや生長の過程で遭遇した出来事の影響を受けて形成された人格を基礎として生じます．ストレスの耐性や問題の捉え方と対処の方法，内面のバランスを保つ機能のあり方などは，その人が環境に適応するために選択してきたものです．その選択に無理があると心身に負荷がかかり，葛藤や病気をひきおこしやすくなります．ライフサイクルという考え方は，人間が生まれてから死に至るまでの一生において，それぞれの年齢とその生長と発達段階に応じて人をトータルに捉えようとしたものです．

表3-3 成長と発達の段階

0歳～	乳 幼 児 期
6歳～	児 童 期
12歳頃～	思 春 期
18歳頃～	青 年 期
	成 人 期
40歳頃～	壮 年 期
65歳～	老 年 期

表3-4 ライフサイクルにおける心理的過程

第1段階 （0～1歳半）	信頼と不信
第2段階 （2歳半～3歳）	自律と恥・疑惑
第3段階 （3～6歳）	自発性と罪悪感
第4段階 （6～12歳）	勤勉性と劣等感
第5段階 （青年期）	同一性（アイディンティティ）と役割拡散
第6段階 （成人前期）	親密さと孤独
第7段階 （中年期）	生殖性と停滞
第8段階 （老年期）	自我の統合と絶望

　人生は一般に，**表3-3**のように乳幼児期，児童期，思春期，青年期，壮年期，老年期の6つの時期に分けられます．

　各時期の特徴と心の発達や病気との関係は密接に結びついており，各時期に応じた発達の目標および心理的課題があります．これらが各時期において達成されていない場合には，固着し，性格的な病理として現われると考えられます．発達段階を提唱した研究者の1人としてエリクソンがあげられます．エリクソンは**表3-4**に示す8つのライフサイクルの段階を提唱しています．

乳幼児期の心の発達

　乳幼児期はまず授乳に始まり，食べ物を口にできるようになると，おもちゃでも何でも口の中にくわえたがります．このように身体の中でも特に「口」を介して外とのつながりを持つ時期です．乳児は母親と自分が一心同体のように思っていて，まだ母親が自分と別の個体であると理解することができない時期です．乳児は授乳欲求を満たす体験により満足を覚え，ある時はすぐには与えてもらえないことに欲求不満を覚えます．欲求不満ばかりが強くなると，不安を持ったり，愛情を求めることに絶望し，不信感をもつようになります．

　幼児になると排泄のしつけ（トイレット・トレーニング）が始まり，幼児にとっては溜める・排泄するといったことを調節し，排泄することで親に褒めてもらう喜びを見出したり，反対に親に秘密にして溜めるという楽しみを持ちます．トイレのしつけがあまりに厳しすぎると，コントロールにこだわる強迫的な性格が形成されると考えられています．

児童期の心の発達

　児童期は小学校時代を指しますが，この時期の子どもは友達や先生などの家族を離れた，外の世界に関心を向けることが多くなり，色々な影響や刺激を受けて心身の発達が促されます．遊びや勉強を通して，仲間意識をもったり社会のルールを学びます．子どもの内的な世界は，乳幼児期とこれから迎える思春期に比較すると，それほど大きな変化はなく，性的な欲動は内部深くに姿を潜め，隠れている時期であると考えられています．

思春期の心の発達と不安

　中学から高校生時代の思春期は第2次性徴期ともいわれますが，体毛が生える，生理が始まるなど身体に変化が生じ，それまで潜んでいた欲動のエネルギーが外に向かって放出される時期です．本人にとってはこの激動の変化に自分がこの先どうなってしまうのかと不安になり，人からどう見られているかということが気になりやすくなる時期であり，この時期は，摂食障害や統合失調症を発症しやすくなります．思春期は子どもから大人への変化が部分的におこり，心の中も行きつ戻りつして揺れている非常にアンバランスな時期です．

青年期の心と悩み

　高校から20歳代前半ぐらいまでの青年期になると，このアンバランスさは落ち着いてきて，身体的には大人になったかのように見えますが，「自分とは何か」という同一性の確立の問題が出てきて，親を乗り越えるということや自立することについて意識するようになります．外の世界に色々な対象を求めて模索する中で自分の方向性を見出していきますが，自分が一体何ものであるかと悩み，生きる意味が分からなくなって無気力に陥ることも多くなります．行動面では不登校や職場不適応といった状態で現れます．

成人期の心と問題

　20代も半ばになると成人期が始まります．知能も体力も性的な機能もピークを迎えます．近年では30代に入っても青年期的な課題を引きずり同一性が確立できないままの人も多く見受けられますが，職業を持ち，結婚相手を得て，子どもをもつことで一人前の社会人として自立していく時期です．職場で不適応になったり，うつ病になったりしやすいのもこの時期です．また出産に伴う気分障害が生じたり，育児が始まれば，自分自身の親との関係で抱えていた問題が再燃して葛藤が強まることもあります．

壮年期の心

　壮年期とは40歳からの中年を指します．「不惑」とか「40にして惑わず」などと言われますが，中年期クライシス（危機）がおこりやすいのがこの時期です．ちょうど人生の中間地点であり，これまでの自分で良かったのか，人生の後半

をどのように生きていくのかといったことで悩むようになります．社会的には安定し，子育ても一段落するなど実りの時期でもありますが，心身の衰えが意識され，老後や死について身近に感じるようになります．

老年期の心の問題

　65歳を過ぎると老年期に入ります．老年期はこれまで築いてきた人生の総決算の時期として円熟してきますが，一方で心身の衰えや，同年代の友人との死別を体験するなど，「喪失と喪の作業」が大きなテーマとなってきます．知的・身体的な機能の衰えや痴呆疾患などによって必然的に家族や他の人の手を借りるようになると，おのずと家族内の役割や立場は変化してきて，高齢者は孤独感や無力感から抑うつ状態に陥りやすくなります．

　74歳までは老年初期といって，不安がさまざまな形であらわれ，いかに老後を過ごすかと葛藤する時期です．一方，新たな挑戦の始まりとなることもあります．75歳から84歳までの中期は高齢者としてのアイデンティティが築かれますが，具体的な問題を通して家族との関わりが密になってきます．85歳以上になると後期に入り，自分自身の死を強く意識するようになり，心の準備が始められます．発達は決して成人になるまでというのではなく，老年期でも心の生長は続きます．つまり，人は生涯を通して生長し，発達し続けます．

　ライフサイクルの視点を持ち，その時期に応じた生長の特徴を把握しておくことで，患者さんの体験の中に見えていく世界により近づくことができますし，「今，ここ here & now」で必要なこと，求められていることが適切に理解できるようになります．

参考文献
1．Erikson, E. H.: Identity and the Life Cycle. Psychological Issues, Mono. I. International Universities Press, New York, 1959（小此木啓吾訳編『自我同一性』誠信書房，1973）
2．小此木啓吾：「発達とライフサイクル」小此木啓吾・岩崎徹也・橋本雅雄・皆川那直『精神分析セミナーⅤ　発達とライフサイクルの観点』，岩崎学術出版社，1985
3．小此木啓吾・深津千賀子・大野裕編：精神医学ハンドブック，創元社，1998
4．牛島定信編：最新介護福祉全書13巻　精神保健，メヂカルフレンド社，1999

❷ 健康とはどのような状態をいうのだろう

Healthの語源

　健康に対応する英語healthは完全な状態にする意味の動詞healの名詞形であり、「完全な」を意味する古英語(1150年以前)halを語源とします。このhalからは、whole(全部の・完全な)、hale(強壮な)、holy(神聖な)、heal(癒す)等の語が発生しましたが、その背景には「完全なるもの」を崇高なものとして讃える古代ゲルマン人の宗教的イメージがあります[1]。

伝統医学における健康の考え方

　長い歴史の中で、健康をどのように捉えてきたかを伝統医学から学んでみましょう。伝統医学とは、近代西洋医学よりもずっと古くから世界各地に存在し、現在に至るまで脈々とその伝統が受け継がれている医学です。

　中(国)医学は、紀元前3世紀頃までに中国で体系化された医学です。思想の中心にあるものは、陰陽五行説です。陰陽説とは、人体小宇宙の基礎となるもの、五行説は人体に必要な5つの素材(木、火、土、金、水)の思想に基づくものです。これら陰陽、五行のバランスを保つことにより健康になるという考えです。また、未病という考え方があり、健康と病気とは同一線上で連続的に存在するものとしています。つまり、病気は突然発症するものではなく、その前段階があり、その状態を未病と呼んでいます。

　インド医学の代表的な伝統医学体系アーユルヴェーダはサンスクリット語で「生命についての知」という意味で、人間をトータルにとらえる生命学です。アーユルヴェーダでは、生命を動かす原理ドーシャに、ヴァータ、ピッタ、カパの3種類が存在し、人体の中でそれぞれが特徴的な働きをします。アーユルヴェーダでは、3つのドーシャがいずれも平衡状態ならば健康であり、ひとつでも悪化(増大あるいは減少)すれば病気につながるというものです。

日本における健康という言葉の誕生

　「健康」という言葉は日本では決して古くからあったわけではありません。言葉の誕生については、北澤[2,3]や鹿野[4]の詳しい書籍を参照してください。ここでは、これらの文献から引用して概説します。健康に関する書籍では古くは1713年に出版された貝原益軒の養生訓がありますが、この書物には未だ「健康」という言葉はありません。実際、江戸時代には健康という言葉はなく、「丈夫」

「健やか」などの言葉が使われていました．1836年に書かれた高野長英の「漢洋内景説」で健康という言葉が使われた文章があります．1年遅れて緒方洪庵は「遠西原病約論」で健康という言葉の意味を述べています．北澤の現代訳によると，「身体の全身の内外の器官が，常の状態，正常な状態を保っているときに，運営が常調を失わないことを健康という．普段と違う，常と違うところがあると，それを疾病という」という今日的な意味で健康という言葉を使っています．さらに，健康を2つに区分しています．1つは「全康」，もうひとつを「常康」というものです．「全康」とは，全身諸器諸力の運営が少しも障害がないことを意味し，これは後に述べるWHOの定義の源となるものです．「常康」とは，全体運営のどれか正常の調子を失っているが，顕著な変動がなく，血液成分などの不足があるけれど甚だしい障害がない常患常習のことをいうとしています．このように健康を2つの状態に分けています．また当時は「健全」「強健」「健質」などの用語も用いられ，健康も「すこやか」というルビがふられており，一般にはまだ健康という言葉は定着していませんでした．しかし，代表的な思想家であった福沢諭吉は，明治維新の1年後の1869年，「西洋事情外編」で「health」を「健康」と訳し，かの有名な「学問のすすめ」(1874年)にも採用しています．この頃からまたたくまに「健康」が常用語になりました．1877年(明治10年)以降では，健康という言葉が教科書に使われるようになり，名実ともに日本語となりました．

では，どうして「健康」という用語に統一されたのでしょうか．「丈夫」や「健やか」は，具合がよい，気分が良いなど主観的な判断によるものです．しかしながら日進月歩の西洋医学が日本に伝わってくるにつれ，healthに対応する新しい用語を作る必要がでてきました．心臓，肝臓，腎臓などの臓器をはじめ，血液の循環，栄養状態などを統合して，医学的根拠に基づいて客観的に異常でない新しい概念を説明する言葉として「健康」が誕生したのです．

「健康」の定義

長い歴史の中で「健康」はいずれも個体内での視点でした．健康を社会的な視点から考えることは十分に行なわれてきませんでした．世界保健機関(World Health Organization：WHO)は，健康を「身体的，精神的および社会的に完全な状態であり，単に疾病または虚弱の存在しないことではない」と定義しました．このWHOの定義は，社会的という用語を組み入れたという点で画期的なものでした．ここでいう社会的とは，社会的環境を指し，社会と人間との関係を意味しています．社会的環境レベルが個人の健康に多大な影響を与えることは当然のことといえます．さらに「及ぶ限りの最高の健康レベルを享受することは人種，宗教，政治的信条，経済的状態のいかんを問わず，すべての人間の基本的権利であり，政府はその国民の健康に対して責任を負うものである」としています．この定義は1946年に採択され，WHOの憲章の序文に記され，1948年4月より効力を生じ，現在まで改正されていません．WHOの定義は，最高の健

康水準をすべての人に到達させることを理念に掲げ，人々の努力して進むべき方向を示したものといえます．しかしながら，この定義は抽象的な理想像であり，現実的な概念になりきれていない，また健康を可逆性のあるもの，連続体としてとらえていない限界の指摘がされ，WHOの発表後も多くの提言がされています．それについては桝本[5]や森田[6]の論文を参照してください．

健康診断の「異常なし」は健康か

健康であるかどうかの客観的評価は，医療機関で行なわれる「健康診断」によって通常判断されています．しかしそれはあくまでも身体的要素のレベルの高低を評価しているにすぎません．健康診断の「異常なし」の場合，その人に全く異常がないのでしょうか？　健康診断といってもすべての臓器を検査しているわけではありませんし，精神的な評価も通常行なっていません．健康診断での「異常なし」は，身体的に特筆する異常がない，と判断した状態であって，健康であると保障したものでは全くありません．

健康ピラミッドモデル

以上を総括して，筆者は次のような健康ピラミッドモデル(図3-3)を提言します．身体的，精神的，社会的3要素(稜線)がピラミッド(三角錐)を形成します．稜線上の「点」の位置がレベルであり，上方ほど良好状態であり，3点すべてが最高レベルのとき，WHOが定義する「健康」状態といえますが，それは理想(目標)であります．現実には，稜線上の各「点」を結んだ「三角形」の面積と形が「(広義の)健康」状態を現しているといえます．つまり，3つの各点が高いレベルにあると，三角形面積は小さく健康レベルが良好といえます．しかも形状が正三角形に近いほど3要素にバランスがとれていると判断されます．断面レベルの上昇(良好)・低下(不良)は，加齢・遺伝などの体内要因と，自然，生活環境，社会・

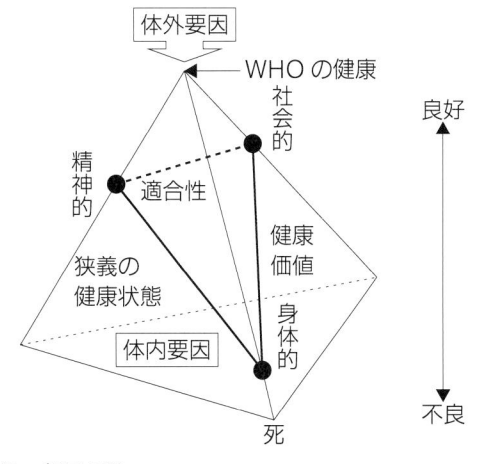

図3-3　健康ピラミッドモデル

文化的環境などの体外要因からの影響を受けます．また1つの点の低下は，他の点も連動して低下させることがあることを知っておく必要があります．図には，鋭角を有する断面の三角形が表示されています．ある疾病によって身体的要素がかなり低下し，それにともなって精神的要素も低下していることが示されています．

1）身体的要素と精神的要素を結んだラインは，「狭義(個人)の健康状態」です．この距離が短いほど，個人は体のことを気にせず体調が良好であると感じます．

2）身体的要素のレベルと，社会的要素のレベルとを結んだラインは，主に「健康価値」として判断されます．この健康価値とは，個人の健康価値(健診・治療行為などによる疾病対策への投資など)と公衆衛生学的な健康価値(環境衛生への投資などによる疾病予防)から成り立ち，人々はそのレベルを向上させるために多くの努力を払っています[7]．ラインが短いほど生活に対する満足感が得られます．

3）精神的要素と社会的要素を結んだラインは主に「適合性」として判断されます．この適合性には社会的役割を遂行しえる適合性と，変化に適応しえる適合性があります．ラインが短いほど，社会的変化，精神的変化，心理的変化に対して，ポジティブに適応する能力があります．

医療実施者は，1稜線(とりわけ身体的あるいは精神的要素)上の点の上下のみに目を向けるのではなく，ライン(個人)を見る力，さらには三角形(個人と社会の関係)が見える力をつけたいものです．そして職種を越えて協力し合って体内要因，体外要因の改善に努力し，三角形面積をより小さく，正三角形にしていかなければなりません．

本命題「健康とはどのような状態をいうのだろう」は難題であり，辞典によっても定義，解釈は異なっています[8]．100名の専門家に質問しても100通りの答えが返ってくるかもしれません．あなたはどのように考えますか．

引用文献

1．江藤裕之：Health の語源とその同族語との意味的連鎖．長野県看護大学紀要．4：95-99，2002
2．北澤一利：「健康」の日本史．平凡社新書，平凡社，2000
3．北澤一利：健康の誕生，野村一夫，北澤一利，田中聡，高岡裕之，榎本美代子編，健康ブームを読み解く．青弓社，2003
4．鹿野政直：健康感にみる近代．朝日新聞社，2001
5．桝本妙子：「健康」概念に関する一考察．立命館産業社会論集．36：123-139，2000
6．森田健，宮崎良文：健康の定義とその考え方．日本生理人類学会誌．3：31-33，1998
7．上杉正幸：健康病．洋泉社，2002
8．真壁伍郎：健康をめぐる歴史パノラマ(1)健康の定義．綜合看護．3：17-28，2004

❸ 疾病とはどのような状態をいうのだろう

疾病とは

　WHOによる健康の定義はすでに述べられていますが，疾病（病気）と健康は連続した状態の両端にあるもので，疾病の端は死です．疾病は，自覚（意識）するしないにかかかわらず，肉体的，精神的，社会的に不健康状態をいいます．

　疾病を，英語ではdisease, illness, sicknessといいます．Diseaseは，精神的安らぎや肉体的に楽であることを奪うこと，あるいは病的や不健康な状態にすること，不安や不自由にすることです．医療職や生物医学的な意味で特定の病気を指す語に使われます．Illnessは，不道徳な性質や状態，邪悪な性格，悪魔の行為，身体の不健康な状態を表すのに用います．イギリス英語ではよく用いられますが，アメリカ英語では堅苦しい響きがあります．Sicknessは，英米両方で用いられ「吐き気」という意味があります．病気である状態，何らかの疾患にかかっている状態，不健康なこと，健康障害のあることを意味します．

　今日，学校や職場での定期健康診断や人間ドック・脳ドックが広く行なわれるようになっています．このように，様々な検査が行なわれるようになると，自覚症状がなくても検査結果で異常値を示すことがよくあります．健康と病気をはっきり区別できなくなっていますが，医学的には基準値をはずれていて病気と定義されても，社会的には軽微な異常値があるからといって病気の範疇には入れないのが現状です．

疾病の分類

　現在，病気の種類は数え切れないほど数多くあります．古代にも症状を区別して治療に当たったと考えられますが，疾患として区別はしていませんでした．植物の分類で有名なのはリンネ（Carolus Linnaeus 1707-1778）ですが，疾病を，症候，原因，治療に対する反応等から初めて分類しようとしたのはシデナム（Thaomas Sydenham 1624-1689）です．その後，ピネル（Philippe Pinel 1745-1826）が，病気の成因から疾病分類を行ない，熱病，炎症，出血，神経症，器官障害の5綱に分け，さらにそれぞれを5-6目に細分しました．いずれも，内容が乏しく，実情を反映して正しく分類されるには19世紀まで待たねばなりませんでした．

　1855年に第2回国際統計会議がパリで開催された折，ファー（W. Farr）とエスピン（M. d'Espine）が今日の原形を提案しました．1948年にWHOが設立されると，ここで修正・作成準備が引き継がれ，国際疾病分類（ICD：International Classification of Diseases）として今日まで継続されています．現在ICD-10修

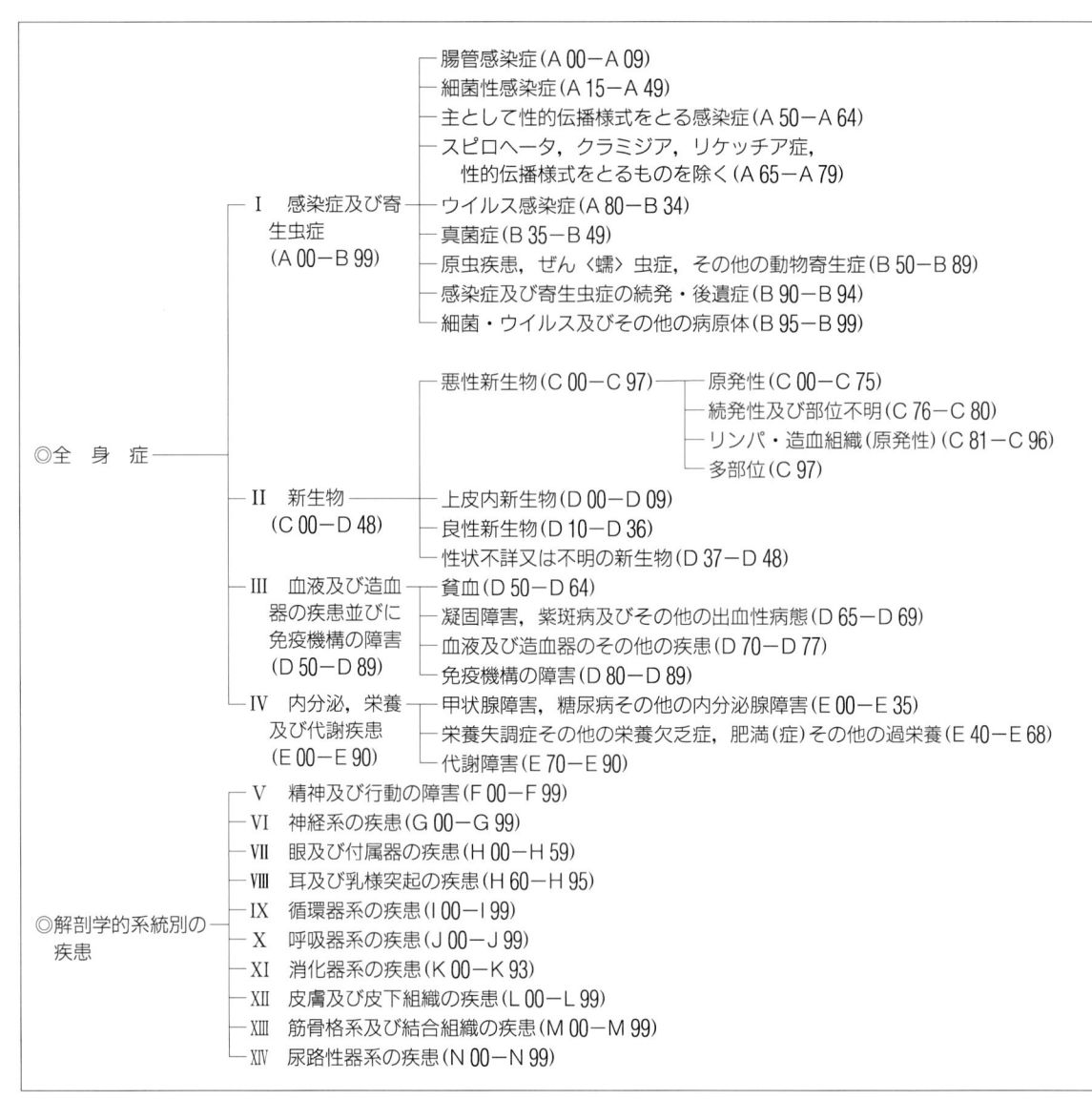

```
◎全身症 ─┬─ Ⅰ 感染症及び寄 ─┬─ 腸管感染症(A00-A09)
         │   生虫症           ├─ 細菌性感染症(A15-A49)
         │   (A00-B99)        ├─ 主として性的伝播様式をとる感染症(A50-A64)
         │                    ├─ スピロヘータ，クラミジア，リケッチア症，
         │                    │    性的伝播様式をとるものを除く(A65-A79)
         │                    ├─ ウイルス感染症(A80-B34)
         │                    ├─ 真菌症(B35-B49)
         │                    ├─ 原虫疾患，ぜん〈蠕〉虫症，その他の動物寄生症(B50-B89)
         │                    ├─ 感染症及び寄生虫症の続発・後遺症(B90-B94)
         │                    └─ 細菌・ウイルス及びその他の病原体(B95-B99)
         │
         ├─ Ⅱ 新生物 ─┬─ 悪性新生物(C00-C97) ─┬─ 原発性(C00-C75)
         │   (C00-D48) │                       ├─ 続発性及び部位不明(C76-C80)
         │             │                       ├─ リンパ・造血組織(原発性)(C81-C96)
         │             │                       └─ 多部位(C97)
         │             ├─ 上皮内新生物(D00-D09)
         │             ├─ 良性新生物(D10-D36)
         │             └─ 性状不詳又は不明の新生物(D37-D48)
         │
         ├─ Ⅲ 血液及び造血 ─┬─ 貧血(D50-D64)
         │   器の疾患並びに   ├─ 凝固障害，紫斑病及びその他の出血性病態(D65-D69)
         │   免疫機構の障害   ├─ 血液及び造血器のその他の疾患(D70-D77)
         │   (D50-D89)       └─ 免疫機構の障害(D80-D89)
         │
         └─ Ⅳ 内分泌，栄養 ─┬─ 甲状腺障害，糖尿病その他の内分泌腺障害(E00-E35)
             及び代謝疾患     ├─ 栄養失調症その他の栄養欠乏症，肥満(症)その他の過栄養(E40-E68)
             (E00-E90)        └─ 代謝障害(E70-E90)

◎解剖学的系統別の ─┬─ Ⅴ  精神及び行動の障害(F00-F99)
  疾患              ├─ Ⅵ  神経系の疾患(G00-G99)
                    ├─ Ⅶ  眼及び付属器の疾患(H00-H59)
                    ├─ Ⅷ  耳及び乳様突起の疾患(H60-H95)
                    ├─ Ⅸ  循環器系の疾患(I00-I99)
                    ├─ Ⅹ  呼吸器系の疾患(J00-J99)
                    ├─ Ⅺ  消化器系の疾患(K00-K93)
                    ├─ Ⅻ  皮膚及び皮下組織の疾患(L00-L99)
                    ├─ ⅩⅢ 筋骨格系及び結合組織の疾患(M00-M99)
                    └─ ⅩⅣ 尿路性器系の疾患(N00-N99)
```

図3-4　第10回修正ICDの分類体系
(国民衛生の動向：厚生の指標臨時増刊号，第51巻，第9号，462-463頁，厚生統計協会，2004年)

正版として約14,000項目を収めています．ICDは，全部で21(Ⅰ～ⅩⅪ)章に分類され，保健医療統計，臨床統計，診療情報管理等に幅広く用いられています**(図3-4)**．コードの冒頭はアルファベットで，その後2桁の数字を加えたコードとしています．欠番のU00～U49は原因不明の新しい疾病に一時的に使用し，U50～U99は研究目的に各国で使用できるようになっています．

病期の経過

病気は，発症の仕方や治療効果，さらには社会復帰の観点から急性疾患と慢

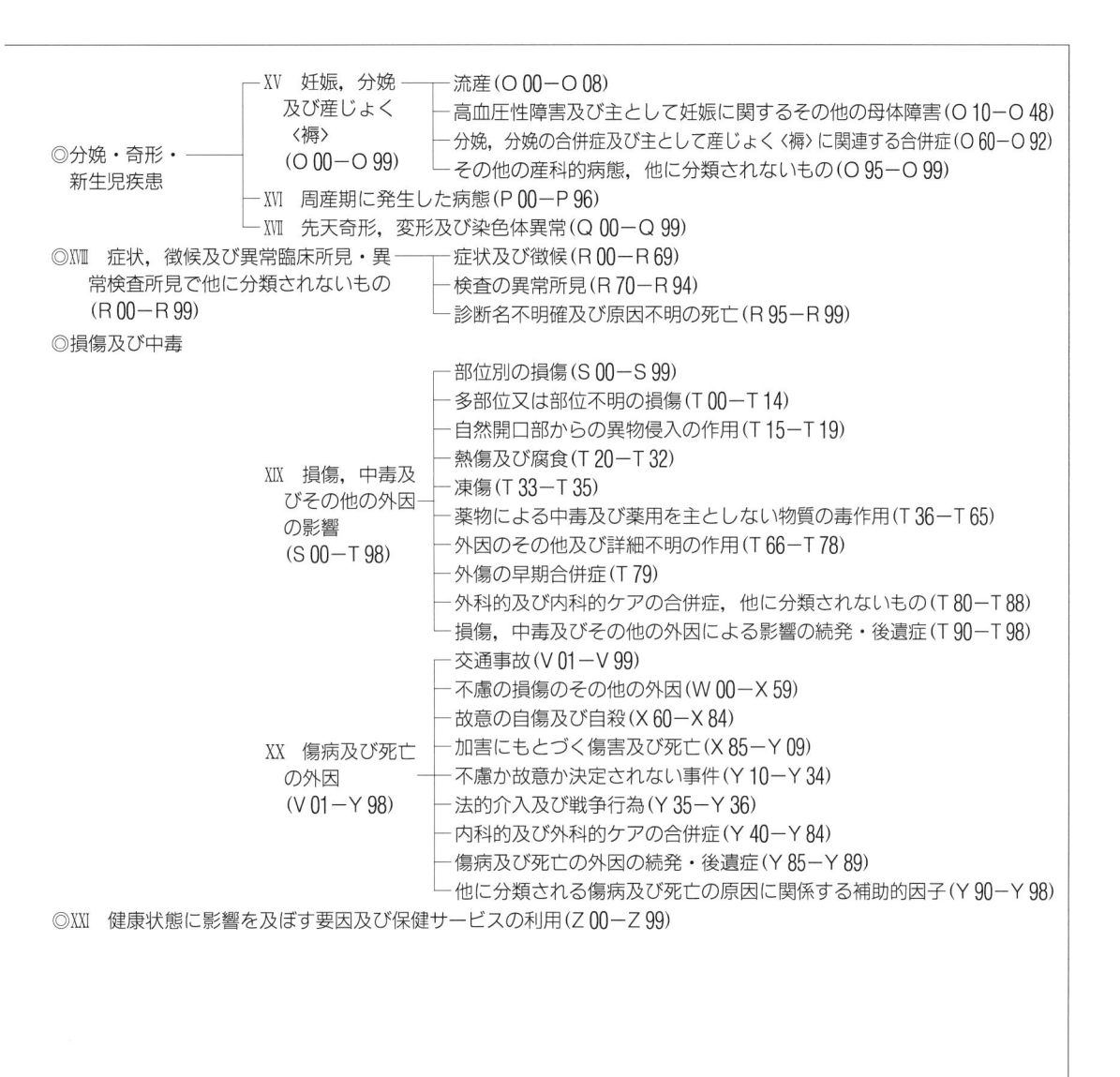

- ◎分娩・奇形・新生児疾患
  - XV　妊娠，分娩及び産じょく〈褥〉（O 00－O 99）
    - 流産（O 00－O 08）
    - 高血圧性障害及び主として妊娠に関するその他の母体障害（O 10－O 48）
    - 分娩，分娩の合併症及び主として産じょく〈褥〉に関連する合併症（O 60－O 92）
    - その他の産科的病態，他に分類されないもの（O 95－O 99）
  - XVI　周産期に発生した病態（P 00－P 96）
  - XVII　先天奇形，変形及び染色体異常（Q 00－Q 99）
- ◎XVIII　症状，徴候及び異常臨床所見・異常検査所見で他に分類されないもの（R 00－R 99）
  - 症状及び徴候（R 00－R 69）
  - 検査の異常所見（R 70－R 94）
  - 診断名不明確及び原因不明の死亡（R 95－R 99）
- ◎損傷及び中毒
  - XIX　損傷，中毒及びその他の外因の影響（S 00－T 98）
    - 部位別の損傷（S 00－S 99）
    - 多部位又は部位不明の損傷（T 00－T 14）
    - 自然開口部からの異物侵入の作用（T 15－T 19）
    - 熱傷及び腐食（T 20－T 32）
    - 凍傷（T 33－T 35）
    - 薬物による中毒及び薬用を主としない物質の毒作用（T 36－T 65）
    - 外因のその他及び詳細不明の作用（T 66－T 78）
    - 外傷の早期合併症（T 79）
    - 外科的及び内科的ケアの合併症，他に分類されないもの（T 80－T 88）
    - 損傷，中毒及びその他の外因による影響の続発・後遺症（T 90－T 98）
  - XX　傷病及び死亡の外因（V 01－Y 98）
    - 交通事故（V 01－V 99）
    - 不慮の損傷のその他の外因（W 00－X 59）
    - 故意の自傷及び自殺（X 60－X 84）
    - 加害にもとづく傷害及び死亡（X 85－Y 09）
    - 不慮か故意か決定されない事件（Y 10－Y 34）
    - 法的介入及び戦争行為（Y 35－Y 36）
    - 内科的及び外科的ケアの合併症（Y 40－Y 84）
    - 傷病及び死亡の外因の続発・後遺症（Y 85－Y 89）
    - 他に分類される傷病及び死亡の原因に関係する補助的因子（Y 90－Y 98）
- ◎XXI　健康状態に影響を及ぼす要因及び保健サービスの利用（Z 00－Z 99）

注1）I～XXIのローマ数字はICD-10における章の番号を表す．
　2）ICD-10の分類項目を示すコード番号は必ずしも連続して使用されていない．

性疾患に大別できます．例えば，インフルエンザはウイルスに感染してから2～3日で発症し，39℃以上の発熱，悪寒，関節痛などの症状が突然出現し，鼻閉，咽頭痛，咳がでて，合併症がなければ2～7日で治癒します．歴史上大流行を起こしたコレラ，ペスト，天然痘等も急性疾患の代表的なものです．このように，病気が急激におこり，治療により比較的短期間で完全に治るものを急性疾患といいます．

　一方，発病が徐々に始まり完全に治るまでに長期間を要したり，完全に治ることが望めないもの，望みにくいものを慢性疾患といいます．慢性疾患はいつ発病したかを特定することが極めて難しいものもあります．

　今日のように医学が進歩し，超音波診断，MRI，CT，PET等，画像診断装

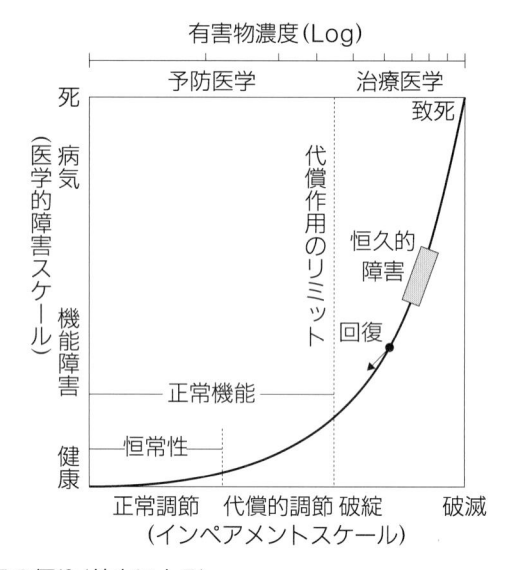

図 3-5　健康とその偏り（外山による）
(和田　攻編集：衛生・公衆衛生学，2 頁，第 2 版，医学書院，1985 年)

置の威力が増すにつれ，病気と健康の定義もゆらいできます．例えば，まったく症状がないのに脳の MRI を撮ると無症候性の脳梗塞が発見されます．その頻度は，40 歳代で脳ドックを受けた人の 5％，50 歳代で 12％，60 歳代で 25％です．高血圧症などの合併症があれば将来，脳梗塞をおこす確率が高いといわれますが，初期には健康と病気の境が曖昧な状態にあります．図 3-5 は健康とその偏りを示したものです．横軸に障害のスケールをとります．健康状態といえども一定の範囲で揺れています．負荷が加わっても，生体は代償的作用で調節しています．ここまでは予防医学の守備範囲です．しかし代償作用が効かなくなると症状が出現します．ここが破綻の境目となり症状が出始めます．ここからは治療医学の範疇です．あるところまでは回復可能ですが，その一線を越えると恒久的障害を残すことになり，リハビリテーションの対象となります．さらに進めば生命に係わることになります．

疾病構造の変化

20 世紀前半のわが国の疾病構造を国民死因から見ると，肺炎・気管支炎，結核，胃腸炎など感染症が上位を占めていました．平均寿命も男女とも 50 歳以下で，乳児死亡率も極めて高い値（1920 年では 165.7，1950 年では 60.1）を示していました．しかし，第 2 次世界大戦以後，わが国は生活環境の改善，栄養改善，衛生知識の向上，医学・医療の進歩等により，感染症による死亡の減少，乳児死亡の減少（2001 年は 3.1），平均寿命の延長となって現れてきました．さらに 21 世紀に入り，少子化，超高齢社会へと進み，健康・疾病の問題はますます深刻になりつつあります．

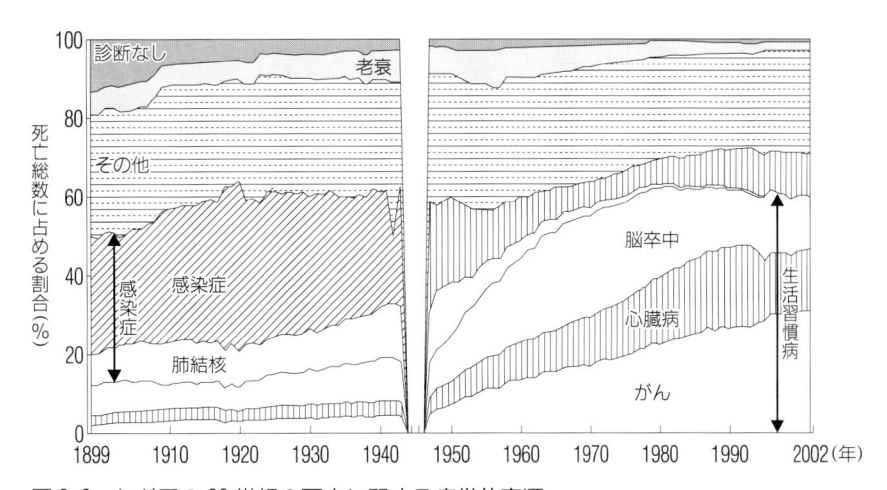

図 3-6　わが国の20世紀の死亡に関する疫学的変遷
(厚生労働白書，平成16年版，10頁，厚生労働省監修，ぎょうせい，2004年)

　このような時代的変遷の中で，疾病構造は大きく変わりました．1954年から脳血管疾患による死亡が国民死因の第1位になり，1981年からは悪性新生物が第1位に代わっていますし，2位に落ちた脳血管疾患も1985年以降心疾患に追い抜かれました（図3-6参照）．このように非感染性疾患が上位を占めています．
　今日では，生活習慣病と称する動脈硬化症や高脂血症，高血圧，肥満などを起因とする疾患，がん，老化現象から来る疾患など，慢性疾患が上位を占めており，三大疾患としてのがん，心臓病，脳血管疾患だけで，国民総死亡数の約60％を占めるに至っています．

生活習慣病とは

　1950年頃まで，わが国の国民死因の第1位は結核でした．結核以外にも急性伝染病や肺炎などの感染症が死因の上位を占めていました．しかし，抗生物質の発見で死因としての感染症はほぼ解決されました．1957年には厚生省が，中高年に脳卒中，がん，心臓病による死亡が上位を占めることから，40〜60歳代の働き盛りに多い疾患として「成人病」という言葉を提唱しました．しかし，成人病が加齢と伴におこるなら避けようがないとあきらめてしまう人もいます．その後，成人病の発症には生活習慣が深く影響していることが明らかとなり，生活習慣の改善で疾病の発病や進行を予防できることを国民に認識させる目的で，1996年に公衆衛生審議会は「生活習慣病」という名称を提唱しました．
　その疫学的特徴は，①多要因であること．例えば心筋梗塞は，高血圧，肥満，喫煙，寒冷などの多くの要因が複合して発症すること，②長期の潜伏期と慢性の経過をとること，③非特異的であること．喫煙が肺がんだけでなく他の疾患の要因にもなること，④不可逆的であること．生活習慣病に罹患すると正常に戻らないこと，⑤加齢と密接であること，⑥生活習慣病に罹患すると他の生活

習慣病を促進させたり増悪させたりと疾病の連鎖がおこること，⑦大気汚染やストレス，飲酒，喫煙など人為的な環境要因と生活習慣病との間に関係があること，⑧寒冷刺激とか寒冷前線の移動と喘息やリウマチ発作の出現など，自然的環境要因とも関係があること，です．

　以上のような特徴から，生活習慣病の概念は「食習慣，運動習慣，休養，喫煙，飲酒等の生活習慣が，その発症・進行に関与する疾患群」と定義されています．その疾患としては，①食習慣に関与するものとして，2型糖尿病，肥満，高脂血症，高尿酸血症，循環器疾患，大腸がん，歯周病など，②運動不足習慣が関与する疾病として，2型糖尿病，肥満，高脂血症，高血圧症など，③喫煙習慣が関与するのは，肺扁平上皮がん，循環器疾患，慢性気管支炎，肺気腫，歯周病など，④飲酒習慣の関与するものは，アルコール性肝障害，をあげています．

　以上のことから，生活習慣病は薬物療法より以前に，生活習慣の改善への取り組みが重要で，しかも小児期，若年期など，若い時から開始することで予防できる，すなわち第1次予防を重視したものです．生活習慣を改善し国民の健康寿命を延長させる目的で，数値目標を立て疾病の減少を目指して「健康日本21」が策定されています．

心と身体

　第二次世界大戦後の日本人は近代化と都市化を追求し，がむしゃらに働いてきました．その経過を通じて大家族制から核家族化が進み，現代社会では少子化，高齢化，独居老人の増加，女性の社会的進出と晩婚化，産業構造の変化に伴う雇用不安，ニートの増加等，社会経済的に不安定な時期になっています．このような社会経済環境の中で，人々は精神的なストレスを強く感じ蓄積しやすくなっています．身体の病気と同様に，各自のおかれた環境により精神的な病に陥ることは十分考えられます．外見上健康そうに見えても心の病は健康状態に戻るのに時間がかかるものです．

　心の病は，うつ病，統合失調症，神経症，摂食障害が代表的なものです．国民の15人に1人は過去にうつ病にかかった経験があり，その4分の3は医療を受けていないといわれています．また，自殺者の80〜100％に心の病が認められ，その内で最も多いのがうつ病で，自殺者の30〜70％が罹患しているといわれています．高齢者の健康状態や孤独感によるストレス，職場での人間関係によるストレスが原因となっています．

　統合失調症の原因は，まだ現代科学でも十分解明されていませんが，早期発見・早期治療で社会復帰を早め，社会生活を継続できる環境を用意する必要があります．

　神経症は，一般的には軽いものですが目立たない傾向があります．現代のストレス社会の時代にあっては多くの経験者がおり，早めに医師の診察を受ける必要があります．

摂食障害には拒食症と過食症があり，若い女性に多く見られます．家庭，学校，職場でのストレスや対人関係の悩み，親に対する反抗，周囲の関心を引きたい等の感情が背景にあります．薬物療法(抗うつ薬や抗不安薬)やカウンセリングにより，発病の要因を取り除き対人関係の改善やストレスへの適切な対処法を身につけさせ，精神面や行動面から根気よく治療をする必要があります．

心の健康を確保するためには，家庭，地域，職場におけるストレスの原因となるものを認識し，適切に対処する方法を身につけさせること，周囲の者が早く気づき適切な処置をすること，専門家によるカウンセリングを早期に受けさせることなどが，これからの時代に生きる者にとって重要なことです．

QOL(Quality of Life)とはなにか

QOLは「生活の質」，「生命の質」，「生存の質」等と訳されていますが，「生活の質」として用いることが多いようです．しかも，近年QOLは様々な分野や文脈で用いられています．

疾病構造の変化で，感染症が激減し，非感染性疾患であるがん，心臓病，脳血管障害，骨・関節疾患，認知症などの慢性疾患が大きな割合を占めてきました．このような慢性疾患は完全な治癒が望めないため，医師の判断や検査値の結果を参考に，患者の生活への影響を多角的に評価し，疾患を抱えながらも充実した社会生活を送れるようにすること，すなわち生活の質を高めてあげることが大切です．特に，高齢社会にあっては，高齢者に対するQOLを考慮することが重要です．例えば，生き甲斐を持って生活が送れるような配慮が必要となります．

また，生命倫理の立場から，終末期を迎えた患者を延命だけの目的で生命維持装置を付け，集中治療室で人工呼吸器，人工透析装置，脳波計，心電計，点滴装置，人工栄養装置などスパゲッティ症候群といわれるような状態になってまで延命させるべきかが問題となってきました．様々な討論の結果，QOLの高い終末期を迎えた病人にとって大切なことは，キュア(cure)よりケア(care)を重視することで，自分らしい生き方をして死ねることだという認識が高まってきています．延命させるだけが医療の目的ではなく，人間としての尊厳を保ちながら死を迎えさせることも大事なQOLです．

参考文献
1．後藤由夫著：医学概論—医学医療　総括と展望—，文光堂，2004
2．高野健人　他編集：社会医学事典，朝倉書店，2002
3．米山公啓著：「健康」という病，集英社新書，2000
4．和田　攻編集：衛生・公衆衛生学，第2版，医学書院，1985
5．国民衛生の動向：厚生の指標臨時増刊号，第51巻，厚生統計協会，2004
6．日野原重明著：系統看護学講座別巻11「医学概論」，医学書院，2003
7．厚生労働白書，平成16年版，厚生労働省監修，ぎょうせい，2004

❹ 医療者はどのように患者（病人）に関わるのだろう

医師の診断・治療における関わり

　ここでは臨床医学の基本である内科の立場から述べますが，医師の患者（病人）への関わりは，疾患だけを取り出して診るのではなく，患者の社会的な背景や精神的な背景なども考慮し，一人の人間として診ることが患者との関わり方の基本です．それは，より正確な診断を行なうためにも必要なことです．最近は内科も細分化されて臓器別の専門領域に分かれていますが，自分の専門領域には非常に詳しくなるという長所と，一方では専門以外の疾患はあまり知らないという短所があります．高齢化社会になると当然老人の患者が増えてきますが，高齢者は特に複数の疾患を持っていることが多く，一人の人間として全体的な観点から診療を行なうことが必要になってきます．

　医師の診断・治療のプロセスにおける患者への関わり方は，救急医療，一般的診療，健診や人間ドックなどで少し違いがあります．普通は診断がついてから治療を行ないますが，救急医療では診断と同時に苦痛を取るための治療を行なうことも多く，また，差し迫る生命の危機から救うために診断よりも治療を優先させることもあります．また，普通は症状から鑑別すべき疾患を考えて検査を行ないますが，健診や人間ドックは基本的に症状のない人を全身的に検査し，異常があればそれに関して重点的に詳しい検査を行なうものです．職場の健診を義務で受けている人の中には，生活習慣病などが見つかっても，自覚症状がないため進んで治療を受けようとしない人もあり，普段からの啓蒙が大切です．一般には医療というと何か症状があって病院や個人の診療所を受診することが頭に浮かびますが，この一般的診療でも急性疾患と慢性疾患では状況によって幾分違いがあります．次に一般の内科診察室での様子を中心に具体的な診断と治療のプロセスについて述べます．

医師の診断はどのようになされるのだろう

　医師の役割は，まず患者のもつ身体的な問題を解決することです．それには，患者のもっている病気を診断することです．診断は単純にいうと病名を決定することですが，病歴の聴取，診察，検査を総合的に判断することによってなされます．

■病歴の聴取

　診断は病歴をとること，すなわち問診から始まります．経験を積んだ医師はこの段階で診断をつける，あるいは，いくつかの可能性のある疾患に絞ることも多く，重要な作業です．病歴の聴取は主訴，現病歴（いつから始まりどんな経過をたどったか），既往歴，家族歴，嗜好品（喫煙，飲酒など）などを中心に行な

表3-5　主訴となる主な症状

発熱，発疹，全身倦怠感，体重減少，浮腫，頭痛，胸痛，動悸，息切れ，呼吸困難，咳，めまい，腹痛，食欲不振，悪心・嘔吐，嚥下障害，胸やけ，下痢，背部痛，関節痛，四肢痛，口渇，頻尿，その他

います．
主訴：患者が訴える症状の最も重要なものです．すなわち，どうして受診しようと思ったのか，そのきっかけとなる症状です．たとえば，発熱とか胸痛，腹痛などです．表3-5に主訴となる主な症状を挙げます．
現病歴：主訴がいつ頃から始まり，その後の経過はどうであったかということです．たとえば主訴が胸痛の場合，その性質（チクチク刺すような痛みか，締め付けるような痛みかなど），部位，持続時間，頻度などを聞きます．さらに，その痛みが最初から今まで変わらないか，軽くなっているか，あるいは強くなっているかなど経過を聞きます．
既往歴：生まれてから今までに罹った病気について聞きます．
家族歴：家族の病気の有無について聞きます．これは高血圧や糖尿病など，体質的なもの，遺伝的な要素をもった疾患の場合，参考になります．
嗜好品：飲酒は肝障害，喫煙は循環器疾患，呼吸器疾患の原因としても重要です．

■ 診察

病歴をとった段階でいくつかの可能性のある疾患が頭に浮かびますが，それらを鑑別するために診察と検査を行ないます．先に述べた問診も広い意味で診察に含まれますが，ここでは視診，触診，打診，聴診を取り上げます．専門分野によって比重の置き方も異なり，皮膚科，眼科，耳鼻科などは視診が特に重視されます．
視診：目で観察する方法です．これは患者が診察室に入ってくるときからすでに始まっています．顔の表情や皮膚の色，体型，歩き方，指や爪，四肢，躯幹などを観察します．
触診：指や手で触れて圧痛の有無や，目的とする臓器や病変の大きさ，硬さ，形，可動性などを調べます．
打診：胸部や腹部を指で軽く叩いて，その時の音や指に感じる振動の性状から状態を把握します．普通，利き腕でない方の第3指を身体に密着させ，その上を利き腕の第3指で，手首のスナップを効かせて叩きます．
聴診：聴診器で身体の内部の音を聴く方法です．心音，心雑音，心膜摩擦音，呼吸音，胸膜摩擦音，腸雑音，血管雑音などを聴きます．

なお，これらは一般の診察室での手順ですが，救急室での診察では，意識，体温，脈拍，血圧，呼吸など，バイタルサインとよばれる項目のチェックが特に大切です．

表 3-6　検査の種類

【臨床検査】
 1．検体検査
　　血液，尿，便，喀痰，胸水，腹水，組織片などを用いて生化学検査，免疫学的検査，血液学的検査，微生物学的検査，分子生物学的検査，病理学的検査などを行なう
 2．生体検査（生理学的検査）
　　心電図検査，脳波検査，筋電図検査，呼吸機能検査，その他
【画像診断】
　X 線検査，超音波検査，CT 検査，MRI 検査，核医学検査，その他
【内視鏡検査】
　消化管内視鏡検査，気管支鏡検査，腹腔鏡検査，その他

■検査

　正確な診断を下すためには検査が必要になります．検査としては表 3-6 のように血液や尿を用いた生化学的検査，免疫学的検査，分子生物学的検査などがあり，その他心電図のような電気生理学的検査，単純 X 線写真，超音波検査，CT スキャン，MRI などの画像検査，消化管や気管支の内視鏡検査などがあります．

治療はどのように行なわれるのだろう

　以上のような経過で病名が決定されると，次に治療に移ります．治療には病気をひき起こした原因を取り除くことが目的の原因療法と，症状の軽減を目的とした対症療法があります．また，食事療法や薬物療法を用いる内科的治療法と，手術などによる外科的治療法，さらに物理的な温熱や放射線などを利用した理学療法があります．治療では最近 EBM（Evidence-Based Medicine）が重視されています．これは「根拠に基づいた医療」ということで，治療対象となる患者に対してある治療法を実施するグループとそうでないグループに無作為に振り分け，統計学的にその治療法の有効性が確かめられていることを意味します．

　なお，実際の臨床の場では，診断が確定する前に，痛みを取り除いたりする対症療法を行なったり，治療に対する反応から逆に疾患を推測したりということもあります．

■診断・治療の実際

　以上の診断，治療のプロセスを要約すると図 3-7 のようになりますが，最後に，具体的な症例について診断，治療の実際を簡単に示してみましょう．

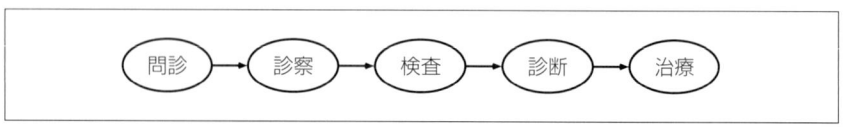

問診 → 診察 → 検査 → 診断 → 治療

図 3-7　診断，治療の進め方

【症例1】 70歳，女性

主訴：下腿の浮腫

現病歴：1,2か月前から両下腿が特に夕方むくむことに気づいた．数か月前から階段を上るときなど労作時の息切れもあった．

既往歴：健康診断などで以前から高血圧を指摘されていたが放置していた．

家族歴：両親が高血圧であった

　診察をすると血圧 160/90 mmHg, 脈拍 102/分, 両側脛骨前面に圧痕を伴う浮腫を認めた．頸静脈の怒張あり．胸部聴診所見として，心臓の聴診ではⅢ音，収縮期雑音を，また肺野では湿性ラ音を聴取した．腹部の触診では肝腫大を認めた．検査として心電図は左室肥大所見あり，胸部 X 線写真では心陰影の拡大，心臓の超音波検査で左室肥大，左室機能の低下，心嚢液の貯留を認めた．

　浮腫を来す疾患は心疾患(心不全)，腎疾患(ネフローゼ症候群)，肝疾患(肝硬変)，甲状腺疾患(甲状腺機能低下症)などがあるが，この患者は病歴，身体所見，検査結果などから心不全によるものと診断できる．また，心不全は病態を表す言葉で疾患名ではないが，この症例では高血圧が原因となった心不全と考えられる．早速，安静，塩分摂取の制限，原疾患である高血圧に対する治療(降圧薬の投与)，利尿薬，強心薬の投与を開始した．

【症例2】 30歳，男性

主訴：心窩部痛

現病歴：約2週間前から心窩部痛が強い．痛みは空腹時に強く，ものを食べると痛みは和らぐ．夜間にも痛みがある．

既往歴：25歳の時十二指腸潰瘍

家族歴：特になし

嗜好品：タバコ 20 本/日

　診察では心窩部に圧痛を認めた．心窩部の痛みを来たす疾患は胃・十二指腸潰瘍，胃炎，胃がん，膵炎，膵臓がん，虫垂炎の初期など腹部臓器の疾患の他に狭心症，心筋梗塞，解離性大動脈瘤などの心血管疾患もあるが，この症例は現病歴，既往歴から十二指腸潰瘍が最も疑われ，上部消化管内視鏡検査を行ない十二指腸潰瘍と診断，食事療法と経口薬(抗潰瘍薬)による治療を開始した．

　ここにあげた2例は，ともに診断にもとづいて薬物治療が開始され患者の訴えである下腿の浮腫や心窩部痛を軽減する方法がとられたものです．しかし，時にはなかなか診断がつかなかったり，診断がついても疾患によっては現在の医学ではどうしても治療が困難なものもあります．医師はこのような場合でも，少しでも患者の苦痛を軽減し，できることを共に考え，支える役割があります．

看護師の関わり
看護師のアセスメントと看護診断，看護計画

　　　　　　看護ケアは，患者の一人一人に個別に提供されるものです．それは，看護の対象である人の年齢や性別や健康状態や生育歴など，誰一人として同じ人はいないからです．したがって，患者が必要とするケアも当然個別なものとなります．ここでは，看護師が個々の患者に実践する看護ケアをどのように考え実践しているかを述べてみましょう．

　　　　　看護は，対象である人をケアする実践活動です．そのケアは対象である「人」の成長と自立とを願い，健康向上を目指した活動です．そのため「看護はケアリングの健康科学である」と表現されます．ケアリングとは，患者を人間として考え尊重することが基本ですが，看護理論家のE・ウィーデンバックは，人間の生の尊さと，生きそして学ぶ能力，ひとりひとりの人間の尊厳，価値，自律性，独立性を見つめるよう提唱しています．そして，ケアは，これら人としてのありようを認め，その人の成長を支えていくものです．ケアの本質を追求したメイヤロフは「一人の人格をケアするとは，最も深い意味で，その人が成長すること，自己実現することを助けることである[1]」と述べています．

看護過程―看護ケアのプロセス

　　　　看護ケアは，ケアリングを基盤に患者の生活過程全般にわたって健康状態をアセスメントし，より健康に向かうために必要なことを看護の視点で診断（「看護診断」といわれます）します．そして診断した事柄について，患者がどのような状態になればよいか，つまり，期待される結果（アウトカム）を検討し，目標とケアの方法を計画し，その計画を実践し，実践した結果を評価し，さらに計画を修正し実践するプロセスです．このように，個別的な看護ケアを提供するプロセスを看護過程（ナーシングプロセス）（図3-8）といいます．

健康状態を明らかにするプロセス―アセスメント

　　　　看護ケアは，健康向上に向けて対象の生活を整えるよう個別に実践されます．

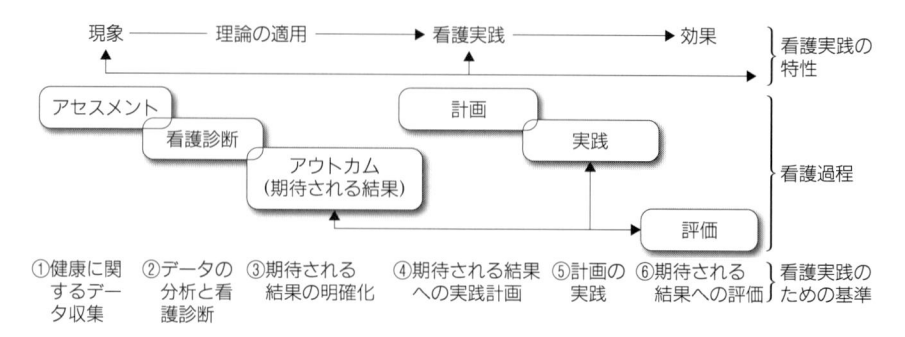

図3-8　看護過程

そのためには，健康状態に対するアセスメントが重要になります．患者の健康に関する情報を収集し，患者のニーズや患者自身が持っている力を明らかにします．

情報の内容は，どのような看護ケアが必要かを判断できるように，患者の思考や感情，価値観さらには人としての5つの側面(身体的・精神的・社会的・文化的・霊的)に焦点があてられます．人は一人一人の人生を生きています．健康と人間にフォーカスを当て，現に対象が「生きている」そして「生きていく」ことに関する状態をアセスメントします．例えば意識・呼吸・体温・脈拍・血圧などの生命維持に関する情報や，食事・排泄・運動・睡眠・安全・愛情などのように基本的なニーズに焦点をあてたことなど対象の全体をアセスメントすることが重要です．健康状態に関する情報収集の具体的枠組みは看護理論家によって提唱されているものもあり，それらを使う方法もあります．いずれにしても，看護の目的に沿って系統的・継続的に収集していきます．

看護方針を打ち出すプロセス―看護診断

次に，対象の状況をアセスメントしながら，「どのような関わりをしたら良いか」を考えます．この看護方針を打ち出すプロセスが看護診断です．看護の診断は看護師が行なう臨床上の判断であり，医師の診断とは異なります．看護診断は，1970年代からアメリカのナースによって検討され，1997年には北米看護診断協会(NANDA)が看護診断名のリストを作成しました．しかし，この診断名は世界各国でさらに検討されていく予定です．このNANDAの会議で「看護診断とは，実際におこっている，あるいはおこる危険性のある健康問題やライフプロセスに対する個人や家族，地域の反応についての臨床判断である．看護診断は，看護師が責務を負っている成果を達成するため看護介入の選択の基礎となる」と定義されました．看護診断では健康上の問題と患者のニーズと患者自身の持っている力について健康情報を整理・分析し判断することが大切です．看護診断は看護ケアを必要とする状態をいいます．以下に看護診断の具体例を示します．

> 例1：自分が太っていると思い込んで食事を制限することによる栄養摂取消費バランス異常：必要量以下
> 例2：自分で体位を変えることができず臥床安静と発汗量が多いことに関連した皮膚統合性障害(褥瘡)リスク状態
> 例3：左不全麻痺で身体が思うように可動しないことに関連した排泄セルフケア不足

看護診断は，患者と確認し，次にアウトカム(期待される結果)を考えます．アウトカムは看護診断に対して，患者がどのような状態になれば良いかを表現したものです．例えば，上記看護診断の例では，次のようになります．

> 例１：栄養の摂取と消費のバランスが正常になる
> 例２：皮膚統合性障害（褥瘡）ができないこと
> 例３：排泄のセルフケアができる

看護計画・実践・評価のプロセス

　ケア計画は，アウトカムを得るためにはいつまでに何をすれば良いかを具体化することです．計画の内容には，患者の目標と具体的な看護の方法について優先順位を考えて立案し，記述します．

　計画にある目標を遂行し，患者の健康向上に資する活動が実践です．ここでは患者と看護師の信頼関係が大切になります．共に目標に向かっていくためには，看護師は患者が目標に到達できるようケアを行ないます．ここで大切なことは，ケアの裏付けを考え実践すること，患者の安全性を確保し，心地よいケアであることと同時に，患者自身が持っている意志力・体力・知識を十分活用し，患者の強みを引き出し患者が自分の生活をコントロールする力を維持したり回復させたりできるよう援助を行ないます．

　評価は，アウトカムの達成状況をみます．達成されたこと，達成途中にあることを整理し，達成されてないとすれば，再アセスメント，計画の再検討など看護過程全体の見直しをします．

　このように，看護ケアはある時点でのアセスメントをもとに，未来に向かって活動していくことになります．そこで，看護過程は，情報に基づき看護を実施しながら評価→再アセスメント→計画→実施を繰り返し，それぞれが関連しながら同時に進行していくことになります．

　このように看護師は，一人一人の患者に個別的なケアを提供していくための方法として，看護過程を活用しています．

引用文献
1）ミルトン・メイヤロフ著，田村真他訳：ケアの本質，p13，ゆみる出版，1987

参考文献
1．リンダ J. カルペニート＝モイエ著，新道幸恵監訳：看護診断ハンドブック，第6版，医学書院，2004
2．ジャニス B. リンドバーグ他著，内海滉監訳：看護学イントロダクション，医学書院，1997
3．E・ウィーデンバック著．都留伸子他訳：臨床実習指導の本質，現代社，1975

その他の医療職の関わり(PT, OT など)

医療者の, 疾患と障害へのかかわり方

　障害は3つの階層構造から成り立っています．疾病やそれから波及する障害に対し, 医療者が対応していく方法は, 1980年にWHOが提唱した3つの障害構造の考え方から整理することができます．機能障害レベル(impairment level)とは, 疾病そのものがもたらす障害で, 脳出血による運動麻痺や, 骨折による骨の支持力の低下, 心筋梗塞による心臓のポンプ不全などがその例です．このレベルでは, これらの障害そのものに対する治療を行ないます．麻痺に対し, 訓練で随意運動ができるようにする, 骨折に対し, 外科治療で骨を整復固定させる, 心臓のポンプ不全に対し, 薬剤を使用して心筋の働きを強化するなどです．

　しかし, これらの治療だけでは, 患者の問題が解決しない, 患者の生活の質(QOL：Quality of life)の向上が十分に望めないことが多々あります．つまり, 運動麻痺が治らない, 骨は癒合したが, 歩行は不安定となった, 心筋の働きはよくなったが, 階段を昇ると息が切れるなどのように, 障害が残存する場合です．臨床場面で遭遇する疾患には, このように, なんらかの後遺症が残ってしまう場合が非常に多く, 医学の介入で完治する疾患はむしろ少ないといえます．このような場合, 患者には, 歩行が困難, 階段が昇れないなどの日常生活上の障害, すなわち能力障害レベル(disability level)の問題が生じているのです．これらに対しては, リハビリテーションによる機能向上を図るとともに, 杖や車椅子, エレベーター, 運動量の制限などの代償手段を指導することになります．このレベルでの指導も患者の生活を支える重要な医療技術です．

　さらに, 「ヒトは社会的な動物である」といわれるように, 疾患によってもたらされた社会的な不利(handicap level)にまで, 医療は配慮する必要があります．歩行障害によってもたらされた通勤の障害や失職に対し, 仕事内容の検討, 経済的な補償にまで医療が介入していくのです．

　医療職は, こうした患者の, 疾病によってもたらされたさまざまな障害に対し, それぞれが専門職としての役割を持ち対応していくのです．

どのような医療職がかかわるのか―その実際

　表3-7は, 国民の医療を担当するさまざまな医療・福祉職[1]です．この中には, 国家資格となっているものもそうでないものもありますが, いずれも病める患者とその家族を支援する専門職であることに変わりはありません．その専門職の患者へのかかわり方を, 交通事故による脳外傷患者を例に, 受傷から入院, そしてリハビリテーションの後, 自宅に帰り, 社会参加するまでをシミュレーションしてみましょう．

　30歳の独身男性(会社員)が, バイク事故で電柱に激突して受傷しました．受

表 3-7　医療・福祉職

医師	理学療法士	医療ソーシャルワーカー	介護福祉士
歯科医師	作業療法士	診療放射線技師	社会福祉主事
看護師	言語聴覚士	臨床検査技師	身体障害者福祉司
准看護師	義肢装具士	衛生検査技士	介護支援専門員
保健師	視能訓練士	臨床工学技士	ホームヘルパー
助産師	柔道整復師	管理栄養士	ガイドヘルパー
薬剤師	あん摩マッサージ指圧師	栄養士	福祉用具プランナー
歯科衛生士	はり師・きゅう師	障害者職業カウンセラー	福祉用具専門相談員
歯科技工士	臨床心理士	精神保健福祉士	福祉住環境コーディネーター
救急救命士	音楽療法士	社会福祉士	

　傷直後から，昏睡状態に陥り，呼吸循環機能も低下しました．3分後に救急車が到着し，ショック状態に対し救急救命士が蘇生術を施行しながら総合病院に搬送されました．そこでは，救急センターの医師，看護師が対応します．胸部レントゲン写真や頭部 CT は診療放射線技師が撮像し，その結果，急性の脳硬膜下血腫が確認されました．至急，脳外科医師による外科治療が始まりました．術後も昏睡状態のまま，ICU(intensive care unit)にて脳浮腫に対する治療とともに全身管理が施されました．心臓の動きは心電図機器で刻々モニターし，呼吸不全に対し人工呼吸器が使用されます．これらの機器は臨床工学技士が保守，点検を行なっています．また随時，血液検査，尿検査，細菌検査，髄液検査，脳波などを臨床検査技師が受け持ちます．主治医は，これらのデータを総合的に分析し，薬剤師に薬剤の調合を依頼します．外傷が脳以外に胸部や腹部，骨関節などにも及ぶ場合，主治医は各専門分野の医師にも治療を依頼します．一方，看護師は昼夜を問わず患者の生活全体のケアに邁進し，さまざまな治療をサポートします．

　以上のような急性期治療とともに，患者にもたらされた身体障害，認知障害に対し，治療，訓練が始まります．身体障害に対し，理学療法士(PT：physical therapist)，作業療法士(OT：occupational therapist)が関与し，四肢・体幹の運動機能の改善を図り，食事，更衣，排泄，歩行などの日常生活動作(ADL)を取り戻す訓練を行ないます．杖や装具などが必要な場合は，義肢装具士の助けを借ります．また，言語能力の改善には言語聴覚士(ST：speech therapist)が，心理的な問題には臨床心理士が，障害によってもたらされた経済的問題，福祉的法制度の利用などには医療ソーシャルワーカー(MSW：medical social worker)が支援を行ないます．これらのリハビリテーションスタッフを統括し，その方向性を決定する役割はリハビリテーション科医師が行ないます．

　急性期病院のみで患者の障害が解決されない場合は，さらにその後の回復期をリハビリテーション専門病院にて，上記のようなリハビリテーションスタッフがチームを形成し，患者の機能回復および在宅生活，就労や社会参加を支援します．就労に関しては病院内外の障害者職業カウンセラーが，在宅生活に際し障害が重く，さまざまな介助を要す場合は，ケアマネージャーや介護福祉士，

ホームヘルパー，福祉用具専門相談員，福祉住環境コーディネーターなどの福祉職が必要となります．これらのリハビリテーションにあたっては，患者のみならず家族への指導も大切です．こうしたさまざまな専門職の力が結集して，患者は自宅に戻り，地域生活が再開されるのです．

患者と家族を囲む医療職の横と縦の連携

以上の例からわかるように，さまざまな医療職は，時間軸として，疾患の急性期から回復期，維持期にいたる各時期に，それぞれの専門領域で治療に密着して支援を行ない，次の時期の医療者と連携を持つことが大切となります．各専門職がそれぞれの役割を個別にこなせばよいというものではないのです．そして一方，その各時期においては，患者のさまざまな障害(例えば，運動麻痺，感覚障害，嚥下障害，失禁，記憶ができない，思うように言葉が話せない，収入が減った，仕事を失う，うつ的でリハに意欲的に取り組めないなど)に合わせて，医学的介入，介護的ケア，理学・作業・言語療法の介入，臨床心理士，職業リハスタッフ，地域生活支援スタッフの介入を行ない，それぞれが連携を持ちます．このように，極めて多数の医療者は，各々縦にも横にも連携を持つことになります．多職種が，家族を含めて一人の患者に対し，総体として取り組まなければならないとする視点です．このような医療の社会参加への支援システムを包括的リハビリテーション(comprehensive rehabilitation)と呼んでいます．

最近になって制定された臨床工学技士，義肢装具士，救急救命士に関する各々の法律にも，「その業務を行なうに当たっては，医師，看護師，その他の医療関係職種と密接に連携し，円滑で効果的な医療を確保することに努めなければならない」と記載されています．

まとめ

身体に単一の損傷が生じても，呈する症状や障害は多岐に及ぶことがあります．運動障害だけでなく，知能・記憶・言語などに関わる神経心理学的な問題やうつ・自発性の低下・自己中心的態度などの心理・社会的な問題をもひきおこすことがあります．医療の目的が障害を持った患者の社会復帰あるいは社会参加にある以上，こうした種々の障害に対し，一つ一つ対処していく視点，そして一人の人間として全人的にとらえていく視点が求められます．さまざまな医療職は，種々の機能・能力障害に対し専門的立場からアプローチする職種であるとともに，全人的視点から患者中心のチームワークを形成する一員であるということができるのです．

文献
1) 財団法人　厚生統計協会：第2章　医療関係者　国民衛生の動向　pp 167-180, 2003

❺ 生活習慣と健康教育—行動科学の重要性—

病気と生活習慣

あなたが何らかの病気にかかってしまったことを想像してみてください．

1 ）「ちょっとのどが痛くて鼻水があるくらいなので，軽い風邪と思い，仕事(授業)を休まず自然に治った」
2 ）「昨日から，高熱がでて体の節々が痛い．近所の内科に行ったらインフルエンザと言われ薬をもらったところ一日で熱が下がった」
3 ）「昨日からお腹が痛くてだんだんひどくなる．吐き気もある．普段めったにないことなので病院に受診したところ，虫垂炎と言われて手術となり，1 週間入院した」

もしあなたが比較的若い世代の方なら，上のようなことが想像できたり，あるいは実際に経験していることもあるでしょう．しかし 30 歳台を超え，40 歳台に到達するとつぎのような場合も想像できます．

4 ）「最近，体重が増え太ってきたなと思っていたら，健康診断で血糖値が高いと言われ病院を受診したところ糖尿病ですと言われた．食事療法や運動療法を含めて生活習慣を改善するよう言われた」

これらの違いは一体，何だと思いますか？ そうですね，1)は医療機関に受診していないという違いです．それでは 2)，3)と 4)の違いは何でしょう？ 一つの大きな違いは 2)，3)では，「医師などの医療者の言われたように薬や手術を受けて治り」，その後ずっと継続して通院することはありません．しかし，4)は，言われたとおりにただ薬を服用したり手術受ければよいというわけではなく，自分の生活の様式，ライフスタイルや健康に関係する行動を自ら変更する必要があります．さらに継続的に通院しなければなりません．この薬を飲めば，生活習慣が変わるというような魔法の薬はないのです．

以前，後者のような疾患を，中年以降に出やすい病気ということで「成人病」と言っていました．現在は，「生活習慣病」と言い換えられています．これは「成人病」という言葉がもともと，病気の早期発見，早期治療を目指す予防(2 次予防と言います)に重点をおいていたのですが，この点に加えてさらに生活習慣を改善することによって，健康増進・疾病発生予防，すなわち 1 次予防を推進しようという考え方が認識され，推進されるようになったからです．

糖尿病は「生活習慣病」の代表ともいえます．厚生労働省は平成 9 年国民栄養調査で栄養摂取状況調査に応じた 20 歳以上の 10,865 人を対象に，その中で血液検査に応じた 6,059 人を解析対象とした糖尿病実態調査を行ないました．この調査では現在糖尿病として治療を受けている人ならびに HbA_{1c} 値が 6.1% 以上の人を「糖尿病が強く疑われる」とし，また糖尿病の治療を受けておらず，HbA_{1c} 値が 5.6% 以上 6.1% 未満の人を「糖尿病の可能性を否定できない」と定

義し分類したところ,「糖尿病が強く疑われる」人は約690万人,「糖尿病の可能性を否定できない」人が約680万人もいたのです.この発表は,社会的に大きな反響をよびましたが,この糖尿病実態調査では,糖尿病そのものだけでなく,いわゆる糖尿病予備軍の存在の大きさを示し,その後の医療行政,特に1次予防という観点で警鐘をならしたといえるでしょう.本稿では,このように今や「国民病」ともいわれる糖尿病や肥満を例にあげ,生活習慣病について,この予防に必須である患者の行動を変容するために何が大切なのかについて述べることとします.

人はどのようなときに行動を変えるのか

結果期待と自己効力感

生活習慣を変えるということは,行動を変える(行動変容といいます)ことに他なりません.あなたが習慣的に行なってきた行動を変えようとした,あるいは実際に変えたときのことを思い出してください.学校の先生から,「危ないから廊下を走らないで」などと言われてやめましたか? もちろんやめた人もいれば,ついつい走って先生から怒られた人もいたでしょう.走るのをやめた人はなぜやめたのでしょうか? 先生の言うように危ないことを認識してやめた人もいるでしょうが,廊下を走って実際に人にぶつかり怪我をしてしまったのでやめた人もいるでしょう.さらに先生に怒られるのが怖いから,あるい怒られたからという人もいるはずです.

あなたはおそらく無意識のうちに,廊下を走るメリットとデメリットを天秤にかけていたのではないでしょうか? 例えば,走って危ないという危険(リスク),走ると先生に怒られるというデメリット,と友達と遊んだりして走ってしまう気持ちよさ,遅刻したくないために走らざるを得なかった….これはおそらく健康に関連する習慣にもあてはまるのではないでしょうか?

人の健康に関連した行動がどのように変わるのか,あるいはおこるのかについて,いくつかのモデルが提唱されています.その中でRosenstock, Becker & Maimanらによる健康信念モデル(health belief model)がよく知られています[1].健康信念モデルは,人はその行動が価値ある結果を生ずるものとして期待されるときに行動する,というものです.この結果期待は,自分がその疾病に罹患する可能性がどのくらいあるかという疾病への感受性の認知と,もしその疾病に罹患した場合の重篤性の認知,さらに行動変容することによって疾病に罹患しなかったり,罹患したとしても軽症ですんだりという利得があるかによって影響を受けるといわれています.

それではこのメリット,デメリットのバランスだけで人は行動を変えるのでしょうか? どうもそれだけではないらしいのです.また想像してみましょう.どうも最近,少し太り気味なので,ダイエットをしようと考えていますがなか

なか踏み切れません．3時のおやつで甘いケーキを食べる習慣がどうしてもやめられないのです．やめれば体重を落とせるかもしれないと結果期待が十分にあるにもかかわらずです．実は人がその行動を変容すればメリットがある結果期待をもっていても，「自己効力感」を持ち合わせていないと行動変容はおきないといわれています．ある人が何らかの結果を生み出すために必要な行動をどの程度うまくできるかという程度，すなわち遂行可能感を認知している場合，その人は自己効力感（self-efficacy）があるといいます[2]．簡単にいうと，自己効力感とは何らかの行動を行なう際の達成の自信度と言い換えられるでしょう．結果期待や自己効力感というようなことだけを見ても，人の行動を変えることは一筋縄ではいきそうにもないと想像できると思います．

段階的変化モデル

では，人はどのような段階を経て行動を変容させるのでしょうか？行動を変えることに全く関心がないという時期，行動を変えることのメリットやデメリット，そしてその自信度を考え始めている時期，そしてまずちょっと始めてみたトライアルの時期，そしてトライアル期間が終わって維持する時期などがありそうです．DiClemente や Proschaska らは，人が段階を経ることによって行動変容を達成するという「段階的変化モデル（the stage of change model）」を提唱しています[3,4]（図 3-9）．

彼らによれば，人が意図的に行動を変化させるには5つの段階があるといいます．無関心期（熟考前期 precontemplation）の段階では，人はまだ行動を変えるつもりはありません．次の関心期（熟考期 contemplation）では，人は現状のままでは問題があると「気づき」，行動を変えようか真剣に考え始めますが，行動を変えるための準備はできていません．つづく準備期（preparation）では行動を変えるという目標を具体的に計画し，試み始めます．もちろん行動変容はまだ不充分です．そして実行期（action，禁煙のモデルでは通常6か月）では，実際に行動を変容し努力する段階です．そして変容させた行動を維持しようと努める

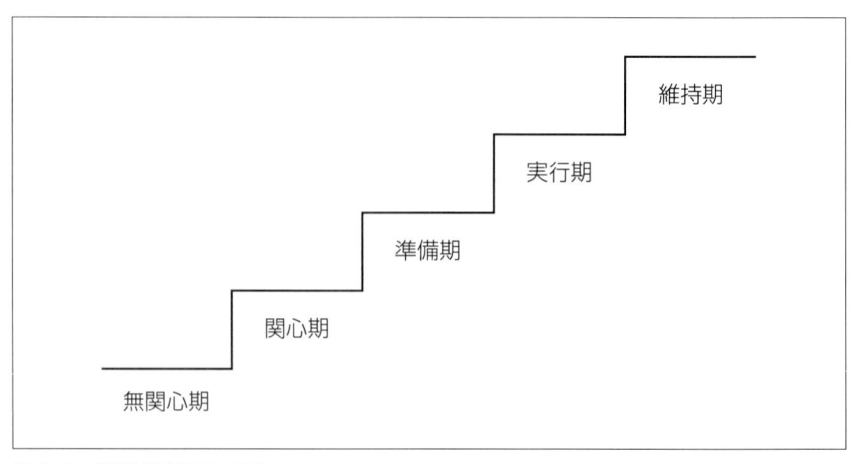

図 3-9　段階的変化モデル

時期が維持期(maintenance)となります．実際には，この段階は維持期に向かってスムーズに進むわけではなく後戻りもしばしばおこりえます．また最初の無関心期と関心期にかなり時間がかかるともいわれています．準備期に至った患者さんを指導していく場合，適切な情報提供が主となり苦労は少ないでしょう．しかし無関心期や，関心期の患者に対していかにアプローチしていくことこそが最も難しく，ここに対処する精神とスキルをすべての医療従事者が身につけていくことこそ国民の健康に大きな暗い影をおとす生活習慣病の予防に向けての最善の方策といえます．

行動変容させるにはどう接すればよいのか

　生活習慣を改善させる魔法の薬はありません．それでは患者さんに対して，このように行動や生活習慣を変えるべきである，と説得すれば，医療者としての責任を全うしたことになるのでしょうか？　どのように健康教育や指導をすべきでしょうか？　これは日常の医療業務の中でとても重要なことであるにもかかわらず，現在の医学教育であまり重要視されていない分野です．本稿の最初の例をもう一度思い浮かべてください．2)，3)の例は医師と患者は，親子関係に似ています．医師がこのような治療が必要と考えそれを実行し，患者さんがそれに従う．そして患者さんが今まさに困っている病気がよくなる．ところが4)はそのような関係とは限りません．どんなに医療従事者が熱意ある説得を行なっても，行動を変えることに関心がない，あるいは準備状況が整っていない患者さんは行動変容しません．今まさに困っていない患者さんなのです．このように将来の危険(リスク)を回避する「行動変容」を指導するには，単に説得するだけではだめなのです．

　それでは無関心期や関心期というような初期の段階に患者さんに対してどのように接していけばよいのでしょうか？　Rollnickらは行動変容のための面接方法である「動機付け面接法」を提唱しています[5]．ここでは患者さんに行動を変えてもらうためには，単にアドバイスを与えるだけではなく，患者さんと医療者の共同作業というプロセスが必要となります．行動変容の面接の目的は，説得によって患者が「言われたとおりにします．明日から行動を変えます」と言わせることではなく，患者が現在の行動やその行動を変容することを「考える」きっかけを作り，そして患者自身が行動を変えることを「考える」サポートをすることにあるのです．

　この「動機付け面接法」の細かいスキルを説明するスペースは本稿にはありませんが，いくつかぜひ覚えておいて欲しいことがあります．患者さんは冒しているリスクによって，反対に何らかの利益を得ていることが一般的です．したがって患者さんはリスクを背負うかどうかについて選択権を持っていることになります．結局，医療者のするべきことは，患者さんが行動を変容するかどうか，質の高い情報に基づいた選択ができるよう援助することに他なりません．

Rollnickらによると，行動変容についての適切な態度とは，次のようになります．「あなたの○○について，どう感じていますか．これがあなたの毎日の生活でどんな場所を占めているのですか．私は○○と思いますが，それを変えるか変えないかはあなたの選択です．もし，あなたが変えたいと思い，助けが必要と思うなら，私がいることを忘れないでください」．すなわち医療従事者が自分の判断や価値観を押しつけすぎないことです．もちろん客観的な事実やいわゆるエビデンスを提供することは必要ですが，それを押しつけがましくなく，それについて患者さんがどのように思うかという情報を引き出し，患者さんに考えてもらうことでまずは良いと思います．患者の選択の自由を尊重するのです．大切なのは，患者が行動を変えると決心しなければ面接の失敗である，と思わないことです．患者は行動を変えられるという気持ちと，そんなことは無理である，考えたくもないという気持ちの間で行ったり来たり揺れ動いています．患者に行動変容についてより深く考えてもらうだけでも面接は有益であったと考えるべきでしょう．具体的な「動機付け面接法」のやり方については成書を参照してください．

おわりに

　私が医科大学で学んだときには，患者さんにどう接するべきか，というような講義や実習は一度も受けたことがありませんでした．しかし今ではいかに患者さんとの信頼関係を構築し，情報を交換するかについての具体的なスキルが学ぶ機会が徐々に増えています．生活習慣病を予防していくためには，患者さんに行動変容してもらうことが目標です．医療従事者としてそれを達成するためには面接を通して患者さんと行動変容の共同作業のプロセスを作る必要があります．そのためには適切な精神，態度，そしてスキルを学んでいくことが重要と思います．

文献
1) Becker MH, Maiman LA.: Sociobehavioral determinants of compliance with health and medical care recommendations. Medical Care, 13(1), 10-24, 1975
2) Bandura A.: Self-efficacy: Toward a unifying theory of behavioral chage. Psychological Review, 84, 191-215, 1977
3) DiClemente CC, Prochaska J: Toward a comprehensive, transtheoretical model of change: stages of change and addictive behaviors. In: Miller WR, Heather H (eds.) Treating addictive behaviors, 2nd edition. Plenum, 1988
4) Proschaska JO, Norcross JC, DiClemente CC: Changing for Good. Guilford, 1994
5) Miller WR, Rollnick S: Motivational interviewing 2nd edition. The Guiford, 2002

第4章 医学と看護学

① 医とはなんだろう

「医」とは,医学(看護学を含む),医術(看護技術を含む),医道(医の心),さらに広く医療に関する総てのことを全部一括して一文字で表現した言葉です.英語では medicine と言います.もちろん,その内容は極めて広範かつ複雑ですが,少なくとも「医」に関与する方々,すなわち医療職(主として医師,看護職)にある者は,いつも「医とは何だろう」と真剣に考えながら毎日の仕事に精進することが大切です.

医学とは

一般的には,医学(medical science)という言葉がよく使われます.「医」の中心は確かに医学および看護学です.医学・看護学が一般の自然科学と基本的に違うのは,「人間を対象とする学問」であるという点です.人間は精神を持ち,その精神が肉体と密接に関連しているため,問題は複雑になるのです.「医」とは,病める人(病者,患者),つまり精神を持った人間を癒すことに関連する領域の全てを含めた言葉といえます.しかも,病気を予防したり,さらには健康一般に関する問題にまでも取り組む広い範囲を意味する言葉です.「医」は単なる学問的知識でもなく,単なる技術でもありません.その相手は人間なのです.ですから医療者(医師,看護職)は,いつも相手の身になって,その人の体と心の中に,自らの心を持ち込んで,どう対応するべきかを考えながら,持っている技術を十分に遺憾なく発揮しなければならないのです.これは,実際には大変むずかしいことです.しかし,日頃の修練によって,このことは必ずや達成できるでしょう.

くりかえしますが,「医」(medicine)とは,医学・看護学を包含する,医学(medical science)という,これまでよく使われている言葉よりもさらに広い意味を持った言葉です.その中には,医学,医術,医道(医の心),もっと広く医療に関係するすべてのものを含ませた言葉だと解してください.

「医」の対象は人間

　以上述べたように，医の対象は精神(心)を持った人間であることをしっかりと頭に置きましょう．ごく当たり前のことと思うでしょうが，このことが忘れられた形で医療が行なわれている現実の姿を時折見かける場合が少なくないのは，まことに残念なことです．
　では，医の対象となる人間とは一体どういう存在なのでしょうか．
　人間の体は，器官から成り立ち，器官は組織から，組織は細胞から成り立っています．正にこういう生き物であることは言うまでもありません．しかし，人間は単なる生物ではありません．意識をもち，精神をもつ生き物であり，しかも社会的な存在です．つまり家族を持ち，家庭生活を営み，社会で働く一人です．医療者は，このような存在である人間が病める人として私たちの目の前に現れたとき，いったい，どういう態度で接したらいいのでしょうか．まずは，相手の人格を尊重することから出発すべきでしょう．

　東京慈恵会医科大学の建学の精神は，「病気を診ずして病人を診よ」です．私たちの前にあるのは，病気という実態ではありません．病に悩み，病に苦しむ社会的存在としての人間なのです．こう考えてきますと，医療者は自分自身の人生を深く考え，どう生きるべきか，どう死ぬべきかを深刻に考えなければならないことが分かります．なぜなら，そうでないと，病める人の気持ちを十分に理解できないからです．人生を深くとらえた医療者が，暖かい眼差しと微笑み，豊かな「医の心」，優しい言葉，しかも優れた技術をもって病める人に接するならば，病める人はきっと心を開き，すべてを語り，そして心の安らぎを覚えるはずです．このとき，特に重要なことは，病める人の言うことに，同じ目線の高さで，良く耳を傾ける態度です．むずかしいかも知れませんが，いつも「人間とは一体どういう存在か」を考える習慣を身につける努力を惜しまないようにしましょう．教員から，また先輩から，さらには有用な本から学び取ろうとする努力を怠ってはなりません．

医療は医療職と患者との共同作業

　病める人(患者)は，癒してくれる人，つまり医療職に対しては弱い立場にあります．元来，医療に携わる人と病める人(患者)とは対等の関係にありません．一方は，「医」の専門家であり，他方は「医」の素人です．どしても強者と弱者の立場になります．「診てあげる」，「看護してあげる」という気持ちではなく，「診させていただく」，「看護させていただく」という，思いやり深い，謙虚な態度を堅持すべきです．「言うは易く，行うは難し」に違いありません．しかし，それをあえて乗り越えて，人間としての患者を尊敬する気持ち，生命に対する畏敬

の念をもって，微笑みを浮かべながら優しい言葉で，しかも平静の心を維持しつつ病める人に接して行かねばなりません．つまり，医療は単なる科学的技術ではなく，道徳的な行為なのです．

　医療職と病める人との関係は，人間としては互いに対等であり，平等であることをしっかり頭に植えつけておくべきです．正に，「医」は道徳的行為であり，単なる知識や技術ではありません．豊かな「医の心」をいつももてるように日頃の修養を怠らないように心がけましょう．

　すべての医療職は，いつも極めて厳しい状況に置かれていることを心の底まで染み込ませておかねばなりません．このことは，何ものにも変えがたい重要なことです．

医の心

　これまで，「医の心」という言葉を何度も使ってきましたが，これは一体どういうことでしょうか．一口に表現すれば，「他者を思いやる心」といってもいいでしょう．キリスト教でいう「愛」，仏教でいう「慈悲」といってもいいでしょう．要するに，医療者は，いつも「他者優先」の気持ちをもって病める人に接するようにしていただきたいのです．

　自分が担当している病人は，自分の親と考えてみる，あるいは兄弟姉妹としてみる，もっと積極的にいえば，自分自身と考えてみる，そういう気持ちで考え，接してみてください．こういう習慣を，くり返しくり返し身につけていく努力を重ねることが，医療者には大切だということを特に強調しておきたいと思います．

　「医の心」の内容をもう少し具体的にまとめてみましょう．以下に述べることは，私の個人的な考えですから，これらを参考にして自分で考えてみてください．私は，いつも「医の心」として，次の4つの項目をあげることにしています．

(1)　病に悩み，病に苦しむ人に共感する心（sympathy）
(2)　病に悩む人に，意識的ではなく，ごく自然に慰めの手が出る心（compassion）
(3)　自分が今，この世にあるのは，自分の幸せのためではなく，病める人を幸せにするためである．犠牲と奉仕の心（service）
(4)　病める人に真実を伝え，それを納得してもらい，自由意志で同意してもらえるよう努力する心（informed consent）

　以上のことから，導き出され，生まれたのが，次のような言葉です．
　　「医はサイエンスによって支えられたアートである」
　ここでいうアートとは，優れた技術と上述の「医の心」を併せたものです．サイエンスとしての医学・看護学についての深い知識を有し，いつも病める人の身になって考えることのできる人こそ良医であり，良い看護職ということがで

きます．

医療職は専門職

　医療職にある人は，専門職(profession)に就いているといえます．それだけの誇りをもち，自信をもって日頃の仕事に従事する必要があります．
　では，専門職とはどういう職業でしょうか．欧米諸国では，牧師，教師，および医師を専門職といって，社会から尊敬の念をもってみられています．私は，次の5つの条件を備えた職業が，専門職だと考えています．
(1) 使命感(mission)をもっていること．しかも高度な学問的・精神的活動をしていること．
(2) 一般教養を豊かに持っていること．専門の医学・看護学以外に一般の書物，例えば文学，宗教，哲学等の教養書を読むことを励行すること．医療関係の仕事の1/3は，専門書に書かれていない内容に属するものだと言われています．
(3) 長い教育期間が必要なこと．医師を例にとれば，6年の大学を卒業し，国家試験を受け，公的免許を受けなければなりません．しかも，その後の2年間，臨床研修という修練の期間を必要とします．
(4) 生涯にわたって学習に励むこと．つまり生涯教育が必要です．そうは言っても，人間は生来怠け者で，すぐに易きについてしまう傾向があります．勉強することは辛いことであり，苦しいことに違いありません．しかし，あえて生涯教育に挑戦しなければ，社会の信頼を失うこと必定です．積極的に生涯教育に励むからこそ，医療職は世間から高い評価を受けるのです．
(5) 公益的サービスで，金銭的利益を目的としないこと，つまり商いではありません．かといって，医療に従事しているからといって霞を食べて生きていくことはできません．一生懸命，自分の仕事に励んでいれば，それなりに経済的に保証されることは必要な条件でありましょう．

まとめ

　「医」は，医療に関係のあるすべての分野を包含した言葉です．これまでは医学という言葉がよく使われましたが，これは科学的側面を表現した言葉ですから，医学のみならず医術，医の道，その他医療の総ての領域を「医」という一文字で表現したわけです．
　医学(medical science)は，一般の自然科学とは一線を画した特異的な存在です．それは精神(心)を持った人間という生き物を対象にした学問です．したがって，医療職にあるものは，いつも「人間とは何か」を考えていなければなりません．私たちの前にあるのは，病気そのものではなく，病に悩み，病に苦しむ人

間であることを改めて考えてみることにしましょう．

「病気を診ずして病人を診よ」
　この言葉の意味は理解していただけたと思います．医療職にある者は，いつも暖かな「医の心」を持って病める人に接するように努めるべきです．

「医はサイエンスによって支えられたアートである」
　病める人を相手とする医療職は，深い学問的知識を持って，優れた技術と豊かな「医の心」を病める人に示さなければなりません．
　「医の心」は，(1)共感，(2)慰め，(3)奉仕，そして(4)真実を正直に説明すること，の4つから成り立ちます．

　最後に，医療職は専門職であると述べました．専門職の条件は，次の5項目です．
　(1)使命感，(2)豊かな一般教養，(3)長い教育期間，(4)生涯教育，(5)公益的サービス

　自分たちは将来，医療専門職として活躍することに大きな誇りを感じ，強い自信を持って毎日精進することを誓いましょう．

❷ 医学はどのように体系づけられているのだろう

現在の医学体系は？

　医学はまず大きく分けると，基礎医学，社会医学，臨床医学の三部門になります．

　三部門とも色々の分野で構成されています．しかしそれぞれの歴史は違います．最も古い解剖学から最新の分野まで，およそ四百年間の隔たりがあります（図4-1）．

基礎医学と社会医学

■解剖学・組織学・発生学

　解剖そのものはエジプトのパピルスに記載があります．しかし学問としての解剖学はヴェサリウスに始まったとされています．彼が実際に人体を解剖して事実を積み重ね，それを元に体系化したためです（人体構造論）．

　解剖学は人体の構造を解明する分野です．外見からも分かる筋・骨格系も，解剖によって，さらに詳細が分かります．また体内の各臓器の部位，他の臓器との位置関係，構造などは解剖によって始めて明らかになります．

　顕微鏡が発明されると，解剖学は微細な構造を追及するようになりました．組織学です．これにより生体の構成単位が細胞であることが分かりました．同じ種類の細胞が集まって組織を作ります．幾つかの組織が集まって臓器ができます．細胞内のさらに微細な構造は電子顕微鏡によって明らかになってきました．

　受精卵から個体が形成されていく過程を調べるのが発生学です．解剖学の分派とされています．

　なお解剖学は現在ほぼ完成されています．

■生理学

　生体の働き：機能を追及する生理学は解剖学についで古く，ハーヴェイによる血液循環の発見が生理学の始まりとされています（血液循環学説）．

　生理学は物理学を基盤にしていますが，大きな特徴があります．その一つは *in situ*（その位置のまま：摘出や採取などしないで）でも機能を解析できることであり，もう一つが経時的に連続して現象を追及できることです．その時間の範囲は千分の1秒のオーダーから数時間，場合によってはさらに長時間にわたります．

　しかしすべての機能を人体で追及することはできません．そこでモデル実験を行ないます．モデルとしては動物が最も多く使われます．また機械系モデル，

図4-1 医の展望

```
                              医
              ┌───────────────┼───────────────┐
              学            術・芸             心
              ?             呪術          呪文・祈祷・宗教

紀元前                    医術 ─── ヒポクラテス ─── 医の心
                                  (BC460?~
                                  BC375?)
                              道具・薬    術

ルネ     解剖学  ヴェサリウス(1514~1564)
ッサ     生化学  パラケルスス(1493~1541)    止血法  パレ(1510~1590)
ンス     生理学  ハーヴェイ(1578~1657)

         病理学  モルガーニ(1682~1771)      診療法  ベルハーヴェ
                                                 (1668~1738)
                                          打診法  アウエンブルッガー
                                                 (1722~1809)
                                  痘苗 ── 種痘  ジェンナー
                                                 (1749~1823)
                                  聴診器 ─ 聴診法 ラエンネック
                                                 (1781~1826)
                                                              参考
         衛生学  ペッテンコーファー(1818~1901) 笑気 ─ 麻酔法 ウエルズ    看護
1860                                                (1815~1848)  ナイティンゲール
前後     細胞病理学 ヴィルヒョウ(1821~1902)  エーテル─麻酔法 モートン    (1860)
                                                (1819~1868)
         細菌学  パスツール(1822~1895)     クロロ ─麻酔法 スノー
                                  フォルム      (1813~1858)
         細菌学  コッホ(1843~1910)          消毒法  リスター
                                                 (1827~1912)
         細菌・免疫学 北里(1852~1931) ─── 免疫血清 胃手術法 ビルロート
                                                 (1829~1894)
         細菌・免疫学 ベーリング(1854~1917)       心臓手術 レーン
                                                 (1849~1930)
1895     放射線医学 レントゲン(1845~1923) ── X線装置 輸血法  ラントシュタイナー  強制疾病保険法
                                                 (1868~1943)      ビスマルク
1903     心電学  アイントーフェン(1860~1927)─心電計 脳外科  クッシング          (1883)
                                                 (1869~1939)
1909     化学療法 エールリッヒ(1859~1915)─┐                              健康保険法(1922)
         化学療法 秦(1873~1938)          サルヴァ
                                       ルサン
1928     抗生物質 フレミング(1881~1955) ─ペニシリン 心カテーテル法 フォルスマン  国民皆保険(1937)
         薬理学  シュミーデベルク(1883~1921)      (1904~79)
1953     DNA    クリック(1916~2004)      人工心肺─心臓外科 ギボン(1903~73)
         DNA    ワトソン(1928~)         装置
                                        人工臓器─人工腎臓  人工骨  眼内レンズ
                                        等      ペースメーカー  人工弁
                                                人工血管  人口心臓等
                                  CT MRI PET エコー等
                                        体外受精  胎内手術
                                        内視鏡下手術  血管内手術等

         ┌医科学┐─┌科学技術┐─┌術・芸┐       ┌心┐
         └─────────────── 診療 ───────────────┘─医療
         └──────────────── 医 ─────────────────┘
                         ロボット
21世紀     発展      発展-参入 ── 変貌         不滅         ?
```

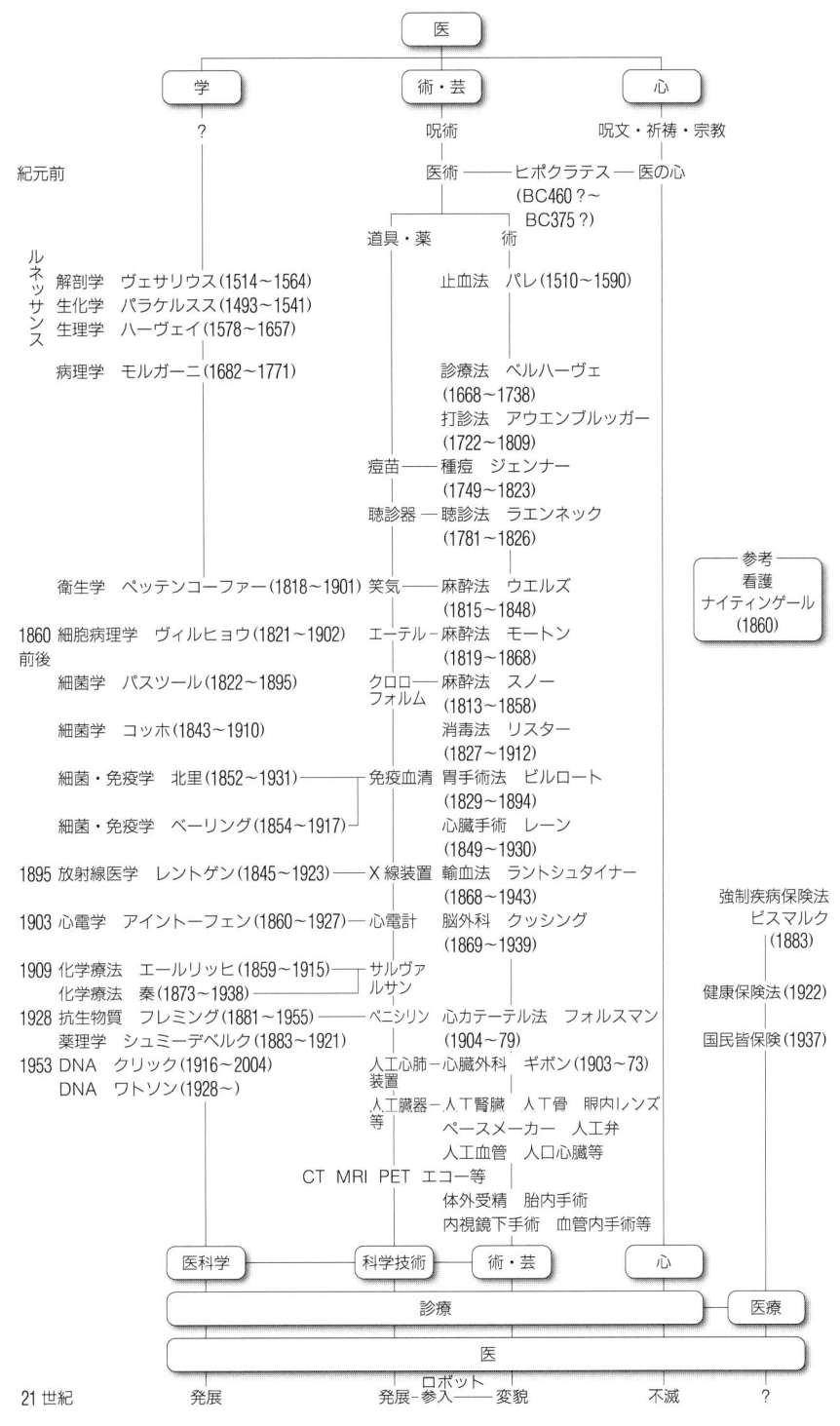

図4-1 医の展望

電気系モデル，コンピュータモデルなどによる擬似実験(simulation)などもあります．これらで得られた結果から人体での機能を類推します．

生理学の進歩により，ほとんどの生体現象が分かってきました．今世紀は脳

の時代といわれ，脳の高次機能の解明が目下の主題の一つになっています．

■生化学

　生化学は機能を化学的な方法で研究します．生理学とともに古く，錬金術師でもあったパラケルススの鉱物を利用した化学的な医薬が生化学の始まりとされています(薬用学)．

　化学分析や化学反応の測定は *in situ* ではほとんどできません．試料(検体)を採取しなければなりません．したがって，その結果は試料を採取した時点の状態を表しているに過ぎません．生理学と大きく異なる点です．

　生化学の研究が進むとともに，生体の現象は化学反応の連鎖による物質代謝とエネルギー代謝に他ならないことが分かってきました．

■病理学

　解剖が広く，詳細に行なわれるとともに，異常な変化が注目され，病気：疾病との関係が論じられるようになりました．疾病の座がどの臓器にあるか，その原因は何かを体系的に追及したのが病理学です．これを確立したのがモルガーニです(疾病の部位および原因)．

　疾病の座を細胞に置いたのがヴィルヒョウで(細胞病理学)，これにより病理学は飛躍的な発展を遂げます．

　病理学は臨床医学の進歩に大きな貢献をしてきました．患者さんの死後に行なわれる病理解剖(剖検)は病因，病態，死因，臨床診断の正確さ，治療効果などの判定に極めて重要です．剖検の裏づけが診療の質を改善していきます．またこれが病院や施設などの，あるいは専門医などの資格認定基準に，剖検数，剖検率などが決められている理由です．

■細菌学

　人類の歴史は伝染病との闘いである，と言われてきました．伝染病をひきおこす細菌：病原菌の研究は，パストゥールやコッホによって精力的になされ，細菌学が確立されました．細菌学の分野では，種々の細菌の発見に留まることなく，治療のための血清や薬剤が，さらに予防ワクチンが発明されました．これらは人類に対する最大の貢献の一つです．

　細菌を濾過して細菌が取り除かれたはずの濾過液に病原性があることが証明され，これを契機に，細菌よりも微小なウイルスが発見されました．ウイルスは普通の光学顕微鏡では見ることができず，電子顕微鏡ではじめて見ることができる大きさのものです．これを研究するのがウイルス学ですが，一般に細菌学と一緒にして微生物学として扱っています．

　抗生物質によって，人類は感染症を撲滅したように思いましたが，微生物と抗生物質との間の競争は絶えず，近年，新興感染症あるいは再興感染症が大きな問題になっています．

■免疫学

　免疫とは，字のとおり，疫(病)を免れることで，病気に罹らない，あるいは罹りにくい状態をいいます．ジェンナーは牛痘接種により痘瘡(天然痘)の予防に，最初に成功しました．これは人工的に免疫状態を作り出す方法です．

　免疫学は細菌学と極めて密接な関係にあり，細菌学の発展とともに，種々のワクチンが開発され，予防接種がなされています．

　なお北里柴三郎は細菌学のコッホに学び，破傷風菌の純粋培養に成功，免疫体である抗毒素を発見，ついでベーリングと共に血清療法を創案しました．人類に対する極めて大きな貢献とされています．

　免疫の本態，機序などは非常に複雑で，現在もなお精力的な研究がなされています．

■寄生虫学

　細菌よりも大きく，種類によっては肉眼でも見ることができ，疾病をひきおこす寄生虫を研究する分野が寄生虫学です．寄生虫は種類によって地理的な分布があります．わが国では現在，寄生虫症は激減していますが，熱帯あるいは亜熱帯地域ではいまでも非常に多く発生しています．国際交流が盛んになっている現状では，感染症とともに，寄生虫症の輸入は重大な事態になっています．このような事情から寄生虫学を熱帯医学と呼ぶほうがよいとの考えがあります．

■薬理学

　薬は人類の歴史とともにあったものです．しかし薬は経験的に使われていて，長い間学問的な根拠はありませんでした．

　薬理学はシュミーデベルクによって基礎が創られ，また彼の命名によります．

　薬理学は薬物の人体に対する影響，有益な作用，あるいは有害な作用を，総合的に追求する学問です．また薬剤を投与し，その反応から生体の機能を解明することができます．

　診療で適切な治療法を選択するさい，薬理学が提供する情報は欠かせないものです．

■衛生学

　衛生学はペッテンコーファが最初にその重要性に気づき，研究を行ないました．

　人間が生活するさいの，空気，水，気温，湿度，光，音など色々の環境条件，あるいはその変化が，人体にどのように作用するのか，またそれが健康を害して疾病をひきおこすのかどうか，などを研究する分野が衛生学です．

■公衆衛生学

　衛生学の問題を社会的な視点で扱う分野が公衆衛生学です．環境保健医学と

もいいます．

　少子高齢化による人口動態の変化と疾病構造の変化，健康に対する意識の変化，工業の進展による公害，さらに地球温暖化など，非常に課題が増えてきています．

　また近年，急激に世界規模の感染爆発をおこす未知のウイルスによる新しい感染症が問題になっています．これに対しては，感染症研究機関や微生物研究機関などとの密接な情報交換のもとに，時に世界への警告を出すなど，この分野の重要な責務になっています．

■法医学

　法医学は法律上問題となる医学的な事項を研究する分野です．血液型，指紋，歯形などによる個人識別，親子鑑定，犯罪行為と死因との因果関係などを追求します．近年DNA鑑定が最も有力な方法とみなされています．

基礎医学に見られる変化

　基礎医学全般に変化がおきています．まずDNAはすべての生物間の共通言語として，生物学，医学を大きく書き換えようとしています．次に基礎医学が基盤にしてきた生物学，物理学，化学に，近年，工学や科学技術が加わり，医学以外の分野も含め，分野間の連携や統合が始まっています．

　このような変化をふまえ，基礎医学を医科学（medical science）と呼ぶのがふさわしい，との意見があります．

臨床医学

　臨床の分野は大きく内科系と外科系とに分けて扱いますが，便宜的なものに過ぎません．

■内科系

　内科系には，内科，小児科，精神科，放射線科，臨床検査科などがあります．
　内科は診療の基本といわれています．これは古くベルハーヴェに遡ります．彼は病歴をとり，診断を下し，治療法を選択し，治療するという一連の作業を確立し，実践しました．
　またアウエンブルッガーは打診法を発明し，ついでラエンネックは聴診器を発明し，これを駆使して間接聴診法を確立しました．これらは現在の診療に受け継がれています．
　小児科は内科のこの手法を乳児，幼児，小児に適応しています．
　精神科は，その他の科の診療が身体の疾患を対象とするのに対し，精神疾患を扱います．これらの科は普通は外科的処置をしませんが，時に手術を行なうことがあります．
　放射線科はレントゲンが発見したX線を診療に応用し，外から身体内部の状況を把握する診断部門と，より強い放射線を病巣に照射し，それを破壊する治

療部門とから成り立っています．診断部門では，放射性同位元素（アイソトープ）を用いる方法，X線とコンピュータとを組み合わせたCT，核磁気共鳴の原理を応用したMRIなどがあります．さらに超音波を利用した種々の方法もあります．

また血管に造影剤を注入したり，カテーテルを血管に挿入して薬剤を局所に注入したり，血管の病変を修復する方法が行なわれています．これらは外科的処置を伴うものですが，内科系として扱っています．

治療部門でも，X線以外の放射能を用いる大型の機械が開発・導入されています．

臨床検査科には血液検査などの検体検査部門と心電図のような生体検査部門とがあります．なお人の心電図記録に，最初に成功したのがアイントーフェンです．

■外科系

外科の歴史も古く，エジプトの時代に既に外科専門医がいたことが知られています．しかし外科が近代的なものになるには，パレの止血法の発明に加え，ウェルズの笑気，モートンのエーテル，スノーのクロロホルムによる吸入麻酔，さらにリスターの消毒法の発明を待つことになります．

外科は外傷の治療，腹部疾患の治療に始まり，ついで種々の分野に分かれました．

妊娠・分娩の産科，婦人科，整形外科，脳神経外科，眼科，耳鼻咽喉科，皮膚科，泌尿器科，心臓・血管外科，胸部外科，形成外科などです．

現在では麻酔なしの手術は考えられません．麻酔科は外科系として扱っています．

近年開腹などしないで，内視鏡と専用の器材を使って行なう内視鏡下手術が増えています．

臨床医学に見られる変化

臨床の分野では細分化と総合あるいは統合が進み，内科系と外科系とに大別するのは，あまり意味がなくなってきています．

細分化は各分野の進歩の当然の結果です．現在の手技を改良したい，あるいは新しい手技を開発したい，などの欲求は常にあります．独自でこれを開発する場合もありますが，電子工学，情報工学，機械工学，材料工学などの分野と共同で開発するのが現実です．こうして新しい機器，新しい手技，さらに新しい分野が生まれます．これらを生かすのには高度の知識と術が必要になります．これが専門化であり，実施するのが専門医です．専門医になるにはかなり長期間の訓練を必要とします．したがって，複数の分野の専門医であることはまずありません．

各臓器別の細分化は特に内科，小児科，外科で見られます．さらに消化器を消化管と肝・胆・膵とに細分する場合もあります．

次が総合あるいは統合です．細分化が進むと，その専門以外を診落とす危険があります．これを防ぐために，患者さんを全人的に診る必要があります．これが総合です．これを実行する総合診療はもともと診療の原点です．すなわち患者さんの訴えだけに捉われず，異常の有無を全身くまなく調べるのです．救急診療もこれと同様です．一方，がんセンター，母子センターなど，センターと表現される部門では，複数の診療科が総力を結集して高度の診療を行ないます．これが統合です．

この医学体系に問題は？

　　前項で述べましたものは，はたして体系といえるものでしょうか？
　　体系は各部分を系統的に統一した全体を意味します．しかしこの体系では統一した全体なしに，各分野が述べられているに過ぎません．その順序にも特に根拠はありません．したがって体系としての姿は見えてきません．

総論は不要？

　　総論は全体像を示すものとして必要です．全体を統一する考え方の基本は，第一に人々を病から救い，生命を守り，健康を維持するという医学の目的と使命です．第二に医学は自然科学の一分野であることです．ただし他の分野の影響も受けます．第三に各分野間の関係を明らかにすることです．正常と異常，形態と機能，基礎と臨床の関係などです．
　　総論はまたガイドラインとも言えます．

各分野の整理が必要？

　　体系を作るには，次に各分野の相互関係を知る必要があります．

■基礎医学の整理
　　基礎医学を正常と異常の視点で，次に人体の形態と機能，人体に及ぼす外部の条件の視点で整理します．この二つの視点でマトリクスを作りますと，相互関係が分かりやすくなります(表4-1)．

■臨床医学の整理
　　先に述べた臨床分野の変化をふまえ，整理しなおすと，各診療科の他に，総合部門，統合部門，中央部門，開発部門になります(図4-2)．
　　なお細分化，専門化と総合，統合は今後ますます進むことが予想されます．

第4章 ● 医学と看護学

表4-1 基礎医学

		正常			異常			
個体自体	形態	解剖学(肉眼)	組織学(光学顕微鏡)	(電子顕微鏡)	病理学(肉眼)	細胞病理学(光学顕微鏡)	(電子顕微鏡)	DNA
		発生学						
	機能	生理学			病態生理学			
		生化学			病態生化学			
外部の因子	感染				寄生虫学／熱帯医学			
					細菌学			
						ウイルス学(電子顕微鏡)		
					免疫学			
	環境	衛生学						
	薬物	薬理学			臨床薬理学			

注1 細菌学＋ウイルス学＝微生物学
　2 DNA は全分野の共通言語

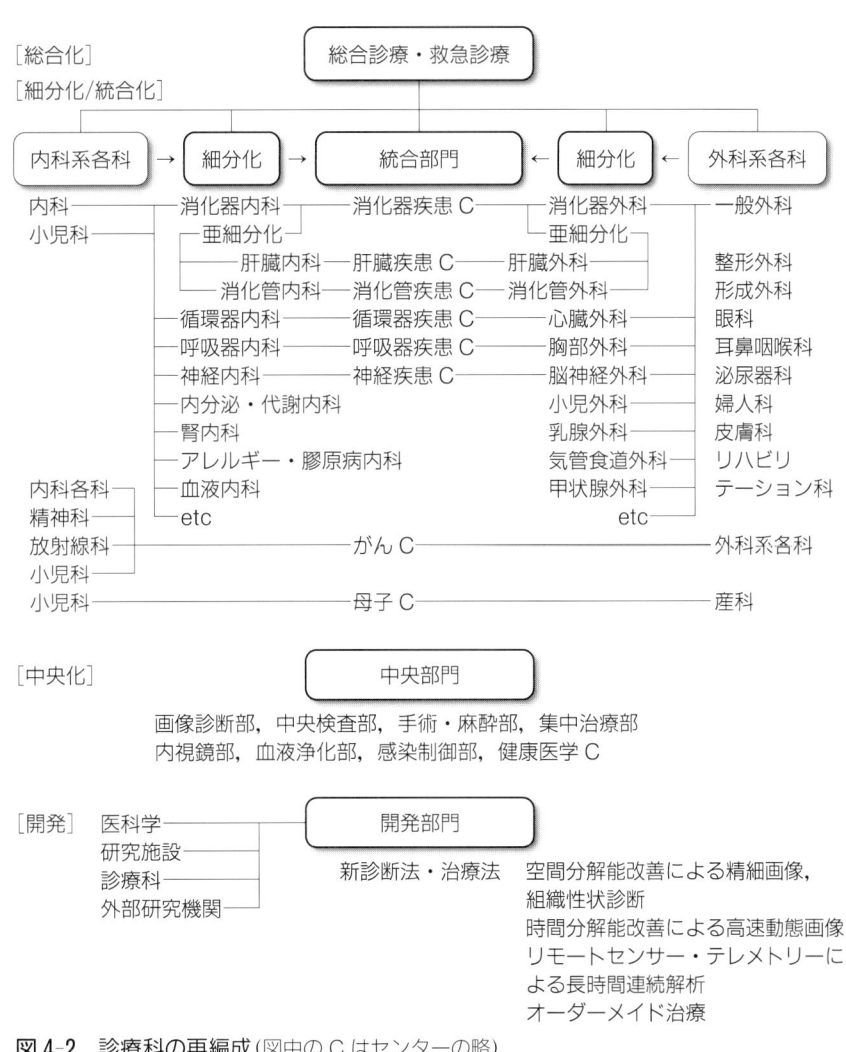

[総合化]　　　　　　　　　　総合診療・救急診療
[細分化/統合化]

内科系各科　→　細分化　→　統合部門　←　細分化　←　外科系各科

内科　　　　　消化器内科　　消化器疾患 C　　消化器外科　　　一般外科
小児科　　　　亜細分化　　　　　　　　　　　亜細分化
　　　　　　　　肝臓内科　　　肝臓疾患 C　　肝臓外科
　　　　　　　　消化管内科　　消化管疾患 C　消化管外科
　　　　　　循環器内科　　　循環器疾患 C　　心臓外科　　　　整形外科
　　　　　　呼吸器内科　　　呼吸器疾患 C　　胸部外科　　　　形成外科
　　　　　　神経内科　　　　神経疾患 C　　　脳神経外科　　　眼科
　　　　　　内分泌・代謝内科　　　　　　　　小児外科　　　　耳鼻咽喉科
　　　　　　腎内科　　　　　　　　　　　　　乳腺外科　　　　泌尿器科
　　　　　　アレルギー・膠原病内科　　　　　気管食道外科　　婦人科
内科各科　　血液内科　　　　　　　　　　　　甲状腺外科　　　皮膚科
精神科　　　etc　　　　　　　　　　　　　　etc　　　　　　　リハビリ
放射線科　　　　　　　　　　がん C　　　　　　　　　　　　　テーション科
小児科　　　　　　　　　　　　　　　　　　　　　　　　　　　外科系各科

小児科　　　　　　　　　　　母子 C　　　　　　　　　　　　　産科

[中央化]　　　　　　　　　　中央部門

　　　　　　画像診断部，中央検査部，手術・麻酔部，集中治療部
　　　　　　内視鏡部，血液浄化部，感染制御部，健康医学 C

[開発]　医科学　　　　　　　開発部門
　　　　研究施設
　　　　診療科　　　　　　　新診断法・治療法　空間分解能改善による精細画像，
　　　　外部研究機関　　　　　　　　　　　　　組織性状診断
　　　　　　　　　　　　　　　　　　　　　　　時間分解能改善による高速動態画像
　　　　　　　　　　　　　　　　　　　　　　　リモートセンサー・テレメトリーに
　　　　　　　　　　　　　　　　　　　　　　　よる長時間連続解析
　　　　　　　　　　　　　　　　　　　　　　　オーダーメイド治療

図4-2 診療科の再編成(図中の C はセンターの略)

新しい体系は？

医学研究はその成果が診療に生かされて，初めて存在理由があります．診療のない医学はありえません．

しかし診療は医科学だけでは，実践できません．医科学は診療を行なうための必要条件ですが，十分条件ではありません（図4-1参照）．

人文科学と非科学が必要

■術と芸と道具

まず術の重要性です．手術が巧いとか，巧くないなどは，一般の人々の間でも話題になります．術は一朝一夕に上達するものではなく，経験を積み重ねて身に着けていくものです．自然科学ではありません．

至難の術を何時でも安定して行なえるのが芸です．診療には芸こそが求められます．

術を行なうのに道具の良し悪しは重要な要素です．道具は医術とともに古くからあり，絶えず改良され，また新しい道具が発明されてきました．先に述べたように，新しい道具の発明は，診療に画期的な進歩をもたらします．レントゲン装置や心電計の発明以後，非常に高度な機械や電子機器が開発・導入され，大きな成果を上げていますが，これらも一種の道具であり，巧く使いこなすのはやはり術であり知恵です．薬についても同様です．

■患者・医師関係

診療はまず患者さんと対応することから始まるのが普通です．ここで患者さんとの間に人間関係が生じます．すなわち患者・医師関係です．この患者・医師関係を上手に創るのが診療の第一歩です．これが巧くいかないと，その後も巧くいきません．患者・医師関係の基盤には人文科学系の心理学，行動学，哲学などがあります．自然科学ではありません．

患者さんも診療に携わる人もそれぞれの人格があります．人格は歴史，風土，生まれ，育ち，宗教，教育，教養，習慣，好み，価値観，人生観，死生観，理念など，自然科学でも人文科学でもない，非科学のもので形成されます．したがって，全く同じ人格の人はいません．

人格の異なる両者の関係，患者・医師または看護師関係を巧く築くには，それなりの術があります．コミュニケーション・スキルといわれている意思疎通の術です．診療はコミュニケーションに始まって，コミュニケーションに終わるとまでいわれています．近年増えている患者さんの不満や不信さらにトラブルなどの原因の大部分は，コミュニケーションが巧く取れていないためです．しかし術で終わってはなりません．

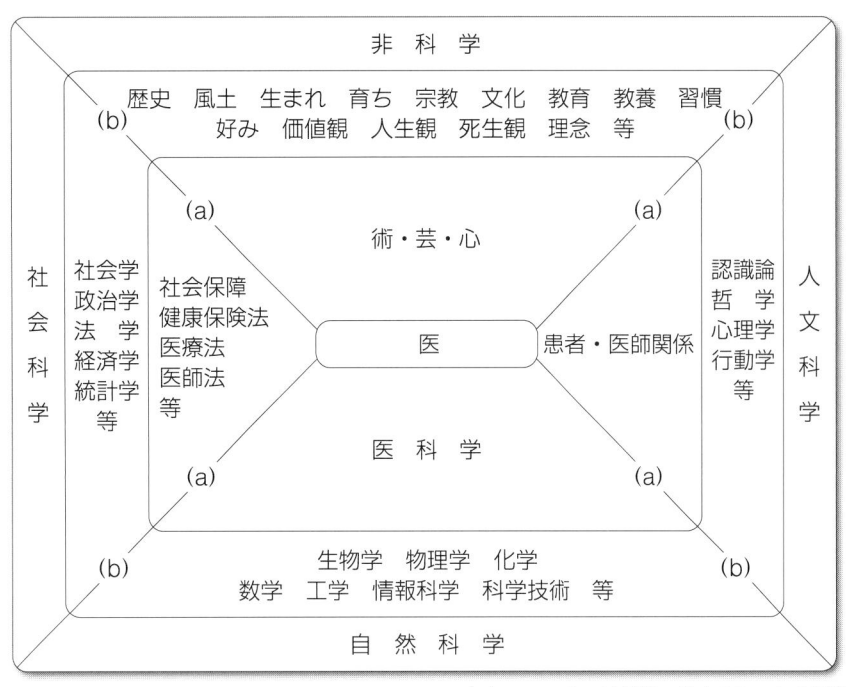

```
                           非 科 学
        (b)   歴史 風土 生まれ 育ち 宗教 文化 教育 教養 習慣   (b)
                  好み 価値観 人生観 死生観 理念 等
              (a)                              (a)
                         術・芸・心
         社  社会学  社会保障                  認識論  人
         会  政治学  健康保険法                 哲 学  文
         科  法 学   医療法    医   患者・医師関係  心理学  科
         学  経済学  医師法                   行動学  学
            統計学   等
            等                                等
                         医 科 学
              (a)                              (a)
        (b)        生物学 物理学 化学            (b)
                 数学 工学 情報科学 科学技術 等
                           自 然 科 学
```

整理すると　(a)：applied 応用，(b)：basic 基盤
↓

医の側面	内容		診療/医療
非科学		術・芸・心	診療
人文科学	医	患者・医師関係	
自然科学		医科学	
社会科学		社会保障　健康保険法　医療法　医師法　等	医療

図 4-3　医の四つの側面

■医の心

　意思疎通を巧く取るためには，口先だけではなく，われわれが患者さんを価値のある人間とみなしていることを，積極的に態度で示さなければなりません．なによりも患者さんに対して人間愛をもって接しなければなりません．医の心です．

　このように診療には，自然科学ではない，術と医の心が不可欠です．ヒポクラテスが紀元前に説いたものに他なりません（図 4-1 参照）．

社会科学が必要

　診療はもともと患者さんと医師との一対一対応で成り立つものです．この関係では，家族も看護師なども援助はできますが，第三者です．これは責任の問題です．第三者は責任を取ることはできません．したがって診療に干渉や介入はできません．また許されません．

しかし現在は医師の他に看護師，技師，薬剤師などが加わり，この一対一対応は崩れ，一対多数対応，いわゆるチームとして診療が行なわれます．そしてこのチームを一単位とみれば，基本の一対一対応になります．

　このように診療は個としての患者さんを対象とする立場です．

　一方，医療は医を社会全体の問題として捉える立場です．国民に公平・平等に，医が行き渡るような政策，制度のもとに，運用されるのが医療です．すなわち医療は社会保障の一環として，また相互扶助を基本として，医を扱う立場です．これが医の社会科学の側面です．しかし実際には医療は未だにこの目的に到達していません．到達度は国によって差があります．また時には退歩もします．したがって不公平なことに，医療の恩恵を受けられない，あるいは受けられなくなる人々がいます．この原因は主に国民性，政情，経済などにあります．これらを解決して，医療が本来の目的を達成するためには，多くの困難を伴いますが，発想の転換と英知が必要です．

　したがって，全く立場が違う医療と診療を混同してはなりません．医療制度の下ではありますが，われわれが働いているのは，まさに診療の現場であることを銘記すべきです．

医の四つの側面

　以上のように，医は自然科学の側面，人文科学の側面，非科学の側面，社会科学の側面の四つの側面を持っています(図4-3)．

変化する体系と将来は？

　学問はいつも変化し続けています．進歩，発展，分化，統合，再編成を繰り返しています．このような変化は，もともと真実や真理を探究するという学問そのものが持っている性質によるものです．しかしその他にも，時代の推移や社会の変化などにも影響されます．また時に便宜的に，あるいは意図的に変化を余儀なくされます．

　一方，学問の捉え方も，人により，組織により，また社会により，あるいは時代により，同じではなく，常に色々の見方があります．

　このような状況では，体系も一様であり得ません．すなわち，これが標準であるという体系はありません．

　また学問体系は，体系を作る時点までの過去の事実を基に作られます．したがって変化の速い分野では，でき上がった体系は，すぐに過去のものとなってしまいます．いつも改変を迫られる性質のものです．自然科学，医学の分野が該当します(図4-4)．

　一方，医学を含め自然科学の領域では，創造性がなくてはなりません．創造性は体系が過去に眼を向けるのに対して，将来に眼を向けることを意味します．発見や発明は創造的研究の成果です．すでに述べましたように，発見や発明は

古典的体系？

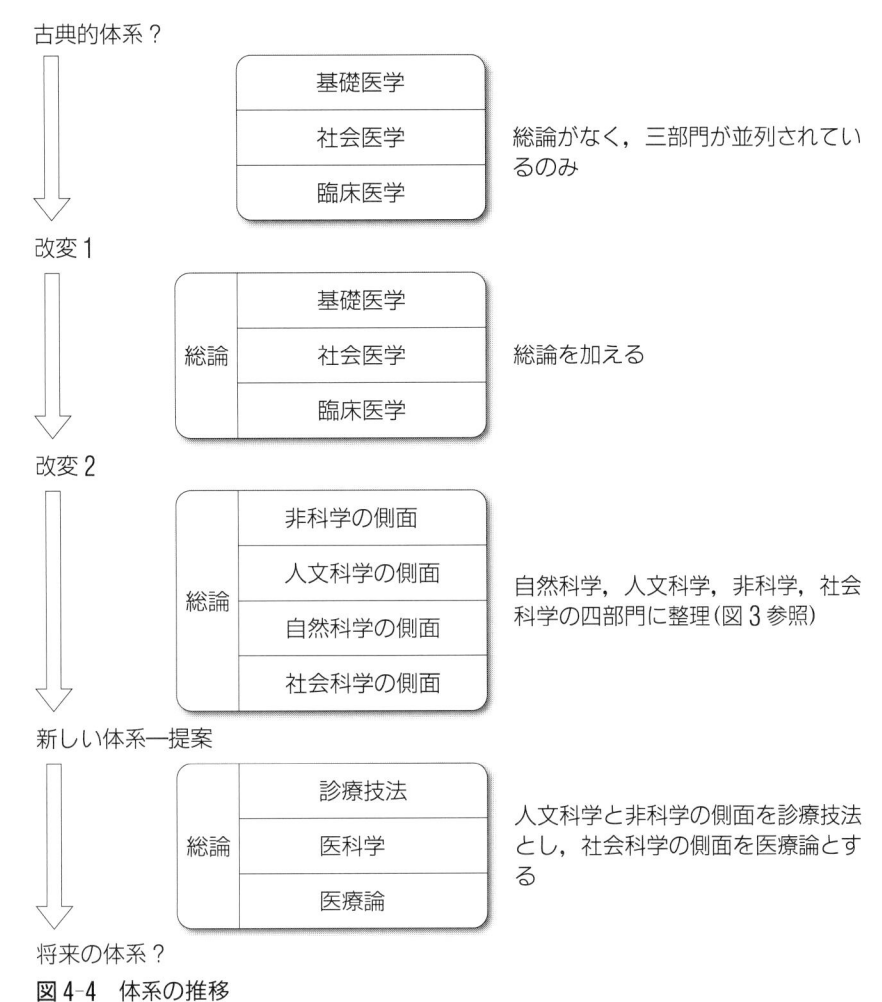

```
┌─────────────┐
│   基礎医学   │
├─────────────┤      総論がなく，三部門が並列されてい
│   社会医学   │      るのみ
├─────────────┤
│   臨床医学   │
└─────────────┘
```

改変1

```
     ┌─────────────┐
     │   基礎医学   │
     ├─────────────┤
総論 │   社会医学   │      総論を加える
     ├─────────────┤
     │   臨床医学   │
     └─────────────┘
```

改変2

```
     ┌───────────────┐
     │  非科学の側面   │
     ├───────────────┤
     │ 人文科学の側面  │      自然科学，人文科学，非科学，社会
総論 ├───────────────┤      科学の四部門に整理（図3参照）
     │ 自然科学の側面  │
     ├───────────────┤
     │ 社会科学の側面  │
     └───────────────┘
```

新しい体系―提案

```
     ┌─────────────┐
     │   診療技法   │
     ├─────────────┤      人文科学と非科学の側面を診療技法
総論 │    医科学    │      とし，社会科学の側面を医療論とす
     ├─────────────┤      る
     │    医療論    │
     └─────────────┘
```

将来の体系？

図 4-4　体系の推移

その度毎に，飛躍的な進歩・発展をもたらしました．

したがって，もしでき上がった体系から，何か創造性を発揮する鍵を得られるならば，その体系は，単に組織図に留まらず，過去と未来を繋ぐ役割を果たし，また予想外の有益性をもたらすことのできる体系と言えます．

❸ 看護学はどのように体系づけられているのだろう
看護学の体系づけを学習する理由

　看護は非常に長い歴史を持っています．その長い歴史の中で，看護は技術であり科学であるといわれています．確かにこの考えは妥当で，反対意見はないでしょう．しかし，発達段階から見ると，看護は実はまだとても若いのです．看護技術とはどのようなものなのかとか，看護の科学的な証明はどのようなものか，という質問や疑問に対しても，いまだに適切な回答が出せないものがあるだけでなく，すでに出された答えであっても論争中のものが多いのです．これからも継続的に看護の特徴ある専門性を探り続けながら，社会の人々に看護の専門的真髄を示し，看護の真価を認識してもらうことが必要なのです．

　物事の特殊性や専門性を知るには，その定義を理解することが良い出発点になります．しかし，看護の定義から看護を理解するのは，とても難解なことです．なぜなら看護の定義はこれに尽きる，というような単一的なものが提示されていないからなのです．看護の定義づけを難しくしている理由は幾つかあります．まず看護は理論と実践という二つの大きな領域から考えていくことが必要だという事情があります．"何かを知ること(理論)"と，"いかにそれをするか(実践)"ということは全く異なることなのです．看護を定義するにあたり，これら双方の明確な違いや特性を良く考えずに，単にこれら二つを結合してしまおうとすると，それは大きな躓きともなります．
　国によって看護の定義づけが法的に異なります．これは特に看護実践の役割範囲と責任に関するもので，一般的には看護概念モデルから引き出されたものです．看護の役割についてのあいまいな理解の仕方も，看護の定義づけを困難にしてきた理由の一つです．医学と看護の違いを明白に提示できなかったのです．看護学生からよく聞くのは，"自分は医学領域に興味を持っているので看護学校に入った"という言葉です．医学と看護はそれぞれ独立した異なる特性を持っています．歴史的流れの中で，看護は医学と同じ平行線上をたどりながら今日に至っています．しかし主に女性によって支えられてきた看護は，医師の補助的役割をするものとして捉えられていました．このように医師の従属的関係の中で考えられていた看護は，長い間医学の影の中にありました．
　また看護師自身が注意深く自分達の学習や観察を記録に残してこなかったために，知識を組織的に蓄積することがありませんでした．これも看護の定義づけを遅らせてしまった大きな理由の一つです．

　この章では看護の発達過程を通して看護学の真髄となる事柄を概観していきます．

第4章 ● 医学と看護学

看護とは何なのか？
看護は技術なのか，科学なのか？
看護は一般的職業なのか？　専門職なのか？
看護が専門職であるなら，その専門性を際立たせる中核的要素とは何か？
看護を看護学に発展させる原動力となったものは？
看護理論，看護概念とは？
看護学に心理学や社会学が入ってくる理由

看護とはなにか

看護と医学の違い

　20世紀に入り看護の独自な役割や看護の定義についての研究が始められ，看護と医学の果たす役割とゴールの違いが提示されるようになりました．それに伴いそれぞれの役割を遂行するのに必要な教育課程の違いにも研究の焦点があてられ，その結果，看護教育カリキュラムにも大きな変化をもたらしました．

　一般的にいえば，医学は疾病の診断と治療（可能であるなら治癒）に関わり，看護は多様な健康状態にある人々へのケアに関わります．また，看護は人々の健康の保持，増進，疾病の予防のための教育もします．看護師が行なうケアや教育は病院や特定施設の中だけではなく，地域社会のあらゆる場，人々，環境（空間，時，変化過程）へとその広がりをもっています．さらに看護師の特殊な役割として，患者やクライエントの権利の擁護があげられます．患者，クライエントの思いを受け止め，彼らの希望を現実化するために支援をしていく活動です．

　このように看護は医学とは明らかに異なる専門分野ですが，医学を支えるものでもあり，看護も医学から強い影響をうけているのです．

看護の知識の探求と蓄積

　看護界ではここ数十年の間に，急速に看護に関する知識の探求と蓄積が高まりました．看護に関する知識とは，"ケアについて，人と人との関係性，健康と環境の向上，援助の役割，治癒の促進，癒しへの援助"などについてです．看護は長い歴史を持っていることは確かです．しかし，前にものべたように単に歴史の流れに引きずられ，目的意識をもたず，断続的に漫然と行なわれてきた時代が長かったために，知識の組織的探求や蓄積が計画的になされていませんでした．どの学問においても知識の探求と蓄積は，その学問の科学性と専門性を高め，さらに深めていくための推進力となります．しかし看護はこの点で大きく欠けていたのです．

　20世紀に入ったアメリカの看護界では，看護知識の体系化の気運が急速に高

まりました．多くの研究が，看護の実践の場に持ち込まれ，研究の成否がテストされ，理論—研究—実践の，密接な関係が強まっていきました．組織的に蓄積された看護の知識は，看護理論構築のための重要な柱となったのです．米国看護界での看護知識の探求と蓄積に関する活動は，世界の看護界にも大きく影響を与えていきました．以下，米国看護界の歴史をたどりながら，看護がどのように発展してきたのかを概観してみることにしましょう．

看護の専門性の探求

看護教育が大学教育の中に（1900年初頭～）

ナイチンゲールの言葉に導かれ，看護が学究的世界に入った最初の地はアメリカでした．1893年シカゴ万博があった時，万博会場に多くの看護師たちが集まり，看護について話し合う機会を持ちました．これは大勢の看護師が一同に集まった最初の看護協議会と言われています．この協議会は，看護の歴史上のターニング・ポイントとなりました．この協議会の話し合いから導き出されたゴールは，看護の専門性を明確にし，その専門性を高いレベルまで引き上げること，でした．このような流れをくみ，20世紀初頭のアメリカの看護師たちの間では，看護の真髄や看護の実践を導く原動力となるものを見出そうとする熱意が高まり，看護が一つの独立した学課として，4年制の大学教育の中に取り入れられるようになったのです．米国での最初の看護学士課程は，1924年イェール大学に設立されました．この目的は，ナイチンゲールの示した"看護の専門性"という言葉の意味をさらに深く探求し明確にするために，科学的研究方法を用いて看護理論を構築していくことでした．これを機に看護の専門性を導く主要知識の探求がさらに高まり，同時に他の多くの看護学校の教育プログラムにおいても，看護の専門性と科学性に新しい視点が向けられるようになったのです．

これ以後世界の看護界で，すべての年代を通して取り上げられるようになった主要なテーマ，それは"看護の専門性"についてです．"看護の専門性"こそ看護をさらに前進させるための重要なキーワードだったのです．この専門性を探求する研究者，学者達は科学的方法を用いながら看護の専門性を研究し，その結果をもって看護理論の構築にあたり，看護の専門性と価値観を一般社会の中に広く浸透させようとしていたのです．

決められた路線に沿って進む行動をよしとし，その路線からの逸脱や変化を望まなかった20世紀初頭の社会で，看護の専門性を一般社会の人たちや他の領域の学者たちに認めてもらうことは，大きな挑戦でした．しかし，看護の専門性を明確にし，かつ的を射た理論を持ち，社会に提言することが必要でした．大学教育の中に置かれた看護の使命は，科学的方法を用い看護の専門性を学問上で社会に提言していくための看護理論の構築にありました．

看護教育カリキュラムの新しい方向性（1920～1930）

　アメリカが機械産業に突入した1920年前後,病院付属の看護学校は隆盛を極めていきました．ここでも看護教育が大きく開花し,看護教育カリキュラムは新しい看護の方向性を示すようになりました．新しい看護教育カリキュラムには従来の医学的知識を教育するだけではなく,社会学と看護の正しい実践手順の必要性が強調され,これらがカリキュラムに追加されました．看護手順の教科は"基礎看護科学"と呼ばれ,看護の実践に必要な内容が教育の初期段階でなされるように計画さていました．基礎看護科学の科学性を高める研究を広げていくために用語も変えられ"看護技術研究"（nursing skill lab）と呼ばれるようになりました．このような用語の変化は科学性を重要視する4年制大学(学士)での教育プログラムの開始とも関係がありました．単に看護の手順を行なうとことではなく,純粋科学や行動科学の基礎的背景を理解し,看護技術の実施や研究を進めていくという意図がこめられていたのです．

　この時代の看護リーダたちは,看護はこれまでとは異なる教育環境と高度な教育レベルの中で行なわれるべきであると主張し,看護の科学性を強調する看護教育内容を立ち上げ,看護を一般職業から専門的職業に移行させるために尽力したのです．

看護の専門性を際立たせる要素

看護研究の世代（1940～1960）

　大学での看護教育の高度化は,看護の本質的知識の探求の速度をさらに高めました．1940～50年にかけては,大勢の看護師が,看護に必要な知識を見出すための研究に取り組んだのです．この世代には数多くの研究がなされ,その結果が看護界に広がっていきました．しかし残念ながら,それらの研究結果の多くは,看護の実践に適用できたり,看護の将来的発展に役立ものではありませんでした．研究の多くは統計学や研究方法を取り入れただけの一般的研究結果を出すことで終わってしまい,看護の特殊性や専門性を証明するような踏み込んだ研究ではありませんでした．このような看護研究の傾向は看護教育カリキュラム内容が,単なる科学性の強化を要請していたことにも問題があったのです．看護の実践に用いづらい研究結果が多い状況に直面した看護師たちは,実際に使える研究を行なうには,違う方向からの研究が必要だということに気づき始めました．

　それは,具体的には看護の特性となる中核的要素を持つ看護独自の基本的看護理論を構築することでした．この基本的看護理論こそ看護研究の適切性と看護の実践に役立つ研究を導いてくれるものだということを多くの人たちが確信したのです．

看護の研究活動を高めようとした当時の看護リーダたちは強力なロビー活動を行ないました．その結果，大幅な国家予算が看護の研究に当てられ，看護研究はますます盛んになりました．そこで，それらの研究成果を広く知らせるための手段が必要となり，Nursing Research が看護研究のための最初の機関誌として出版されたのです．

科学と理論の関係性

科学と理論

　男の子が道端で一つの石をけりました．その石は他の石とは少し異なり，表面が光っていました．よく見るとその近くにも変わった石が幾つかありました．男の子はそれらの石を拾い上げ手にとって見つめました．その時母親の呼び声を聞き，石をそこに置きお母さんのところにもどりました．それらの石は長い間雨に洗われたり，土にまみれたりしながら，石と石がお互いに影響しあい同じような要素を持つ石を増やしていきました．年月が過ぎその間にそこに同じような石が重なっていき小さな山になりました．

　幾年もの後，一人の男がその小山のそばを通りかかり，奇妙な石の山に気づきました．小さな男の子は科学者になっていました．彼は自分が蹴った光る石のことを想い出しました．彼はその山に興味を持ち，その山を点検しました．彼は次々に石を分類し幾つかの石の塊を造り，石をきれいに並べて揃え，それぞれの塊の特徴を見て，特徴ごとに名前をつけました．さらに高度な科学的方法を用いて石の塊の内容を詳細に分類していきました．分析過程の形成です．一つ一つの石が彼の興味に答える科学的証拠となったのです．奇妙な石の山に対する彼の疑問に答えを出すための科学の始まりです．彼は光る石の山について自分が見出したことと自分の新しい考えをまとめまたのです．こうして，光る石の山の理論が構築されたのです．

看護学発展への試み

修士課程と看護研究の再検討

　修士課程の確立(1960〜1980)は，看護師たちの研究活動に大きな影響を与えました．多くの看護教育者たちが自分たちの研究を発表するようになりました．1960〜70 年代には，看護研究のための修士教育課程の設置が急増しました．看護の専門性を引き出し，看護の実践に貢献する研究を導くために修士教育課程

のカリキュラムが見直しをされ，看護概念，看護モデル，看護理論，そして科学的研究手法がその中核としてとりいれられました．

第二次世界大戦後，慢性的な看護師不足を抱えていたアメリカ政府は，看護師教育のために大幅な予算を投入しました．その結果，看護以外の専門分野で修士や博士号をとった人たちが，看護師育成のための教育基金を利用して，研究や看護教育の指導にあたる状況がでてきたのです．こうした状況に対してアメリカの看護協会は，あらためて，看護のための独自の看護理論構築の必要性を提唱しました．(1965)

当時の看護リーダたちの間では，看護の将来的展望についてある意見の一致がありました．それは看護以外の学問分野から看護に参入して博士号を取得した人たちに，看護領域で学んだことや，看護に必要な事柄について話し合うためのカンファレンスをもつことでした．カンファレンスの焦点は，看護と他の学問分野の知識をいかに総合的に組み合わせ統合していくかということでした．看護師たちの間では，他の学問分野の理論をそのまま看護に適用するには無理があり，看護の実践には適していないことが見えてきたのです．

看護歴史家によるとこのカンファレンスは，看護が他の学問分野の理論を使うか，それとも看護独自の理論を構築し，その理論で看護の実践を行なっていくかという看護の将来にとっての重要な分岐点であったといいます．

博士課程と看護研究の新しい方向性

1960年代の初め，米国にはたった3つの看護博士課程しかありませんでした．しかし，1970年代にはその数が21になりました．看護博士課程の増加をかり立てたのは看護の中核的知識を使い，看護の特性を提示する看護独自の理論の構築を追求し続けた看護師たちのエネルギーでした．看護研究はこの博士課程の中で続けられました．1997年 Nursing Research の特別増刊号は，看護学者たちのそれまでの25年間にわたる研究業績や進行状態をまとめて掲載しました．この25年間の看護研究の成果を総合的にまとめて出版し，検討する試みは，非常に良い企画でした．しかしここでまた新たな問題が向き彫りになったのです．一つは，発表された研究結果の多くが看護独自の知識の深さに欠けていたこと，もう一つは看護の方向性がいまだ明確にされていないことが明らかになったことです．特に医学の実践が看護の実践に覆いかぶさり，看護独自の理論的体系づけが非常にぼやけている事実が明確に見えてきたのです．この特別増刊号では，5つの看護領域に関するさらなる看護の新しい開発の必要性が提案されました．これら5つの領域とは：内科／外科看護，地域看護，母性／小児看護，精神科看護と老人看護でした．

看護理論の世代

看護理論という言葉の意味は，専門的学問領域間でも領域内部でも理解のしかたがそれぞれ異なるのです．看護理論においては，基本的にある目的

> を達成するために，看護場面や状況をどのように捉えるべきかを示してくれる説，と理解されています．

　看護研究の意欲はさらに高まりました．その中で最も重要視された研究分野は，看護独自の看護理論の確立でした．看護教育でも看護知識のさらなる開発に向けた活動は，その速度を増していきました．すでに看護界で承認されていた看護知識や特定の看護理論家を選び，その看護理論と理論構築方法について学習が進められました．多くの病院では患者群に適切と思われる看護理論を選び臨床での活用を試みました．このように看護理論と実践，そして研究の場の一体化を図ったのです．

　1980年から1990年にかけて数多くの看護理論の枠組みが出されました．理論の構築は，一般の科学界で受け入れられている理論構築の基本原則に沿って進めていく必要があります．それは，仮説―研究方法―データ収集―分析―結果―評価，という一連の流れです．看護の専門性を提示するためには看護の中核的な柱となる知識を見出していかなくてはなりません．この柱となる知識に沿って，さまざまな看護状況に関する理論の構築が導かれていくようにするためです．看護の中核的な柱となるものは，一体，何なのでしょうか？　何が看護なのでしょうか？　これら看護の価値観を証明する看護理論を提示することが先決です．

看護の科学性

科学的証明

　看護が科学であると認められるには，他の学問分野の科学者や理論家によって看護の科学性を認めてもらい受け入れてもらうことが必要です．科学にはいくつかの発達形態や過程があります．その科学はどのように発達してきたのか？　どの領域に属するのか？　などです．看護に関してもこれらの質問に答えていくことが必要です．看護はどのように発生したのか，また発生してからの発達段階はどうであったのか，さらには，それぞれの発達段階においてどのような経過をたどってきたのか，ということです．看護理論の構築や看護の知識について影響を与えている要素が，3つの科学的認識方法に当てはめられ，その科学性が検証されました．その3つの認識方法とは，改革論，進化論，総合論という理論形態です．検討の結果，看護は改革論や進化論の範疇に属する科学ではないことが証明されました．総合論は非組織的で，非計画的，そして特定の方向を持たないのがその特徴です．この形こそ看護という学問のユニークさを示しています．さまざまな実践の形を持つ看護を示していくためには，多

様な事柄に総合的接近を導く理論の構築こそ必要なのです．

> ## 科学的裏づけ
>
> 　科学は，いくつかの事実を結びつけていく方法です．首尾一貫した信頼できる経験の実証は知識です．前にあげた寓話の小さな男の子が石を蹴ったのは事実であり現象です．その石を分類し組織系統的に塊を作り，その塊を詳細に点検していった経過は科学です．その過程から導き出された実証は知識です．その知識に基づく将来的観測と新しい考えは理論です．
> 　科学は二つの面を持っています．一つは，その現象がいかに起こったのかについての探索，もう一つは，何が起こったのかについての説明です．

概念からの看護理論の構築

抽象的看護理論への働きかけ

　実際のところ，初期の看護理論は非常に抽象的です．思考過程の上では受け入れられる理論でも，看護実践の場では活用が難解なのです．看護学者Fawcett（1984，1989）は，この抽象的で，ばらばらな看護知識をわかりやすい枠組みを使って統合的に結び付けていきました．以前のぼやけた抽象的レベルの理論を，理解しやすい明瞭なレベルに引き上げたのです．Fawcettのこのような枠組みは，理論の抽象性を排除し，看護理論を日常の看護実践に活用できるレベルに変えていったのです．Fawcettは，理論構築の世代にだされた多くの看護理論を，実践で活用可能な形に変え，その使い方を説明していきました．この研究で高められた手法，それは理論の分析と評価の仕方についてでした．このように実践活用に一歩進んだ看護理論構築の環境の中で，さらに新しい研究が注目されてきました．それは概念からの理論の構築ということです．

> ## たとえば家についての概念は
>
> 　概念とは，自分の周辺にはありそうで実際にはないことを，いろいろ想像することで，物事を認識していくこと．
> 　たとえば，あなたが家を建てるとしたら，どんな家がほしいですか？
> 　　　　　——赤い屋根
> 　　　　　——白い壁
> 　　　　　——二階建て，

> ── 湖に面して
> ── 広い芝生
>
> これらはすべて概念であり，あなたは頭の中で家を建て，その家を認識しているのです．

4つの看護基本概念
── 1）看護，2）人，3）健康，4）環境

　誰もが自分の世界を持ち，そこから自分のまわりを眺め，また自分の世界を見つめなおします．物事に対して自分の思考過程を使い，自分なりに理解し，問題を解決しようとします．看護師が患者やいろいろな状況を見る時，一人ひとりの見解は異なっています．

　学問を同じくする仲間は，グループメンバーが皆，同じ道具と，同じ方法を用いて同じ観点から物事を眺めることを望みます．すなわち対象とする事柄の眺め方の定義づけです．これはグループ内での同じ方向性や物事の真実を導き出すための助けとなるからです．

　看護とは何か？　看護の専門性とは何か？を提示し説明するための研究から導き出されたものが，看護，人，健康，環境という4つの看護の基本概念でした．看護の基本概念は，今でも継続的に研究が重ねられています．今日の看護においては，この看護の基本概念が看護師間での共通レンズ／対象を見つめる共通観点として受け入れられています．

　とくにケア，安楽，疼痛に関する研究が，この概念からの理論づけの方法を使って進められていきました．概念からの理論構築についての研究は，人が健康や疾病にどのように反応するかということに視点が当てられています．それぞれの人の環境，事実の受け止め方や対応の仕方に関する研究であり，上記の4つの異なる基本概念を使い総合的になされた研究です．異なる人や状況では，異なる理論が問題を解決してくれるのです．

　看護は人と人の対応です．人についての説明，表現，予想，変化，行動を理解するには，たった一つの方法や理論の活用だけでは不十分なのです．このためにも4つの看護の基本概念の活用が必要となります．理論と理論的思考は，研究や実践を導いてくれます．理論構築の基本的要素は概念なのです．理論の構築は，理論のテーマについて看護の基本概念同士がお互いがいかに影響仕合い，どのような関係性を持つかということの説明なのです．

　理論は研究を助け，研究は理論の信頼性を立証してくれます．臨床の実践者は，理論モデルを使って臨床判断を行なっていきます．それらの判断とは，何を何時アセスメントする必要があるのか，必要な看護ケアは何かということです．

　知識の蓄積によって看護理論が形成され，これからも引き続き，看護理論は

看護の実践と研究をとおして看護の専門性を立証していくでしょう．看護の効果や効率性は看護の実践と研究の双方がなくては存在しません．光る石のことを想いだしてください．あの石の存在なくしては(事実)，石の分類は不可能であり(科学的データ)，分類なくしては，石の特殊性についての注意深い観察についての説明(理論)はなかったでしょう．

看護学にはなぜ社会学や心理学が入ってくるのだろう

　看護は単に医学的側面だけではなく，他にも幾つかの面を持っています．看護や患者の中心問題が何なのかを科学的に見ていくには，看護に携わる人たちだけによる調査や見解だけではなく，看護学分野以外の学問的知識による客観的調査が必要なのです．特に看護理論と共通の要素を持つ，生物学，心理学，社会学の知識は重要です．

　専門的領域は数多くあります．それぞれの領域の学者達は，他の専門領域と自分の領域との重なり合う部分に大いに興味や理解を持つことが必要です．看護学領域についても同じことがいえます．看護理論を実践の場で展開していくためには，看護に関する知識だけでは不十分なのです．

　看護理論では，疾病だけに焦点を当てるのではなく，人そのものに焦点を向けます．人が健康を取り戻し，生活を継続していくために必要とする事柄を，全人的に見ていかなくてはなりません．このためにも看護師は人間の特性や行動，環境を適切に理解していくことが必要です．

　看護理論は，科学や他の看護理論によってすでに明らかにされている知識の上に築かれていきます．新しい看護知識は，白紙や無の状態から生まれるのではなく既存の科学的考え，また，あるときはコモンセンスをも総合的に統合して作られていくことが多いのです．

　看護学が他の学問と幾分異なっているのは，医療ケアに位置づけられる看護学が社会一般への責任を背負っているという点です．看護学は社会のニーズに応えていくことが必要です．ある看護研究者は，人の心理面に関する概念から理論付けをします．他の研究者は社会的概念から，また他の看護研究家は身体的健康概念から理論を構築していきます．これらの看護理論は，すべて人が健康で，生活の質を高めていくためのゴールを目指しているのです．

❹ 研究はなんのためにあるのだろう

　研究はなんのためにあるのでしょう？　医療分野では，新しい病原体が発見されたり，診断や治療法が改良されたり，看護技術が進歩したりするのは，研究の成果です．これによって，それまで治らなかった病気が治るようになったり，患者により良いケアを提供できるようになったりします．皆さんが学んでいる医学や看護学の内容は，それぞれの学問の歴史の中で，先人達が積み重ね，体系化してきた研究の成果そのものです．研究がなければ学問も医療も進歩しません．研究とはそれほど重要な営みなのです．

　このように聞くと，研究は学者などの特別な人達だけが行なう，とても難しいことだと思ってしまうかもしれません．確かに，医学や看護学を含め，それぞれの学問分野には研究を専門に行なう人達がいます．しかし研究はそのような人達だけのものではありません．実は，医学・看護学の研究は，医療現場にいる医療の実践者がそこに参加することができるだけでなく，参加することが大変有用な結果をもたらすという特徴をもっています．ここからは，あなた自身が研究に参加することを念頭に読み進めてください．

研究とは

　そもそも研究とはなんでしょうか？　研究とは人類の知を拡大する営みであるといえます．もっと分かりやすくいうと，科学的な真理，あるいは技術開発や専門的な職業を実践するために役に立つ公共の知識を，新しく増やすような活動が研究です．この本を読んでいる皆さんは，医療職に就くために勉強して，知識をどんどん吸収しているところでしょう．専門的な職業を実践し社会に貢献するために，その分野の知識を身につけることは必須です．しかし，あなたが，授業を聞いたり本を読んだりして一生懸命勉強し，すでに存在していた知識をいくら身につけても，それだけでは研究とはいえません．あなたが，人類の共有財産となる新しい知識を付け加えるのに貢献できたとき，初めて研究をしたことになるのです．

なにを研究するのか

　体のしくみやはたらきがどうなっているのだろう，という疑問は誰でも持つものです．医療の現場では，病気を予防したり治したりしたいという願いが常にあります．医療職をめざす皆さんは，医療の現場で経験を積む過程で，ここのところはどうなっているのだろう，という疑問や，患者ケアのこういうところをもっとうまくやってあげたい，という願いが出てくるでしょう．このよう

な疑問や願望が研究の出発点です．これらがなければ研究が始まりませんし，研究の方向性を決めるうえでも非常に重要なものです．医学・看護学の研究では，実践者が研究に参加することが有用であると述べましたが，それは，よりよい医療を行なううえで本当に必要な研究がタイムリーに実施されるために，現場からの疑問や願望がどんどん出されることが必要だからです．

さて，疑問や願望を解決するためには，研究を始める前にまず，本や，すでに発表されている論文や，インターネット上に公開されている情報を調べます．これを文献検索といいます．医学領域では，多くの科学論文は，インターネットを通じて利用できる文献検索サービスによって見つけることができます．しかし，看護分野では日本語の文献はインターネットを通じて利用できるものが極めて少なく，図書館などで雑誌を調べるのが中心になります．文献検索をしても，最初の疑問や願望が解決しなかった場合，それは，必要であるがまだ公共のものとなっていない知識があり，誰かがそれを明らかにしなければならないということを意味します．その答えを見つけるために，研究が行なわれるのです．ここで初めて研究テーマ（研究疑問ともいいます）の候補が決まります．ただ，この段階で候補となった研究テーマについて，やみくもに研究を始めればいいということではありません．先に述べた，学問分野ごとに体系化された研究の方法から適切なものを選び，どのように研究を進めるか計画を立てる必要があります．そして研究によって最初の疑問や願望に答えが得られる可能性があるという見通しをつけたうえで研究を始めます．もちろん，研究をやってみたら答えが得られなかったというのはよくあることです．必ず成功するとわかっている研究しか行なってはいけないということではないのです．しかし，成功する見込みがない研究は実施すべきではありません．

研究資源

少し難しいかもしれませんが，研究の進め方について計画を立て，研究を始めるかどうかを検討する際に，さらに研究資源ということに注意を払う必要があります．これは，研究に必要なさまざまなコストのことです．たとえば，資金（研究費），研究を行なう人材，時間，場所，研究材料，研究対象などが研究資源に相当します．医学・看護学分野の研究では，研究対象について特別な配慮が必要です．臨床研究における患者，ボランティアの人，動物実験の動物などの研究対象には，研究によって大なり小なり負担や犠牲を強いることを忘れてはなりません．後で述べるように，研究対象に対する倫理的配慮も研究資源のひとつということができます．研究資源は，ちょうど物を買うときのお金に相当すると考えるといいでしょう．研究によって新しく加えられる公共の知識の価値が，それを得るために必要な研究資源に見合ったものかどうかを判断しなければなりません．高すぎる買い物はしてはいけないのです．

繰り返しになりますが，すでに公共の知識として確立していることを単に確

認するだけの研究は，本当の意味の研究ではありません．そこに研究資源を費やすのは無駄ということになります．それによって，必要とされている別の研究ができなくなる状況は避けなければなりません．自分一人で行なう研究なら，どんなことをしてもいいではないかと思う人もいるかもしれません．しかし，医療現場のように研究しなければならないことに満ちあふれている所で働く者にとっては，研究資源を有効に活用できるような研究を行なうことが，よりよい医療を早く実践できることにつながるのです．また，すでに公共のものとして確立している知識について，単に研究者がそれを知らないという理由でもう一度研究してしまうことも，同じように研究資源の無駄遣いであり，避けなければなりません．研究を開始する段階で，すでに発表されている文献を十分に調べたり，進歩が速い研究分野では日頃から学会や研究会に参加して情報を集めたりしておく必要があるのはそのためです．

研究における倫理的配慮

　医療は職業上の倫理的な配慮が特に求められる分野です．医療の倫理については，本書の第6章で実例とともに学びます．ここでは単なる医療の倫理ではなく，研究をするうえで必要な倫理的配慮について述べたいと思います．

　多くの医学・看護学研究は，人を対象として行なわれます．その際，対象となる人の人権を譲るよう最大限に配慮するのは当然です．しかし，医療従事者が研究を行なう場合，医療と研究の目的の違いを十分意識しないと，人権上の問題がそこに存在していることを見落としがちです．研究対象となる人には，例えば研究に参加するために割いていただく時間や，研究対象となることへの不安など，常に何らかの負担を強いることになります．これらの人達は，研究対象となるために医療機関を訪れたわけでもないのにも関わらず，そうなのです．また，臨床データや看護記録，あるいはアンケートなども，そこに個人を特定できる情報(個人情報)が含まれる場合には，プライバシーの問題が生じます．さらに，医療を受ける患者と，医療を提供する側との間は対等でなく，多くの場合，患者は弱い立場に置かれていると感じています．「よろしければ研究に参加してください」と控えめにお願いしているつもりでも，患者にとっては強制されたと感じられることすらあるのです．

　人を対象とした医学研究の倫理的原則は，ヘルシンキ宣言という国際文書にまとめられています(http://www.med.or.jp/wma/helsinki02_j.html)．看護研究など，人を対象とした他の研究でもこれに準じると考えてよいでしょう．ヘルシンキ宣言における特に重要な原則は，1)自由意思に基づいた研究参加　2)そのために十分な説明をし，同意を得ること(インフォームド・コンセント)　3)プライバシーの保護　4)対象者の人権は研究によってもたらされる公共の利益(公益性)よりも優先されること　5)あらかじめ研究計画書を作り，倫理審査委員会による承認を得ること，の5点です．人を対象とした研究のうち，親から

子に伝わる遺伝情報を解析する「ヒトゲノム・遺伝子解析研究」をはじめとして，「疫学研究」，「臨床研究」などいくつかの種類の研究では，研究を行なう際に守らなければならない倫理的な注意事項が，行政機関によって「倫理指針」としてまとめられています(厚生労働省のホームページを参照)．また，実験動物を対象として行なう基礎的研究を行なう場合でも，動物の愛護と福祉の精神に基づいた倫理的配慮が必要です．

研究の方法と種類

研究は，公共の知識を新しく増やす活動です．これまでの多くの研究によって公共の知識が積み重ねられていますから，そこに新しい知識を付け加えるには，文献的検討，観察，実験，調査など，研究に特有の手続きによって深く追求するとともに，筋道を立ててよく考えることが必要です．

医学研究と看護学研究

研究には学問分野ごとに体系づけられた方法があります．この本を読んでいる皆さんが携わる可能性がある研究としては，医学研究と看護学研究があり，目的や方法に違いがあります．この章の前半で学んだように，医学は歴史も古く，その中にさらに非常に多くの分野を含む学問です．医学研究は，体のしくみやはたらき，及び病気のメカニズムを明らかにすることと，病気の治療，予防，健康の増進に役立てることが，主な目的です．看護研究は，より良い看護ケアを実践することが共通の最終的な目的となっています．その中では，先に述べたような臨床の現場で生じた疑問や願望を出発点とするものが基本になりますが，看護の理論，教育，管理あるいは研究そのものを，どのように質の高い看護ケアに結びつけるかということも研究されています．

基礎研究・応用研究・臨床研究

研究によって拡大される公共の知識には，大きく分けて二通りあります．一つめは科学的な真理や，学問上の理論についてのもので，これを明らかにしよとする研究を基礎研究とよびます．もう一つは，技術開発などによって生活や社会を発展させるために直接役立つ知識で，その拡大を目的とするのが応用研究です．応用研究は，基礎研究によって得られる真理や理論を土台にして行なわれるので，基礎研究も，結局生活や社会を発展させるのに役立っています．したがって，基礎研究と応用研究の間には明確な区別があるわけではありません．たいていの医学・看護学研究には，基礎的な要素と応用的な要素がいろいろな割合で含まれています．

医学・看護学研究では，基礎研究に対比するものとして，臨床研究という分類があります．臨床研究とは，人を対象とする研究で，多くの場合，医療機関で診療を受ける患者が対象となります．臨床研究の中には，病気の予防，診断，

治療方法を開発したり，患者の生活の質を向上させたりするための応用研究と，病気の原因やメカニズムを明らかにするための基礎研究が含まれます．臨床研究に対比する言葉としての基礎研究は，人を対象とするのではなく，実験動物や人工的な材料を使って，実験室で行なう研究，という意味で使われます．

　読者の皆さんは，それぞれの専門分野の中で，よりよい医療の実践を行なうための応用研究や，その土台となる人体のしくみや病気のメカニズムに関する基礎研究に携わっていくことができるでしょう．またその他にも，さまざまな職種の医療チームが共同で実施する臨床研究に，それぞれの医療の専門性を生かして参加する可能性があります．このような研究には，新しい治療法を開発するために患者を対象として行なう臨床研究（治療研究といいます）や，次の項目に詳しく解説されているEvidence-based Medicine（EBM）のための大規模な臨床研究が含まれます．そこでは例えば，看護師や臨床心理士が医師とともにインフォームド・コンセントのための説明を担当し，あるいは研究対象となることについての不安に対処するカウンセリングにあたるのです．このような役割は，医療者の新しい活動の場として，今後さらに重要性が増すでしょう．

量的研究・質的研究

　研究の具体的な方法について，ここで詳しく述べることはできませんが，量的研究と質的研究という，2つの主要な方法について知っておいて欲しいと思います．この2つの方法は，もともと取り扱う研究データが数値のように客観的に表されるものであるか，文章のように数値化できないものであるかの違いに基づいて命名されていますが，研究対象へのアプローチの仕方をはじめ，研究の根本的な枠組みが全く異なっているのです．

　量的研究は，物理学や生物学などの自然科学の研究方法として19世紀から発展してきたものです．量的研究においては，物事の関係（例えば因果関係）を明らかにしようとします．そのために，扱う物事をできるだけ他の物事から切り離して，観察や実験によって客観的な計測データが得られる程度に単純にするという手続きがとられます．また，あらかじめ物事の関係について予測し（仮説といいます），計測データが予測と合っているかどうかについても論理的に判断できるようにしておきます．複雑な物事の関係でも，それぞれの部分に分けて関係を調べ，それをつなぎ合わせることにより，明らかにできます．このようにして行なわれる研究は，別の人でも同じことをすれば同じ結果と結論が得られるので，真実であることが認められやすいという特徴（客観性）を持っています．さらに量的研究は，自然現象の解明や，その技術的応用に非常に幅広く用いることができ（普遍性），19世紀以降の自然科学の発達と産業革命を支えてきたという実績があります．研究者を含め，多くの人が，研究といえばこのような量的研究を思い浮かべるのは自然なことといえるでしょう．医学研究では，基礎研究も応用研究も，量的研究が主流になっています．

　このような，論理性，客観性，普遍性を持った量的研究でも，万能ではありません．量的研究の大きな欠点は，部分を他から切り離さないと研究できない

ために，全体の中でしか明らかにならない，あるいは関係が複雑すぎて他から切り出せない物についてはうまく調べられないことにあります．もうひとつ，量的研究は客観性を保つために，研究者の主観をできる限り取り除くことになっているので，人と人との関わりそのものを調べる研究方法としては限界があります．医療分野，特に看護ケア等に関する研究では，対象がまるごとの人や，人と人との関わりであることが多いので，量的研究に代わるアプローチが模索され，質的研究が注目されました．

　質的研究は，もともと社会学や民俗学の分野で使われ始めました．人々の暮らしを研究するために，暮らしの場に研究者が飛び込んでいって，ありのままの人々の姿を観察し，共に暮らす人間の視点で詳しく記述したのでした．研究データは，数値のような客観的なものではなく，研究者の視点を含む文章です．この方法では，研究対象を全体として扱うので，研究を始める時点では分析すべき項目が決まっているわけではなく，研究によって何がわかるかということは，量的研究のようにはっきりしていません．また，文字によって構成されているデータを分析して，そこから皆が共有できるような知識としての結論を導きだすのは簡単なことではありません．それでも，質的研究は看護学研究において，量的研究の限界を補う方法として期待され，実際に広く使われています．看護学研究における質的研究にはいくつかのタイプがありますが，臨床の現場における観察，あるいは対象となる人が何を考えどのように感じているかを聞き取る面接の形で行なわれることが多いようです．どのようなタイプでも，質的研究に共通する特徴としては，対象を全人的にとらえ，対象が置かれている環境からも切り離さないこと，研究者は対象と対等で同じ視線を持つこと，その視線からの詳しい記述がデータとなることがあげられます．

　現在，看護学の研究では，研究目的や対象に応じて，量的研究と質的研究が使い分けられたり，相補う形で併用されたりしています．量的研究にしても，質的研究にしても，その方法を本当に習得するのは，実際に研究を行なってみなければ難しいものです．卒業研究などの機会がある読者は，その際にもう一度勉強することができるでしょう．

考察と討論

　文献検索，観察，実験，調査などの手段によって収集したデータから結論を導きだすためには，十分な検討が必要です．多くの場合，データの持つ意味を考えるために，もう一度文献を調べながら考えをまとめていきます．このように，筋道を立てて十分に検討することを考察といいます．これはとても頭を使う作業であり，幅広い視野が必要です．研究全体について言えることですが，特に考察の段階では，研究指導者，同僚，他の研究者などと活発に討論し，意見を聞くことが有用です．考察から次の研究の出発点となる新たな疑問や願望が生まれることがよくあります．研究成果を発表する際には，明確な結論とともに，どのような考察をしたか併せて発表するようにします．それが他の研究者の問題解決に役立ったり，他の研究者の新しい研究の出発点となったりする

のです．

研究成果の発表

　研究によって，ある結論が得られても，そこで終わってしまっては研究の目的を達したことにはなりません．研究の目的は人類共通の知を拡大することです．新たに得られた知識を自分のものだけにしておかないで，外に発信することが大切です．人類共通の知といっても，直ちに全世界に情報発信しなければならないわけではありません．まずは何らかの機会に研究発表をし，あるいは論文として公表をします．同じような疑問や願いをもつ人達に情報が届けば，それが新たな研究の芽を生み，研究成果は次第に合流して大きく重要なものになり，皆に共有されることになります．つまり，とにかく研究成果を発表することが，共有される知識の拡大に寄与することになるのです．そして，重要な結果であれば，できるだけ公共性の高い論文を出版してください．公共性の高い論文からはインターネットを通じた文献検索で，全世界の人々が情報を得ることができるようになりつつあります．

　職場によっては，研究会等の研究発表の場が多く設けられていますが，ひとつだけ気をつけたいのは，本来の研究の目的を忘れて，いつの間にか研究発表が研究の目的にすり替わってしまう落とし穴にはまらないことです．そのためには，その研究がどのような疑問や願望に答え，どのような公共の知識の拡大に貢献するのかを最初に明確にし，研究をしている間，常にそれを思い出し，意識するようにするべきです．

むすび

　研究はその出発点から最終段階まで，研究する者が意思をもって主体的に取り組むことにより初めて成し遂げられます．その結果，人類共通の知の拡大に貢献できるというのは，なんとすばらしいことでしょう．機会があれば，自由研究や卒業研究によって，研究の方法をもっと深く学んでください．そして，皆さんが医療の実践者となったあかつきには，日頃の疑問や願いを出発点にした研究をぜひ始めて欲しいということを強調しておきます．そのような研究に実践者自身が取り組むことが，よりよい医療の提供につながるのです．

研究とEBM, EBN
日常業務の延長線上にある研究を！

基礎研究と臨床研究

　研究は何のためにあるのでしょうか？　研究と言うと「○○大学××研究室の△△教授が□□病の遺伝子解析をし，その原因を突き止め，▽▽ Journal of Medicine という雑誌に発表しました」という新聞記事を想像するかもしれません．このような生理学，生化学，薬理学，病理学などの基礎医学の発展や礎がなければ，現在の医学，臨床医学はないといってもよいと思いますし，読者の皆さんも理解されていることだと思います．これは看護領域でも同じで，日々の仕事の中にこうした基礎的研究の成果が盛り込まれているはずです．しかし医学や看護学を学び始めた大半の方たちにとっては，研究は，何か遠い世界の話のような気がしているのではないでしょうか？　しかし研究とは実験室内で高度の研究機器を使って行なうものばかりではないのです．本稿ではEBMと研究，とくに実験室内ではなく臨床の場面で行なわれる臨床研究のつながりや重要性について述べたいと思います．

EBM, EBN と臨床研究

　EBM (Evidence-based Medicine)は，根拠に基づく医療と訳されています．看護領域ではMedicineをNursingに代えて，EBNという言葉が使われているようです．医療はもともともちろん医師の単なる勘に基づいているものでなく，生理学，生化学などを根拠にして，患者さんがどのような病態であるかを考え行なわれているものです．この薬はこういう作用があるから，この患者さんの病態には理屈として効くはずであるという論理です．例えば肺炎の患者さんにその肺炎の原因として考えられる細菌に効果のある抗生物質を投与するなどです．この考え方自体は間違っていませんし，現在も医療の根本を支えている論理的な考え方です．

　しかしこのような基礎医学的な証拠や理屈だけで診断や治療の方針を決めていると，必ずしもこの理論どおりにいかない場合もあることがわかってきました．そのためいくらEBMが「証拠に基づく医療」でも，単に実験室内での基礎研究の根拠のみを基にした医療は，EBMとは呼びません．例えば，不整脈という心臓の脈が乱れる病気には，以前は積極的に抗不整脈薬という薬が投与されていました．しかし，ある新しい抗不整脈薬の効果をみるために患者さんを対象に行なわれた臨床研究で，不整脈の数は減ったのですが，その薬を投与された患者さんのグループに亡くなる方が増えてしまったのです．このようなことが契機で，基礎的な病態学と実際の世界との隔たりを埋めるプロセスが必要だということになりました．

　このプロセスを埋めるための手段が，臨床の場(患者さんを診療する場)で，

患者さんを対象として行なわれる臨床研究です．質が高い，つまり「誤りのない」妥当な方法で行なわれた臨床研究の結果を証拠，根拠として行なわれる医療をEBMとしたのです．このEBMは実は最近つくられた言葉ですが，その考え方はかなり以前からあったものなのです．

　日本人がつくった最も有名な臨床的な証拠「エビデンス」は，髙木兼寛による脚気の臨床試験によって得られた「脚気栄養説」ではないかと思います．脚気は今でこそビタミンB_1欠乏症とわかっています．しかし，明治時代にはビタミンという存在も知られておらず，もちろんその言葉もない時代です．脚気は重症になると死に至る国民病でした．その頃は感染症研究が全盛で，脚気も何らかの病原体によってひきおこされるという考えが一般的でした．学説としても「脚気栄養説」は弱い立場だったようです．そこで海軍軍医であった髙木は長期航海中の軍艦ごとに食事の内容を変え，今でいう比較介入試験を行なったのです．その結果，髙木が主張した食事内容を指示した軍艦の乗組員からはほとんど脚気患者がでなかったのです．この研究はビタミンの欠乏が脚気の原因であることを直接突き止めたわけではありません．しかし髙木の提唱どおりの食事内容に変えた海軍と，脚気を感染症と考えて従来どおりの食事内容のままであった陸軍では，その後の脚気による死亡者数に歴然とした差が生じたのです．その後，ビタミンの基礎的な研究により，脚気がビタミン欠乏症の一種であることがわかったのです．これは，臨床研究が後から基礎研究によって裏づけられた例ですが，実験室内で作られた証拠による病態学と実際に患者さんを目の前にする臨床医学との間に，このような臨床研究によるエビデンスという「架け橋」がどうしても必要となるわけが分かるでしょう．

EBMだけでは決められない医療の現場

　臨床研究がなぜ重要なのかをまた別の側面から考えてみたいと思います．質の高い「臨床研究」による証拠つまりエビデンスに基づいて行なう医療をEBMというわけですが，それではエビデンスだけでEBMができるのでしょうか？もちろん病態学，さらに医師や看護師などの医療者の経験，技能が不足していれば良い医療ができるはずがありません．しかしそれだけでしょうか？　実は，「エビデンス」「臨床技能」の他にEBMには3つめの要素があるのです．それは，「患者さんの好み，価値観」です．例えば，不幸にして病気Xにかかり，余命1年と診断された患者さんがいたとします．ある薬Aによって平均3か月生存できる期間が延びることがエビデンスとしてわかっています．しかしこの患者さんは，病気によって毎日ひどい痛みに悩まされています．患者さんは生き延びたいのはもちろんですが，とにかくこの痛みを何とかして欲しいと思っています．そんなとき，その薬Aが痛みに効果がないばかりか，吐き気の副作用があって患者さんをさらに苦しめるとしたら，あなたはどうしますか？　患者さんの切実な希望である「痛みを何とかして欲しい」を無視して，教科書通りにエビデンスに基づき，薬Aを使うことが本当に良い医療なのでしょうか？　答えは一つではなく，その状況に応じて，その後の治療の方針を決めていく必要がある

でしょう。このようにエビデンスだけでは EBM は成り立ちません。この患者さんが何を希望されているのか，一体何が重要なのか常に考えながら行なうのが本当の医療です。

　ここまでは他の研究者が行なった臨床研究のエビデンスを使って医療を行なうという立場で説明してきました。では皆さん自身がこのような臨床研究を行なう必要があるのでしょうか？　私の答えは「はい」です。日常の医療では，さまざまな問題がおこります。特に，その患者さんの診療方針，看護方針を複数の選択枝から選び決定するという意思決定の連続ともいえます。この意思決定を行なう際に EBM の考え方，やり方を直接応用することが重要ですが，ではその選択の参考となる良質のエビデンスがなかったらどうしますか？　ぜひその疑問を手がかりに臨床研究を始めてください。実際の医療に接すると，実際に行なわれている行為の正しさを裏付ける証拠つまりエビデンスが実ははっきりしないことが多いことに気づくと思います。あなたが感じた疑問は他の人も感じていることも多いでしょう。そして，もしその疑問を解決できたり，解決できなかったにせよ状況証拠が得られれば，他の多くの患者さんにとって有益なのは明白です。日常の医療から得られた疑問を解決する臨床研究は，直接的に患者さんたちに恩恵を与えるものになる可能性が高いのは，髙木の脚気についての研究からも分かると思います。

最後に

　最後に植田まさしさんが新聞に連載されている「コボちゃん」の1話をお示しします（「コボちゃん」29巻p118, 蒼鷹社, 1992）。どうですか？　コボちゃん一家は，臨床研究の素質があると思いませんか？　でも，ちょっと待ってください。この場合，患者であるコボちゃんの希望は何でしょうか？　おじいちゃんの薬とおばあちゃんの薬のどちらがより効果があるか，知りたかったのでしょうか？　たぶん，違いますよね。皆さん，ぜひこのコボちゃんの気持ちがわかる医療者，そして研究者を目指してください！

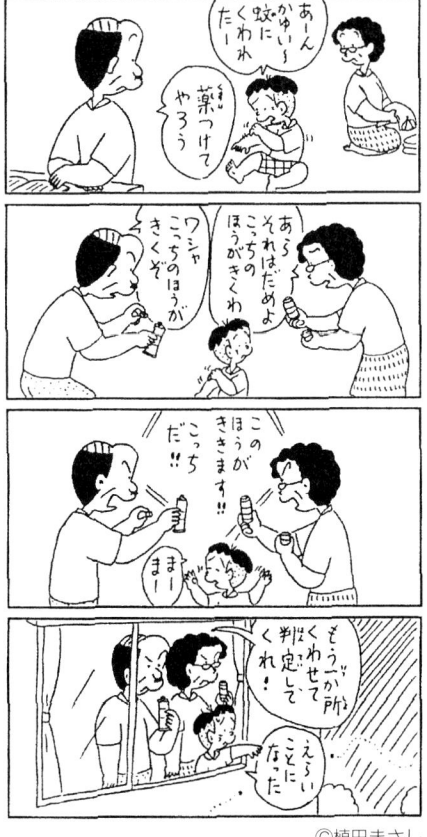

©植田まさし

第5章 医療を支えるさまざまな技術

❶ コミュニケーション技術

医療者に必要なコミュニケーション・スキル

　数年前，英国での医療者教育を見る機会がありました．その時，見た看護学生のコミュニケーションについての実技試験問題の課題です．「あなたは病棟の看護師です．今夜は夜勤です．夜勤の時は日勤帯で担当しているA病棟だけでなく，同じフロアーの隣のB病棟も見なければなりません．隣のB病棟にはとても進行した小児がんの子どもがいることを知っています．夜勤で病棟の巡回をしていると，その小児がんの子どもの母親が暗い廊下のベンチに力なく，座っているのを見つけました．このとき，あなたはどうしますか？」というものでした．

　この実技試験は，看護学校の卒業試験の一部で，受験者は課題を読んだ後に，ステーションと呼ばれる試験会場に入ります．そこには，ベンチに腰掛けた女性がいます．受験者はこの女性（患児の母親役の演技者）に看護師としてどのように行動するかを評価されるのです．この課題に対する答えは一つとは限りません．一つの答えとして，①ゆっくりと，近づいているのが分かるように近づく，②母親の横にちょっとだけ離れて座る，③ゆっくりと，「どうなさいました」と開かれた質問で始める，④母親が話し出すまで沈黙する，があります．この答えの中にはいくつかのキーワードが入っています．例えば，「横に座る」は「情」の位置といい，相手に安心感を与える位置関係です．「開かれた質問」とは相手に自由に話し始めてもらう手法です．そして，「沈黙」は相手に考える時間を持ってもらう手法です．

　医療の本質を示すものとして，「時に癒し，しばしば支え，常に慰む」という言葉があります．この看護学校の試験では，母親を支えようとする姿勢が受験者にあるかどうかを評価しているのです．医療とは，人が病気になったとき，その人らしい生活ができるよう支援する手立てだと考えます．このように考えると，医療者が持たなければならないコミュニケーション・スキルとは，その人を知るための技術と言い換えることができます．

医療面接

　医療面接とは，医療を行なうために必要な基本的診療情報を患者さんやそのご家族と面談しながら集めることをいいます．決して診断に必要な医学的情報を集めることだけをいうのではありません．患者さんが病になったことでその患者さんの日常生活がどのように妨げられ，そのことで患者さんがどのように困っているのかを知り，その困っていることを医療者として持っている専門知識でどのようにサポートしていくのかを考えていくための情報を集め，さらに患者さんの困っていることへの理解を示し，一緒にその困難を乗り越えようとする意思を伝えるものでもあります．

　例えば，医療面接の実技試験で，学生(医療者役)が，頭痛を主訴に受診した患者さん(標準模擬患者：演技者)に，
学生「今日はどうなさいましたか？」
標準模擬患者「頭が痛いのです」
学生「頭が痛いのですか，それは大変ですね」
と答えたとします．この会話では学生は患者さんに対して共感的態度(患者さんが困っていることを理解しましたというメッセージ)を取っていることにはなっていません．患者さんが頭痛という症状で，その人の日常生活の何が妨げられていて，どのように困っているのかを知って，初めて患者さんの問題点を知ることができるはずです．そのためには，患者さんが毎日の生活をどのようにしているのかということを聞く必要があります．もしかするとこの患者さんが母親で，毎朝の頭痛のために子ども達の弁当をちゃんと作ってあげることができないことが気になってしょうがないのかもしれません．医療者は大勢の患者さんを診ることになります．患者さん一人ひとりは異なった個性を持ち，価値観も異なります．また，生活スタイルも異なっています．患者さんを支えるために必要な全ての情報を患者さんに話してもらおうとする技術が医療面接です．

　患者さんに話しやすい環境を提供し，話してもらう技術が医療者に必要なコミュニケーション・スキルとなります．そのためには話し手のメッセージが相手にどのように伝わるのかを知る必要があります．

二者間のコミュニケーション

　コミュニケーションを，言語的，準言語的，非言語的コミュニケーションに分類します．言語的コミュニケーションとは言葉を用いた情報のやり取りを意味し，準言語的コミュニケーションとは声のトーン，イントネーション，ピッチ，速さなど話す時の調子による情報伝達をいいます．非言語的コミュニケーションは話し手の表情，しぐさ(ボディーランゲージ)，立ち居振舞いなど文字

以外で伝わる情報です．

　二者間のコミュニケーションでは，7％が言語的，38％が準言語的，そして55％が非言語的に伝えられるといわれています．非言語的コミュニケーションの比率が高すぎると驚く人も多いと思います．家で可愛がっている子犬が，飼い主が家に帰ってきたときに，飼い主の足元でじゃれる場面をちょっと想像してみて下さい．この子犬は，0％の言語的コミュニケーションと100％の非言語的コミュニケーションで自分の感情を伝えているのです．私たちが思っているより，非言語的コミュニケーションは重要なのです．

距離，位置，目線の高さ，アイコンタクト

　二者間での非言語的コミュニケーションでは，距離感，位置関係，目線の高さ，アイコンタクトの比率なども重要になってきます．学生同士でやってみてください．

　5メートル以上離れて，まずはアイコンタクトを取って，「こんにちは」と挨拶をします．次にお互いに半歩近づいて同じことをします．そして，どこまで近づけるかを確かめて下さい．50センチまで近づけたとしたら，多分その二人は恋人同士か，親子だと思います．初対面の人では1.5メートルぐらいのところで，これ以上は近づきたくないと感じるでしょう．

　次に位置関係です．面と向かった位置関係を「対面」の位置といいます．アイコンタクトが十分取れ，緊張感のある位置となります．人にとって後ろは「恐れ」の位置です．黙って，すぐ後ろに立たれたら，嫌な感じがします．横並びの位置を「情」の位置といいます．車でデートしているところを想像して下さい．アイコンタクトはありません．かなり接近しても危険は感じません．気を許して話してしまう位置関係です．この「情」の位置ではかなりの安心感が生じるものです（英国の看護学生の試験で母親の横に座るのはこれが理由です）．

　目線の高さやアイコンタクトも学生同士で実際にやってみるといいでしょう．一人が座り，もう一人が立って，見下したような目線の高さで話されたらどんな気持ちになるでしょう．100％アイコンタクトや0％アイコンタクトも学生同士でやってみてください．0％アイコンタクトは仲のいい学生同士では問題ないかもしれませんが，初対面の人にはかなり不快な感じを与えるものです．

　準言語的コミュニケーションには思わぬ罠があります．学生が通常使っている声のトーンやイントネーション，特に語尾が上がる話し方は，初対面の人，特に年齢が上の人にとっては耳障りな感じを与えることがあります．

立ち居振る舞い

　五味川純平の小説「戦争と人間」から引用します．「信じてはいけない．決して

信じてはいけない．その人がどんな飯の食い方をするのか，どんなものの言い方をするのか，よく見るんだ．物分りが遅いということは決して恥なことではない．後悔しないためのたった一つの方法だ．」皆さんも周りの人がどんなものの言い方をするのか，どんな飯の食い方をするのか，観察してみてください．実はこれが立ち居振る舞いです．

　皆さんは雨の日，学校に電車で来るときに自分の傘をどのように持っていますか？　自分とカバンの間に持ちますか，それともカバンの外側に持ちますか？　自分とカバンの間に傘を持つ人は他の人が自分の傘で濡れないように配慮する立ち居振る舞いをしている人です．優しい人です．一方，カバンの外側に傘を持つ人は，周りの人が濡れても，そんなことは全くお構いなしの自己中心的な人なのです．人は，立ち居振る舞いで自分を表現しているのです．五味川純平の小説のように，その人がどんな人かは，立ち居振る舞いで分かるものです．

　私の尊敬する元循環器内科の教授は，日本酒とニンニクが大好物だそうですが，この大好物は外来の前の日には決して食さなかったそうです（日本酒とニンニクは次の日も口臭として残る危険があるからです）．口臭，鼻毛，口角の唾液，化粧品の匂いなどの身だしなみも立ち居振る舞いです．他者への配慮は非言語的コミュニケーションの一つであることを確認したいと思います．

内省的実践
Reflective practice

　人は対他的存在といわれています．他者がいて，初めて自分を認識するという意味です．他者を見て，自分を振り返り，自分の中の問題点に気づき，改善しようと考え始めます．この活動を reflective practice（内省的実践）といいます．同僚の口臭に気づき，自分も口臭があるかもしれないと心配になることがあります．電車の中での他人の立ち居振る舞いを不快に思い，自分も気をつけようと思います．せっかちな友達の受け答えで，これでは自分が話したいことも話せないと感じたりもします．身だしなみ，立ち居振る舞い，話し方，接し方など，学生にとって重要なコミュニケーション・スキルの教材は，実は日常生活の中にたくさんあります．他者を見て，自分を振り返る．この積み上げがコミュニケーション学習です．コミュニケーションは講義室で学ぶのではありません，日常生活で学ぶのです．数年前，地下鉄のホームでこのような広告が貼ってありました「されたくないこと，しないこと」．

　この reflective practice は「人から学ぶ」ことそのものです．他者を見て，自分の内面や立ち居振る舞いを振り返り，そして自分自身を高めていくわけですから，他者を見る，観察することが重要となります．他者を見ることはコミュニケーションの重要な部分でもあります．私たちは，医療者としてたくさんの人たちと接します．私たちが接する一人ひとりはすべて異なった価値観，文化，

生活スタイルを持っています．もし，私たちがこの一人ひとりから，自分とは異なった文化の一部でも学ぶことができたら，多様な人たちのことを理解しやすくなるはずです．自分ひとりで経験できる事柄は限られていますが，人から学ぶことは無制限です．医療者はその仕事の中で，患者さんやご家族から，「人」について学んでいくことが必要になります．学生はこの「人から学ぶ」力を学生時代に少しずつ獲得していかなければなりません．そのために，他者を見ること，そして立ち居振る舞いについて考えていくことが大事だと思います．

❷ 診断・治療技術

「技術」とは「広辞苑」によれば，①物事をたくみに行なうわざ，技巧，技芸(史記)，②(technique)科学を実地に応用して自然の事物を改変，加工し人間生活に役立てるわざ，とあります．techniqueの語源はギリシャ語 $\tau\epsilon\chi\nu\eta$ でわざ，策，技術，技芸，さらに学問などの意味をもっています．面白いことにラテン語に入り tech(i)na は技術といった説明もありますが，どうしたわけか，たくらみ，奸計，ごまかしなどが第一義となっています．もともと技術という言葉には，このような悪い意味あいも含まれていることには，何か分かるような気もします．

最近の医療は止まることのない技術革新の進歩と共にあります．たとえば超音波，CT，MRI，PET，さらに遺伝子工学に代表される分子生物学的アプローチに支えられた治療技術など science-based technology を語ることなく診療はできない時代を迎えています．しかもこれは医師だけの知識ではなく，さまざまなメディア，インターネットなどにより患者，一般市民にも普及した知識となってきています．技術を表す英語にはラテン語 ars に由来する art という語もあります．専門的 skill(技術)を意味していますが Harrison の内科学書の総論には何度も"art of medicine"という語で，その意味するところを説いています．

このように技術とは科学には立脚しているものの無機質な，非情な言葉ではありません．むしろ人間的なコミュニケーションの中での言葉であり，時には医療の中ではあり得ないことでしょうが，策略という意味合いまで持つ感情のこもったものなのです．医療場面での技術とは，たとえそれが高度先進技術であっても，人間的な暖い感情を基盤としたコミュニケーションの中で行使されているものだと思うのです．このように技術という言葉をとらえたうえで，私はここで診断・治療技術について説明します．

診断のための技術

問診，視診，触診，打診，聴診など私たちは五感を駆使して診察にあたります．診療科によりそれぞれ特殊な診察法はありますが，これらはどの科にも共通のもので，その行為をとおして医師・患者関係はまずはじまります．

病歴聴取

問診はきわめて大切で，中でも病歴聴取(history taking)のよしあしは，診察をいかに早くすすめられるかを決定します．それだけに，病歴聴取の技術はおそらく医師が一生かかって磨きあげる課題なのです．

■よくある「病院めぐりの病歴」

　病歴を聴いていると，患者は自分にとってインパクトが強く，鮮明に記憶に残っていることばかり申し立てることがあります．そのような場合，しばしば「病院めぐりの病歴」ができ上がってしまいます．例えば，「はじめA病院に行った．次にB病院にかかりXという診断を受けた．しかしよくならないのでC病院に行ったところYという診断に至った．不安になったのでこの病院に来た」といった具合のものです．病歴とは，患者の苦痛がいつからどのように始まり，変化したかを問いただすものであり，こちらが聴きたいことは病院に行った理由なのですが，なかなかこれがむずかしいことがあります．また病歴聴取は決して会話(conversation)ではないということです．診察ですからコツもあるわけで，ここでも初対面の患者とできるだけ早くコミュニケーションが成立しないと，思うように病歴は取れません．

　それから病歴聴取にあたっては，多くの疾患について豊富な知識をもっていないと聴き出すことができないでしょう．ただ患者が述べることを羅列しても必ずしも診断への情報とはなりませんし，次にどのように診察を展開し，さまざまな補助診察技術をどのように選んだらよいかもわからず，やたらに一般採血をしたり，最近ではMRIなどを撮りまくる医師がいることでもお分かりでしょう．無数にある疾患の中から，ひとつの診断を効率よく迅速に確定することの難しさを自覚すれば，医師や看護師は常に学び，多くの知識を身につけることを心がけなければならないかがおわかりと思います．そして病歴聴取という技術には定式があるわけではなく，一人一人の医師や看護師が一人一人の個性ある人間味に根づいた独自の技術を身に付けていかなければならない課題であり，これは一生の目標ではないかと思います．

主訴を聞く際の注意

　さて，通常，病歴聴取の前に患者に「どこの具合が悪いのですか」との問いが出されるのですが，これが患者の主訴(chief complaints)となります．

■主訴に偏見は禁物

　医師はこの主訴をはっきりと見すえなければなりません．主訴には絶対にまちがいはありえません．主訴に対し医師は批判したり，偏見をもった見方をしてはいけません．主訴の中には時として曖昧な，わけのわからない訴えがあることも事実ですが，来院した動機となった患者を苦しめる状況であれば，医師は真摯にこれを受けとめて，患者が言わんとしている内容を確認した上で主訴としなければいけません．主訴に対する診断としての答えが出ない場合，医師はしばしば「気のせいでしょう」「なんでもありませんよ」といった返答をしがちですが，この場合その医師は，無知であり無力であると考えなければいけません．古来このような訴えの中から器質的疾患概念が確立した歴史は数多くあります．てんかん，偏頭痛，重症筋無力症，最近では遺伝性圧脆弱性ニューロパチーなど数限りなくあります．答えられない主訴に対してはしかるべき診察を

した上で，丁寧に患者に自分には今はわからない旨説明し，場合によってはしばらく追跡したいと申し出るのもよいでしょう．これも大切な診療技術です．

■主訴からの解放こそ医学の目標

さらに主訴を明確に心に留めて診察することはとても大切なことです．なぜなら，臨床医学の究極の目標は，患者を主訴から解放させることだからです．現代医学の枠を集めて行なわれる高度医療も，結局は患者の主訴からの解放であることをもう一度心に嚙みしめておきたいものです．

問診では，患者の知的・精神的現症，表情，言語，動作・行動などさまざまな精神・身体的所見について多くの情報を得ることができますが，さらに問診に続く視・触・打・聴診をとおして身体所見がとられます．ここでは患者の訴えとしての症状(symptoms)に加えて，これらの診察から多くの徴候(signs)が得られます．これらの身体所見をとおして，もう一度病歴をふりかえることが大切です．そして聴取された病歴だけからではどうしても理解できない身体所見があるときは，病歴をもう一度聴き直すことも大切です．このときは身体所見などで使われる医学用語をできるだけ日常語にして，推定される不自由さについて平易な言葉で聴きなおすことが大切です．これも長年の修練をとおして自然に身に付く技術と思います．

検査法の選択

問診からはじまり身体の理学的所見を総合すれば，これだけで病態のおおまかな把握は通常70％くらい達成されるものです．医師は診断の決定のため，さまざまな臨床的な推定(clinical reasoning)のもとに鑑別診断をあげ，ひとつの診断仮説を立てて検査法を選択していきます．

■診断仮説を立てて検査法を選択

すなわち採血，採尿，時には髄液採取などをとおしてラボラトリーでの諸検査が行なわれますが，これには血算にはじまり，肝・腎機能，炎症反応等の生化学検査，内分泌検査，尿分析など数限りない項目があります．通常，ある程度おおまかな疾患群を対象とした関連検査としての組み合わせ(batteries)が決まっているものです．さらに近年とみに発達した画像検査が目白押しに並んでます．例えば超音波検査，CT，MRI，さまざまな核医学検査，PETなどでしょうが，一方で大昔からのレントゲン撮影はしばしば現代的先端技術を駆使した機器に優る情報を提供してくれます．現代医療は，従来の簡便で単純な検査技術を忘れたり無視したりする傾向が時にみられますが，永年の多くの経験から得られた知識がそこにはあるので，大切にしたいものです．さらに生検(biopsy)などを含めた病理学的検査などもあります．

さて診断確定のために，主治医はこれらの技術をどのように選んでいくかが

大きな課題となります．医師はまず，ひとつひとつのラボラトリー検査を含め特殊技術までよく理解していなければなりません．ひとつのスキル(skill)が何をどこまで解明するのかを常に学習していなければなりません．さらに選択された検査については，患者にその必要性を説明し同意を得た(informed consent)上で実行することも大切でしょう．現代医療の現場の中では，医師が多くの知識(knowledge)をもち，患者から信頼(trust)をいだかれていて，それらの上に前項での解説にもあったようなコミュニケーション(communication)を兼ね備えていることが，いかに大切かということを強調しておきたいのです．

治療の開始

　診断が決定すれば，次に診療における究極の目的である治療がはじまります．時に確定診断がないまま，急を要する何らかの治療が必要なことがありますが，このような際は，見切り発車の処置・治療をはじめなければなりません．ここでひとつの例をあげてみます．

　30代の男性が，4日前から咽頭痛を訴えかぜをひいたようだといっていましたが，昨日からは何か行動がおかしいことに気づかれ，高熱となり，その翌日には食事も払いのけて食べず，言うこともちぐはぐとなったといって夜間，救急室に来院しました．来院時，意識障害がありますが四肢はよく動かしていました．軽度の項部硬直をみとめ，深部腱反射に左右差はありませんが，左にバビンスキー徴候が陽性でした．さっそく撮った脳CTスキャンは正常でした．

■暫定診断による治療の開始

　ここまでで，経過と所見上からは急性発症で，熱発もしていることから髄膜脳炎が考えられるでしょうが，その原因は何かということになります．細菌性，ウイルス性などの決定には時間がかかりますが，経験のある医師は即座に採血と髄液検査をするでしょう．その医師は鑑別診断の中から，最も重篤かつ時間の単位で予後が不良となり得る単純ヘルペス脳炎の暫定診断のもと，間をおかず抗ウイルス薬であるアシクロビルの投与を始めました．後に，脳脊髄液の単純ヘルペスウイルスの検出がpolymerase chain reaction(PCR)法で陽性としてとらえられました．患者は早期治療で後遺症も残すことなく回復しました．もしこのような処置が1日，いや10時間遅れていたとしたら，この患者は多くの後遺症を残し，廃人に近くなっていたかもしれませんし，場合によっては死亡したかもしれません．

　これはひとつの例にすぎませんが，知識をもった医師が経験則を生かし(clinical reasoning)，特異的な治療薬の投与に踏み切りました．さらにその投与前に標的病原体を推測して採液しておいたことが，診断にも，またその後の推移を見守る上でも効を奏したわけです．

■診断・治療は一連のもの

　診断・治療は一連のものであり，どちらが先行するものかということはありません．また中には治療を通して確定診断がつくこともしばしばあります．

　また，この1例の中には現代的医療技術が駆使されています．たとえば髄液からPCR法でウイルスDNAを同定する技術，その後のMRIではヘルペス脳炎としての特異性の高い画像情報も得られていますし，治療薬としては致死率を20％代までにおさえることを可能にしたアシクロビルというウイルス特異的ポリメラーゼの阻害薬の技術的開発による恩恵が私たちには与えられているのです．

　この経験ある医師は，診断について暫定的ではありましたが治療方針を決定をしたわけです．これはMedical Decision-Makingといわれます．診断と治療の場面で医師は常に意識的であれ，あるいは意識的でないにせよ決定を迫られているのです．くどいようですが医師のこの決定作業は，病態とその病歴の徹底した把握にあるのです．ですから優秀な医師は，教科書や文献でなく，個としての患者のことを知りぬいており，その情報はすらすらと口誦できるものです．診断・治療にかかわる技術はそのようなときはじめて無駄なく（患者の身体的および経済的負担という意味も含めて），遂行できるのです．

経験則から根拠にもとづく医療へ

　さて，一般的に多くの医師が，ここにみたような経験ある医師と同じように，ある程度専門的にも堪えられる医療行為が行なえるようにありたいものです．近年，各種学会は診療ガイドラインを作成しています．これは医師の技量の水準化と同時に，患者のコストの標準化，医療資源の保全なども考えられた指導指針です．これはdecision-makingに役立つのですが，その一方で複雑な症例を単純化し過ぎてしまうきらいもあります．ガイドラインは，どこまでも参考として，対象の個別の患者を中心にものごとを考えていく姿勢は大切です．

　ガイドラインが普及していく背景には，1990年代後半から提唱されはじめたEvidence-Based-Medicine（EBM）という考え方の浸透があります．これは個々の患者のケアをdecision-makingする上で，良心的で，誰にも納得がいくもので，しかも賢明な現代における最善の医学的根拠にもとづいた医療行為を指した言葉です．たとえ高名な熟練の医師でも，経験的法則だけではその科学的根拠に乏しいといわれても仕方がないことです．

■根拠はどう確立されるのか

　それでは根拠（evidence）とはどのように確立されるのかというと次の4つの過程が必要とされています．
1）治療技術上，疑わしい問題を系統的に提示すること
2）実用的な研究データを文献，on-line data basesで追跡すること

3）得られた証拠についての妥当性の評価
4）文献上の知見の患者への適用評価

　この中で，2），3）はEBMにとって一番重要なものです．EBMのデータを駆使することはなかなか慣れない医師には大変な仕事ですが，高性能コンピュータによる利便性の向上から身近で親しみやすくなってきているようです．例えばMEDLINEなどはその例です．EBMは一方で，患者の側の権利意識の高まりにも呼応して，診療行為の科学性，説得性にも貢献するところが多いものです．

　EBMは多くの医療技術進歩の中で発明された検査法，精密機器をどのように使っていくかについて，示唆とその科学的根拠を与える上での技術といえるものだと思います．

　今日のヒト・ゲノム解析の進歩は診断・治療技術をますます変えていき，私たちは若いうちからどのような疾患にかかりやすいかといった予測も不可能ではなくなろうとしています．その時には疾病の予知と予防医学を含めた医療が一般化することと思います．外傷・災害外科学などは別として，罹患前患者の告知（これはすでにさまざまな遺伝疾患で可能です）を含めて，このような技術をどのように使うかは医療関係者だけでなく，私たちが皆で考えていかなければならない課題でしょう．

　診断と治療にかかわるすべての技術を有益に使いこなすために，医療従事者には十分な知識と直感力，豊富な経験と適確な判断が求められていることをもう一度強調しておきます．（一部，Harrison's Principle of Internal Medicine, 2005, 16th ed. part 1 を参考にした）

❸ 患者ケア技術

　看護とは，生活者である人間が，各々の健康状態に適応した生活を自立して送れるように援助することです．人は各々の生活の場で，生活に必要な基本的欲求を自分の様式で満たしながら日々の生活を営んでいます．こうした日常生活に必要な基本的欲求を自分で満たすことができない人々に対し，安全に安楽に少しでも早く自立して健康な生活を維持できるように生活の援助を行なうのが看護です．その実践の手段・方法として看護技術があります．ここでは「患者ケア技術」を，看護の対象者に対し看護の目的が達成できるよう，**看護師が看護技術を用い行なう看護援助**という意味合いで用いています．以下，患者ケア技術の**基礎的**な技術を，「患者ケアに共通の援助技術」「看護を展開する技術」「基本的日常生活援助技術」「診療に伴う援助技術」に大別し，解説しましょう．

＊参照：日本看護科学学会の看護学学術用語検討委員会は看護技術を次のように概念規定している．

> 看護技術とは，看護の専門知識に基づいて，対象の安全・安楽・自立を目指した目的意識的な直接行為であり，実施者の看護観と技術の習得レベルを反映する．看護技術には様々な種類があり，「対人関係の技術」「看護過程を展開する技術」「生活援助技術」「診療に伴う援助技術」などと類別することができる．

患者ケアに共通の援助技術
看護場面に共通する技術

人間関係を成立させ発展させるための技術

　看護・医療は人間関係を土台に成立しています．看護師と患者との間の人間関係は，患者ケア技術の基盤となるもので，看護の質を左右するものです．良好な患者・看護師関係を通して看護は発展していきます．安全に安楽に少しでも早く自立して健康な生活を維持できるように生活の援助を行なうには，患者と良い人間関係を成立させ，患者が自分の不安やニーズを表出できるように働きかけるコミュニケーションの技術が必要です．患者の気持ちをよく傾聴し共感的態度で関わることで患者の心は開き，看護師への信頼感が高まります．良い看護を行なうために看護師は患者に深い関心を持ってコミュニケーションを深めつつ，対象を全人的に理解し患者との人間関係を成立させていくことが求められるのです．こうしたことを達成する技術内容として，コミュニケーション技術(5章・1参照)やカウンセリング技術があります．

人間の成長を促すための技術

　患者自らが主体的に健康的な生活が整えられるよう患者・家族に必要な学習

を支援し，成長を促すのも援助技術の一つです．成長とはその人が新しいことを学びうる力を持つところまで学ぶことです．高齢者の増加や慢性疾患を持ちながら生活を送る人の増加に伴い，今後さらに個々人が各々の健康状態に適応した生活を営むことができるよう自己の価値観に基づき健康管理を行なっていくことが重要となります．看護師は患者の意思やニードを尊重しながら，患者の持つ能力や可能性を引き出し，患者が積極的に健康問題に取り組めるよう援助します．こうしたことを達成するための技術として，教育・指導技術，健康相談やカウンセリングの技術などがあります．

安全を守るための技術

近年の医療の高度化・複雑化，患者の高齢化，在院日数の短縮などの要素は，医療安全上患者の療養生活に多くの影響を与えています．人間にとって安全は基本的欲求の中でも一番に満たされなければならない欲求です．安全が阻害されれば生命がおびやかされ，すべての欲求も阻害されてしまいます．医療のおもな役割は人間の健康を守ることであり，健康を阻害するあらゆる要因から生命を守ることは医療者全員の義務と責任です．健康な日常生活を援助する看護にとって，安全は最優先の欠くことのできないものであり，安全を守る技術はすべての患者ケア技術に含まれる要素です．ここでの具体的な技術としては，感染を予防する技術や事故防止の技術(医療安全管理)などがあげられます．

効率的で安楽な動きをつくりだす技術

効率的で安楽な動きとは，姿勢に無理がなくエネルギー消費が少ない状態をいいます．無理のない姿勢はエネルギー消費が少なく疲労しにくいのです．反対に不自然な姿勢は身体各部の苦痛を伴い，また内臓を圧迫し血管・神経・筋肉組織などにも影響を及ぼします．患者を援助するときは，どのように身体を使えば患者および看護師のむだなエネルギー消費をなくして疲労を少なくできるかをつねに考え動くことが必要です．効率的で安楽な動きをつくりだす技術の中には，ボディメカニクスや安楽な姿勢が含まれます．

観察技術

「看護は観察で始まり観察で終わる」といわれるように，看護において観察は重要な技術です．看護における観察は，対象に必要な看護を行なうために，対象に生じている現象(事実)とその現象の意味を認識し，必要な援助を見出すことです．ナイチンゲールは「自分が感じたことのない他人の感情のただなかへ自己を投入する能力を高めることは専門職としての看護の基本であり，観察力は看護師が備えなければならない具体的な能力のひとつである」と観察の重要性について述べています．看護の資本は看護者自身であり，観察内容は看護師のもつ知識・技術・人間関係能力によって異なり，その内容は看護の質に影響してきます．観察は看護師が患者に接しているあらゆる場面で，知覚(五感)やコミュニケーションを通し行なわれます．また検査・測定による種々のデータ，

記録などからも行なわれます．こうした場面で使われるおもな技術として，フィジカルアセスメントの技術やバイタルサイン(生命徴候)測定の技術などがあります．いずれも観察で得られた事実(現象)とその事実の意味を認識し，患者を理解し必要な援助を見出していくことが重要です．

記録・報告

看護記録は，看護者の責任で記載する公的な患者記録であり，法的な証拠書類となるものです．看護は複数の看護者が各々の役割を分担しながら，その患者が健康状態に適応した生活を自立して送れるよう援助する責任を共有しています．そのため看護者の判断・実践および評価が記載されることにより，その場にいなかった他の看護者も看護の経過が理解され，患者の持つ顕在的・潜在的問題や今後患者にとって必要とされる援助は何かを把握でき，看護実践に活かすことが可能となるのです．そこで看護記録の記載内容の善し悪しが提供される看護の質に大きく影響します．また最近は個人情報保護法に基づいた記載内容，保管，記録開示についての理解が求められます．報告は記録と同じように患者の観察内容や患者に関する情報を他の看護者に伝え，看護を継続的に行なっていく上で必要です．また保健医療福祉成員間の連携を密にし，お互いの役割が患者のために円滑に進められる上でも重要です．

看護を展開する技術
看護過程

看護を科学的に実践するための方法として，問題解決法の構造を取り入れた看護過程が用いられます．看護過程は，生活者である人間が各々の健康状態に適応した生活を自立して送ることができるよう健康上の問題を解決する，という看護の目的達成のために系統的・組織的に行なう活動です．患者の全体像を把握するための情報を収集し，その情報の分析を行ない，対象者の健康上の問題を明確にします(看護診断)．また，その問題を解決するため目標を設定し，それに沿った計画を立案し，実践します．さらに実践したことで期待される結果になり得たかを評価します．評価の後は再度，情報収集・分析，問題の明確化，目標設定，計画立案，実践，評価のサイクルが始まり看護過程が展開されていきます．

基本的日常生活援助技術

人は各々の生活の場で，自分の様式で日々の生活を営んでいます．しかし疾病や健康水準の低下に伴い制約が生じます．一般的に患者の日常生活は，治療などによりさまざまな規制や制約がみられます．このように治療上避けられな

いような規制があっても，患者の日常生活行動を健康的に促進できるよう援助し生活の質(QOL)を高めていくことが必要です．生活援助技術の主なものは以下のとおりです．

環境を整える技術

個人を取りまく環境は各自の健康に影響を及ぼします．健康的な生活を営むには環境に適応することが重要です．とくに入院を余儀なくされた患者は，生活環境が一変します．新たな生活(療養)の場に早く適応できるよう物理的・化学的な環境，社会的環境，人的環境の側面から安全で快適な環境を整えていく技術が求められます．

食生活の援助技術

人間は，生命を維持するため必要な栄養を体外から「食べる」という行為を通し補給しています．しかし日常生活において食べる行為はただ単に生命維持のみでなく健康の保持や心身のエネルギー源として，またよりよく生きるためにも必要であり人との交流においては社会的な意味も持っています．このように人間の食べる行為(食事)には生物学的，文化的・社会的，心理的な要素(意義)があります．疾病や健康水準の低下はこれらの要素に影響を与えるのです．消化吸収機能の障害や食生活行動に必要な個々の動作になんらかの障害が生じると，今までと同じような食生活では必要な栄養補給が困難となります．食事のもつ意義を踏まえ，必要な栄養が補給できるよう個々の状況に応じ適切な食物の選択，食事介助などの援助を行ないます．

排泄の援助技術

生命を維持するため酸素や栄養を取り入れることが不可欠であるように，それらが体内で活用された結果生じる老廃物を体外に排出することも重要な生理的機能です．これを排泄といいます．排泄物のおもなものには便，尿，汗，呼気中の不感蒸泄・炭酸ガス，月経血などがあり，これらの排泄物は健康状態を反映しています．排泄器官である腎臓，腸管，皮膚，肺に障害がおこったり，排泄行動に障害がおこると体内に老廃物が蓄積し健康的な日常生活を営むことが困難となります．また排泄はきわめてプライベートな生活行動であるため，とくに患者の自尊心やプライバシーに配慮し排泄援助を行なう技術が求められます．

身体の清潔の技術

ナイチンゲールは「丹念に皮膚を洗い，水分をふき取ってもらった病人は生命力を圧迫していた何かが取り払われ，生命力が解き放たれ解放感と安らぎを味わう」と述べています．身体の清潔は身体機能を健全に機能するためにも必要ですが，自己概念に影響を与えるなど社会的・心理的な意義も大きく，健康な生活を営む上で欠くことのできない日常生活行動です．看護は，患者の状態や治

療上の制約を踏まえ可能な限り日々の様式に近い方法で援助します．ここでは全身の皮膚，毛髪，爪，口腔粘膜，陰部など，各々の部位の機能が最良の状態に保持できる援助技術が求められます．

衣生活の援助技術含む

衣類は体温調節や身体の保護，身体の清潔など生理的意義の他，心理的・社会的な意義も持っています．皮膚からの排泄物は衣類に付着します．患者にとって衣類(寝衣)は一日中着用していることが多いため，健康時に比べ汗，血液，分泌物などで汚染されやすく皮膚・粘膜の免疫力低下の要因にもなります．身体の清潔とともに適切な衣類選択および着脱の援助を行ないます．

活動・運動の援助技術

適切な活動・運動は新陳代謝を促し筋・骨格系のみならず呼吸・循環など全身の生理的機能を維持します．また精神的な活力をうみ出し，ストレスを解消し，生きる充実感に繋げます．健康水準の低下や疾病は心身の活動性を低下させます．とくに入院患者は日常生活の制約・規制により生活空間は物理的にも心理的にも狭くなり，活動が低下します．活動性の低下は，褥瘡や筋力低下，関節拘縮，精神活動の低下など二次的障害をひきおこします．活動・運動の意義を踏まえ，患者の生活空間を拡大できる援助が求められます．具体的な技術としては，体位変換，移動・移送などがあげられます．

休息・睡眠の援助技術

日常生活を営むために消費されたエネルギーは，休息や睡眠，栄養により補われます．休息・睡眠は心身をリラックスさせエネルギーの消耗を最小にし，活力を蓄え，明日の活動への源となるものです．活動と休息は，ある一定のリズムをもち生涯にわたり周期的に繰り返されます．疾病や入院に伴う不安・苦痛，ストレス，生活習慣の変化などは，休息・睡眠を妨げる要因となります．必要なエネルギーを補い，つぎの活動に向かえるよう，休息・睡眠に対する援助が求められます．

診療に伴う援助技術

診断や治療は，医師が中心的な役割を担っています．看護師も医師の行なう検査・治療の介助や，またその指示や了解の下に，検査や治療に関わっています．診療に伴う援助場面で看護師として最も優先される役割は，患者の立場に立ち，診療が可能な限り安全で安楽に正確に効果的に実施されるように，患者の不安と苦痛を和らげるためのあらゆる条件を整えることです．診療に伴う援助技術には，診察・検査に伴う看護技術，治療・処置に伴う看護技術があります．それらの具体的な内容は，栄養療法に伴う技術(経管栄養法・経静脈栄養法)，

排泄に伴う技術(浣腸・導尿)，薬物療法に伴う技術(与薬・輸液管理)，採血・穿刺・吸引・罨法・酸素吸入・包帯法と創傷の管理・救急救命などに伴う技術，などがあげられます．ここでは安全で安楽に正確に効果的に行なう診療に伴う技術の中から，検査と与薬を取り上げ，その具体的内容を簡単に触れてみます．

検査を安全で安楽に正確に効果的に行なう技術

検査は医師の指示によって行なわれますが，診療放射線技師や臨床検査技師，衛生検査技師などが専門技術者として検査に関わっています．看護師は，検査が安全で安楽に正確に効果的に行なわれるよう，**検査時の医師への介助**，目的に添った患者の**検査前の準備**や**患者が検査を理解して安心して受けられるようにするための説明，検査前後の患者の観察，検査材料(検体)採取に対する協力**などを行ないます．

与薬を安全で安楽で正確に効果的に行なう技術

薬物の処方(薬物の決定や患者への指示)は医師によってなされます．看護師の役割は，処方された薬物の効果が最大限に発現できるよう，正確にそして患者にとって安全で安楽に援助することにあります．処方された薬物の作用・副作用および処方の目的について理解しておくことは大原則です．おもな援助内容としては，①正確で安全な服用の援助，②使用前後の患者の状態の確認，③使用後の薬理効果の出現，副作用の観察，④薬物の保存と管理，⑤患者や家族への服薬指導，⑥注射法その他の薬物療法の準備と実施時の介助，があります．

❹ 生活支援技術

　健常者は特に意識することなく，日常生活をしていますが，障害者や高齢者は，日常生活そのものに支障を来たし，自分一人では日常生活ができず介助を要するかもしれません．すべての人が朝，眼がさめて，夜寝るまでにしている生活活動を日常生活活動または日常生活動作(Activities of Daily Living；ADL)と呼び，これらが自立していない場合，何らかの支援が必要になります．日常生活活動には，食事動作・排泄動作・整容動作・衣服着脱動作・移動動作・入浴動作が含まれています[1]．ADLに支障を来たしている高齢者や障害者の支援を考える前に，その原因が患者自身の能力の問題か，患者が生活する環境の問題かを考える必要があります．患者自身の能力があっても，環境が悪いために生活に支障を来たしている場合もあるからです．こうした視点から近年は「バリアフリー」，さらに「ユニバーサルデザイン」など環境面の整備も重要な[2]ことが認識されてきています．

日常生活活動の評価と環境の調整

　ADLの評価には，Katz' Score[3]，Barthel Index[4]，FIM[5,6]などが一般に用いられています．生活支援をする立場で考えると，各動作・活動を①安全にできる，②できるが危険が伴う，または時間がかかり過ぎる，③一部しかできない，④全くできない，の少なくとも4段階に分類すると，どのように支援するとよいか分りやすくなります．安全にできる動作はどんどんやらせることができますが，危険を伴うと判断された動作は，一人では絶対やらせず必ず監視下で行なわせる必要があります．一部しかできない動作は介助が必要で，全くできない動作は，人的介助か機器による介助かを考えなければなりません．

　ADLで，できない動作・危険が伴う動作がある場合，その原因を見つけることが重要です．その原因には，①筋力が弱い，②関節の拘縮がある，③疼痛がある，④易疲労性がある，⑤注意力が散漫である，⑥半側空間無視* がある，⑦失調がある，⑧知的機能の障害がある，⑨これらのいくつかの合併がある，などがあります．その原因を取り除くことで，動作が自立するかもしれません．実際には，治療として薬物療法・手術療法・理学療法・作業療法・言語療法などによって改善するかもしれません．原因が分かり，それが改善されればADL自立となる障害者もいますが，なおADLに介助を要する患者もいます．

＊半側空間無視：大脳半球の病変で，侵された側とは反対の空間を認識できない状態．臨床的には右半球(頭頂葉)病変で，左側の空間を無視する例が多く，食事で皿の左側の物を食べなかったり，左側にある物を認知せずに柱にぶつかったりする．

　在宅での日常生活に関しては，家の状況により同じ能力でも，自立度が異なることが考えられます．手すりの設置や，畳・フトンから椅子・ベッドの生活，

表5-1 Barthel Index およびその判定基準

食事
　10：自立．自助具などの装着可．標準的時間内に食べ終える
　　5：部分介助(例えば，おかずを切って細かくしてもらう)
　　0：全介助
車椅子からベッドへの移乗
　15：自立．ブレーキ・フットレストの操作も含む(歩行自立も含む)
　10：軽度の部分介助または監視を要す
　　5：座ることは可能であるが，ほぼ全介助
　　0：全介助または不可能
整容
　　5：自立(洗面，整髪，歯磨き，髭剃り)
　　0：部分介助または全介助
トイレ動作
　10：自立．衣服の操作，後始末を含む．ポータブル便器などを使用している場合はその洗浄も含む．
　　5：部分介助．体を支える．衣服・後始末に介助を要する
　　0：全介助または不可能
入浴
　　5：自立
　　0：部分介助または全介助
歩行
　15：45 m 以上の歩行．補装具(車椅子，歩行器は除く)の使用の有無は問わない
　10：45 m 以上の介助歩行，歩行器使用を含む
　　5：歩行不能の場合，車椅子にて 45 m 以上の操作可能
　　0：上記以外
階段昇降
　10：自立．てすりなどの使用の有無は問わない
　　5：介助または監視を要する
　　0：不能
着替え
　10：自立．靴，ファスナー，装具の着脱を含む
　　5：部分介助．標準的な時間内．半分以上は自分で行なえる
　　0：上記以外
排便コントロール
　10：失禁なし．浣腸，座薬の取扱いも可能
　　5：時に失禁あり．浣腸，座薬の取扱いに介助を要する者も含む
　　0：上記以外
排尿コントロール
　10：失禁なし．採尿器の取扱いも可能
　　5：時に失禁あり．採尿器の取扱いに介助を要する者も含む
　　0：上記以外

段差の解消などで，自立度が格段に上がるので，患者の正確な評価とともに適切な家屋改造等も必要となります．

ベッド上の基本動作

　ベッド上の基本動作とは，寝返えり，起き上がり，座位バランス，立ち上がりなどを含みます．これらの基本動作は，発症早期より行なうことにより残った機能の廃用を防ぎ，早期の離床を促します．

表 5-2 機能的自立度評価法(FIM)の評価尺度，評価項目および評価内容

レベル	自 立	介助者なし	部分介助	介助者あり
	7 完全自立 （時間，安全性含めて）		5 監視または準備 4 最小介助 　（患者自身で75%以上） 3 中等度介助 　（50%以上）	
	6 修正自立 （補装具などを使用）		完全介助 2 最大介助 　（25%以上） 1 全介助 　（25%未満）	

評価項目	内容（要点のみ抜粋）
セルフケア	
食事	咀嚼，嚥下を含めた食事動作
整容	口腔ケア，整髪，手洗い，洗顔など
入浴	風呂，シャワーなどで首から下（背中以外）を洗う
更衣（上半身）	腰より上の更衣および義肢装具の装着
更衣（下半身）	腰より下の更衣および義肢装具の装着
トイレ動作	衣服の着脱，排泄後の清潔，生理用具の使用
排泄管理	
排尿	排尿コントロール，器具や薬剤の使用を含む
排便	排便コントロール，器具や薬剤の使用を含む
移乗	
ベッド，椅子，車椅子	それぞれの間の移乗，起立動作を含む
トイレ	便器へ（から）の移乗
風呂，シャワー	風呂桶，シャワー室へ（から）の移乗
移動	
歩行，車椅子	屋内での歩行，または車椅子移動
階段	12から14段の階段昇降
コミュニケーション	
理解	聴覚または視覚によるコミュニケーションの理解
表出	言語的または非言語的表現
社会的認知	
社会的交流	他患，スタッフなどとの交流，社会的状況への順応
問題解決	日常生活上での問題解決．適切な決断能力
記憶	日常生活に必要な情報の記憶

　高齢者や障害者がベッド上の基本動作がやりやすいベッドとは，マットレスが比較的硬く，ベッドの高さは，腰掛けた時に股関節と膝関節が90°屈曲位で，かかとが床に着く高さがちょうどよい高さです．ベッドの手すりは，頭側と足側に二つに分割できるものが良く，ベッド上の寝返りや移動のときに必要なら手すりにつかまることができるようにします．起き上がる時は，足側の手すりを外し，身体を側臥位にして，両足をベッドの外に垂らし下になった肘を使って上体を持ち上げ，必要なら手すりを使って起き上がります．両下肢をベッド

第5章 ● 医療を支えるさまざまな技術

（図5-1〜6のイラストは当院理学療法士中山恭秀氏による）

図5-1　ベッドから起きあがるところ

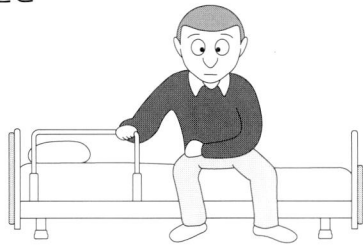

図5-2　ベッドの手すりに片手でつかまっているところ

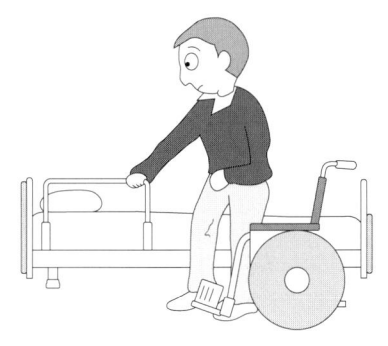

図5-3　車椅子からベッドへの移乗（片麻痺患者）

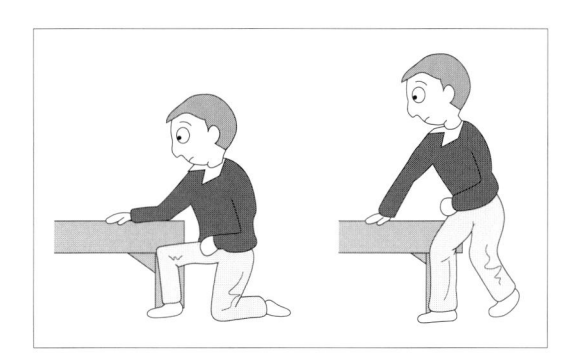

図5-4　床から物につかまって立ちあがるところ

の下に垂らすことによって，起き上がる時に下肢の重みを利用するテコの原理で，少ない力で起き上がりやすくなります．介助を要する時でも，少しの力で楽に介助ができます．起き上がったら，しっかりと両かかとを床につけて坐ります．ベッドが高過ぎると足が宙ブラリンとなり座位が不安定になります．座位を保つことはADLの基本です．座位の安定性・耐久性がないと，食事動作，整容・排泄動作も自立しません．また座位になることによって，仙骨部の褥瘡予防や起立性低血圧の予防・改善，心臓への静脈還流量の減少による心負担の軽減，呼吸効率の向上と，沈下性肺炎の予防にもなります[7]．ADLには，座位バランスが良好であることが必要で，30分以上の座位を保持することがでるようになれば，訓練室での訓練も可能となります．

移乗動作

　移乗動作とは，ベッドから車椅子やポータブルトイレへ，車椅子からトイレ

や浴槽へ移ることをいいます．移乗動作は，排泄・移動・入浴に欠かせない動作です．また，移乗中には転倒事故が非常に多く，移乗動作能力の獲得は，ADL自立には必須です．ベッドから車椅子に移乗する動作は，①ベッドから立ち上がる，②一側下肢を軸に身体を回旋する，③車椅子に坐る[8]の三つの要素からなり，三つの要素をそれぞれ確実に行なうことが重要になります．立ったらしっかりと静止し，身体が安定してから次の動作に入ります．不安定な立位のままで，身体を回旋しようとすると転倒の危険が大きくなります．下肢が使えずに立位をとれない脊損患者では，アームレストを外して，車椅子の側方から移乗したり，車椅子をベッドに直角につけて，前方・後方移乗した方が移乗しやすい場合もあります．注意力のない患者，半側空間無視のある患者，知的障害のある患者では，移乗動作で転倒の危険が大きくなります．移乗が安全に行なえるようになると生活空間が拡大します．日本家屋では，床からの立ち上がり動作，床に坐る動作も重要な移乗動作の一部と考えてよいかもしれません[9]．

車椅子移動

　歩行できない場合の移動には，車椅子での移動が考えられます．介助での移動や，自走による移動がありますが，どちらも患者に合った車椅子が必要です．座位バランス，駆動の方法として両上肢を使うか，一側の上下肢を使うか，筋力や関節可動域(ROM)，手指機能，移乗の方法により，車椅子の選択をします．さらに，上下肢の筋力が弱い場合，電動車椅子が適応となるかもしれません．車椅子で移動するには，床面の段差，広さなどが障壁になることが多く，家屋改造が必要になることもあります．屋内で車椅子の使用が難しい場合には，いざり移動がすすめられることもあります．その場合には，排泄は坐ったままでできるトイレの工夫や，フトンでの生活がより適切かもしれません．

歩行動作

　歩行するには，下肢の筋力，関節の可動域が十分にあり，感覚障害がなく，良いバランスや注意・集中力が必要です．二本足で歩くことは，不安定で，常に転倒の危険があることを念頭におかなければなりません．特に軽い意識障害のある患者，注意障害のある患者，半側空間無視や知的障害のある患者では，転倒の危険が大きくなります．立って歩くためには，座位のバランスおよび座位の耐久性があり，椅子からの立ち上がり，立位のバランス・耐久性が必要です．体幹筋の筋力，股・膝関節の筋力や可動域，足関節の背屈筋力や可動域，感覚障害などを評価し，必要に応じて理学療法(PT)・作業療法(OT)での訓練や装具や杖などの補助具の検討が必要です．歩行訓練は，平行棒内ではじめることが多く，次いで歩行器や杖を使用しての歩行，応用歩行として階段昇降や

屋外での歩行，さらに歩行距離やスピードをあげることが要求されます．歩行で，重要なことは安全性であり，転倒の危険があることを常に考慮しておく必要があります．また，歩行により運動量が増加するため，低血糖・心不全・狭心症発作・呼吸困難などの発生にも注意が必要です．

食事動作

　食欲は，人の欲望の第一に来るものです．しかし，誤嚥は命取りになることもあり，食べさせる前に嚥下障害の有無を評価する必要があります．意識障害があれば，経口摂取は禁忌であり，構音障害が強い場合も嚥下障害があると考えた方がよいでしょう．微熱が続く場合，水分でむせる場合，食事時間が30分以上と長い場合，脱水や栄養障害がある場合も嚥下障害を考える必要があります．嚥下の評価としては，舌の萎縮や運動，感覚障害，嚥下反射の有無を診察し，つばを飲み込んでもらう空嚥下を試みさせ，喉頭の挙上を観察します．もしそれらが可能であれば，少量の水を飲ませて，喉頭の動き，むせの有無，1回で飲み込めるかなどを評価します．脳血管障害などが原因の嚥下障害患者では，水が一番嚥下反射を生じにくく飲みにくいものです．嚥下障害がなく，実際に食事をする場合は，臥位は嚥下がしにくい体位です．端座位ができない場合，60°ギャッジアップか車椅子に移乗しての食事がすすめられます．食事動作としては，上肢に障害がありハシが用いられない時は，フォークやスプーンを使用し，頸髄損傷や関節リウマチの場合には把持しやすいフォーク等を工夫する必要があります．また片麻痺の場合には，皿の固定や，皿の形状の工夫も必要になります．嚥下障害があっても経口摂取が可能と思われる場合は，その障害の程度により，食べ物にとろみをつけたり，形態を考慮したり，食べる時の姿勢を工夫します．尿量，体重，発熱や，炎症所見に注意して，徐々に普通食に持ってゆくようにします．

整容動作

　整容動作は，食事動作と同じように座位が安定していることが必要で，上肢を使って，歯磨きや洗顔などの衛生動作と，整髪や化粧などのいわゆる身だしなみの動作をするものです[10]．しかし食事動作と違うのは，早く自立したいというモチベーションが食事動作ほど患者側に生じにくいことです．また，道具を使う場合，観念失行や観念運動失行，知的障害などで道具が使えないことも生じます．片麻痺の場合，健手のみで整容を行なえることが多いが，練習が必要になります．頸髄損傷では，手指の把持の障害により道具に工夫が必要で，関節リウマチなどでは，関節の制限や手指の変形のために「とって」の工夫や柄つきブラシやリーチャーなどが必要となることがあります．整容動作は，ともす

図5-5 リウマチ患者の整容動作

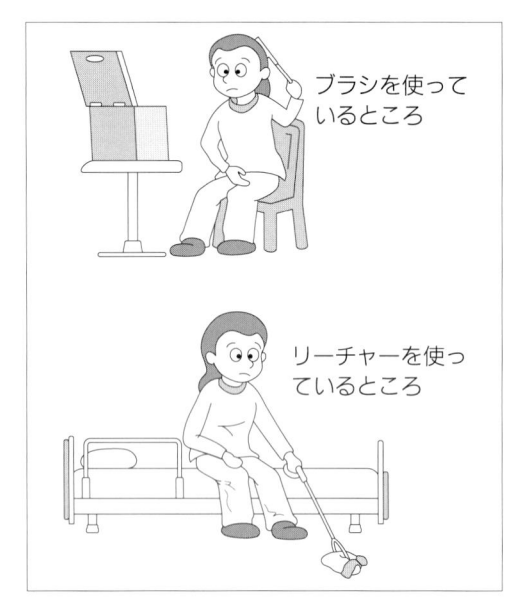

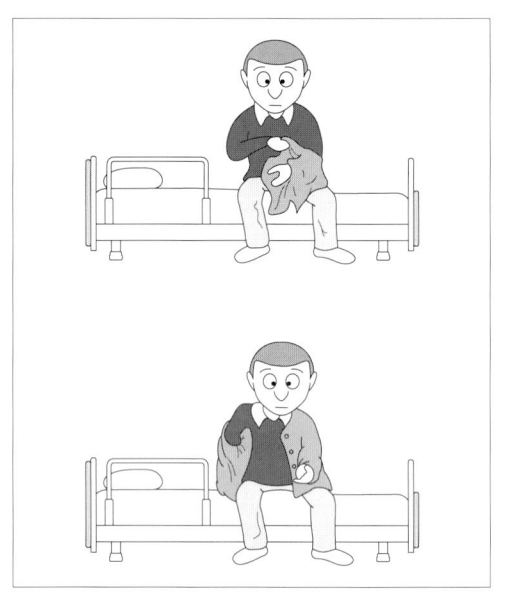

図5-6 患側からの上着の着かた

れば軽視されがちですが，その自立は身体衛生上も重要なものです．また，身だしなみを整えることで気分が変わり，精神衛生上も大きな意味があります．整容動作の自立は，リハビリテーションへのモチベーションにも良い影響を与えます．

衣服着脱動作

　衣服の着脱は，肩関節や肘関節の可動域がある程度保たれており，上肢筋力，指の把持力，巧緻性があり，立位または座位バランスが良いことが必要です[11]．衣服は，社会生活上も自己表現の手段としても重要ですが，家庭で継続して自分で行なうかどうかは，着脱に要する時間や介護力とも関係してきます．脳血管障害では，半身麻痺が重度でも，健側のみで着脱は十分に自立する患者が多い反面，半側空間無視や着衣失行・痴呆などで自立できない患者も多くみられます．リウマチでは，関節痛や可動域制限で介助を要したり，ボタンやファスナー操作ができないことも多く，ボタンの工夫やベルクロに替えたり，自助具を工夫する必要があります．衣服のサイズは少し大きめで，袖口がゆったりしているものを選び，伸縮性があるものが適切です．ボタンは大きめのものに替え，把持が困難な場合は，ズボンのウエストや袖口にループを取り付けます．認知機能に問題のある例では，前後・左右が分かりやすい柄やデザインのもの，目印をつけることも必要です．

排泄動作

　排泄は，排尿と排便であります．第2～4仙髄に膀胱直腸を支配する中枢があり，両方同時に障害されることが多いのですが，便意は尿意より早期に回復します．排便は1日に1回あればよいのですが，便失禁すると後始末が大きな負担になります．便失禁の対処法として，繊維の多い食物を多くとらせ，少し便秘気味に薬物等で調節し，1～2日に1回浣腸で排便させる方法が簡便です．しかし，排便動作も便器での座位が安定しないと難しくなります．

　膀胱の働きは，尿を貯める機能と，尿を排出する2つの相反する機能をもっています．尿を貯めきれない場合は，頻尿，尿失禁が生じ，排出できないと尿閉となり，腎機能障害に直結します．頻尿や尿失禁がある場合，尿意の有無，尿路感染の有無の他に，排泄動作の障害，痴呆やコミュニケーションの障害により，尿意はあるが伝えられないだけかなどを評価する必要があります．尿中の細菌培養，残尿量，膀胱容量，Cystometry検査などが必要で，原因を解明し治療します．また排尿記録を一週間位つけると，尿意と排尿との関係，排尿や尿失禁の時間間隔，食事や飲水の時間との関係などが分かり，尿意がない場合でも排尿誘導(時間排尿)で効果をあげることができます．尿閉は，尿道カテーテルの適応となりますが，前立腺肥大，糖尿病による神経因性膀胱の合併などが原因のこともあります．頻尿や尿失禁のために尿道カテーテルを継続することは意味がありません．尿意はあっても，排尿動作が自分でできないために尿失禁する場合は，排尿動作の訓練・支援が必要です．ベッドから起き上がり，車椅子またはポータブルトイレに移乗し，立ってズボンを降ろし，便器に坐り，腹圧をかけて排尿し，その後ベッドに再び移乗します．これらの各動作の自立が必要で，できない場合は各動作の訓練支援を考えなければなりません．排尿動作は1日に5～6回必要で，転倒の危険が大きい動作です．自立できるか介助が必要かは，在宅生活を送る上でも大きなカギとなります．

入浴動作

　入浴動作は，ADLの中で最も難しい動作で転倒の危険が大きなものです[12]．洗い場では，装具を外さないといけないため，立位が不安定になる患者も多くみられます．また，水を使うため，タイルが滑りやすくなります．日本人の多くは，浴槽の中に入ることを希望しますが，浴槽への出入りは難しい動作で，多くは介助が必要です．危険の防止には，介助しやすい環境を作ることが必要で，洗い場と脱衣場の段差をなくし，患者の動線に沿って手すりの設置が重要です．浴槽に入る前に椅子に腰をかけ，手すりにつかまって出入りすると，介助も楽になります．浴槽に入ることが難しい場合，シャワーチェアーでシャワーのみで済ますことも考慮しなければなりません．その場合，寒い時期は十分な

暖房が必要です．

おわりに

　日常生活活動が，病院や訓練室で自立しても，家庭での生活が自立するとは限りません．実際に生活する場の環境を，その高齢者や障害者に合ったように調整しないと，介助が必要となるかもしれません．生活支援技術としては，①患者の能力をいかにあげるか，②どのように介助，支援するか，③家庭での生活をどのように実際に行なうか，④家屋の改造が必要か，⑤必要であればどのように改造するかなど総合的に判断し，日常生活の自立を促進させることが重要です．日常生活を介助・支援する場合介助し過ぎないことも重要で，できるところは自分でやらせ，道具の使用も最小限にし，そしてできないところは気持ちよく介助支援するという態度が重要です．

引用文献

1．土屋弘吉, 今田拓, 大川嗣雄　編．日常生活動作(ADL)―評価と訓練の実際―．医歯薬出版 1978
2．総理府　編．平成12年版障害者白書 2000：6-23
3．Katz S el al. Studies of illness in the aged. The index of ADL: A standardized measure of biological and psychological function. JAMA 1963; 185: 914-9
4．Mahoney F I, Barthel D. W. Functional Evaluation: The Barthel Index, A simple index of independence useful in scoring improvement in the rehabilitation of the chronically ill. Maryland state Medical Journal. 1965; 14: 61-5
5．Hamilton B. B, Granger C. D, Sherwin F. S, Zielezny M, Tashman J. S. 1986. A uniform national data system for medical rehabilitation. Rehabilitation Outcomes. Paul H. Brookes Publishing, Baltimore
6．Granger C. V, Health accounting-Functional assessment of the long term patient. in Kottke F. J (Ed), Krusen's Handbook of Physical Medicine and Rehabilitation 4th ed. W. B Saunders, Philadelphia. 1990: 270-82
7．三宅直之, 江藤文夫．脳卒中リハビリテーションプログラム．総合臨床 2002；51：3143-54
8．星野寛倫, 中山恭秀, 宮野佐年．移乗動作．臨床リハ 1998；7：1044-8
9．Miyano S, Uematsu M, Eun S S. Functional evaluation of vascular hemiparesis and traditional Japanese houses. Disability and Rehabilitation. 2003; 25: 1238-42
10．杉本淳, 米本恭三, 星野寛倫．整容動作．臨床リハ 1998；7：308-13
11．岡崎哲也, 蜂須賀研二．衣類着脱動作．臨床リハ 1998；7：522-7
12．室生祥, 柏森良二．入浴動作．臨床リハ 1998；7：930-4

第6章 医療倫理ケーススタディー

患者のための医療

　あたりまえのように聞こえるかもしれませんが，医療の目標は患者に貢献することにあります．どのようにすれば『患者のための医療』が実現するかを考えることを，私たちは医療倫理と呼んでいます．すべての医療者は『患者のため』になることを考えています．しかし，それが本当に『患者のため』なのかを深く考えていかないといけません．

　親子の関係に例えてみるとわかりやすいかもしれません．多くの親は『子供のため』になることを考えています．子供が幸せになるために将来の道筋を考えたり，親と同じ失敗をしないように考えたりして，子供に教育をします．しかし，子供にとっては親の考えにすべて賛成できるわけではなく，自分自身の人生の歩み方について自分の価値観と照らし合わせて考えながら決めていくこととなります．一般的に良いといわれていることは，必ずしも子供にとって最善であるとは限らないのです．医療も同じです．私たち医療者は，その患者にとって最も良いと思われる医療を提案します．しかし，それは必ずしもその患者自身にとって最善であるとは限らないのです．

　例えば，ある病気の患者さんの治療方法を例にとりましょう．効果は抜群で安全性も高いが治療に苦痛が伴う「治療A」，効果は治療Aよりは落ちるが安全性が抜群に高く治療に伴う苦痛も治療Aよりは少ない「治療B」，効果も安全性も低いが全く苦痛を伴わない「治療C」が選択肢としてあります（図6-1）．治療において中心的役割をになう医師は，病気の治療効果と安全性を重視し治療A，またはより安全性を重視し治療Bを推奨するとします．あなたの場合はどうでしょうか．多くの患者さんは医師の考えに同意するでしょう．しかし，確実に

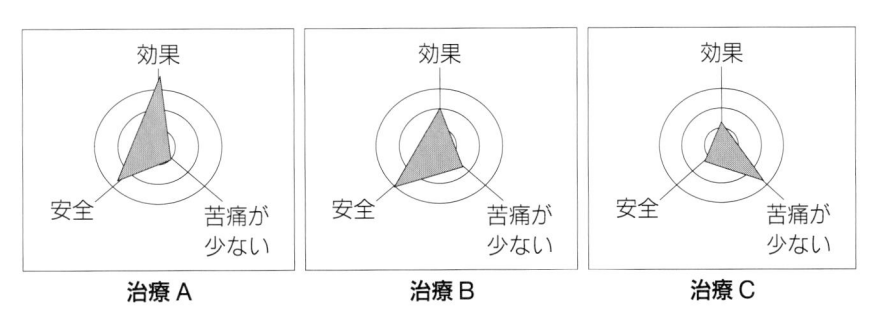

図6-1　効果・安全・苦痛の異なる3つの治療法

何人かは「治療C」を選択するのです．その患者さんにとって最も重要なことは苦痛が少ないことなのです．「その患者さんの選択は間違っている．病気が治ることよりも治療の苦痛を優先するなんて」って思うかもしれません．でもそれは，息子のことを理解してくれない親と同じではないでしょうか．本人の人生は，最後は本人が責任を取らなければなりません．医師は，最善と思われるアドバイスをしていきますが，患者さん本人の人生をより良く送ってもらうためには，お互いが良く話し合い，お互いの意見を理解し合い，そして最後には本人が決めるのです．

『患者のための医療』を実現するには何かを押し付けるのではなく患者さんが理解し納得した上での選択ができるよう援助することが必要です．ここでは医療倫理が問われることの多い治療を中心にこの問題を考えてみましょう．

医学と医療：サイエンスとアート
道具と創造物

さて，医学部などの医療者養成のための学校では医学というサイエンス（科学）を学びます．医学は人の体や行動がどのようになっているのかを解き明かすもので，近年大きく進歩しているといわれています．しかし，実はわかっていることは人の体のほんの一部でしかなく，未だ細胞ひとつさえ造ることはできないのです．でも，そのような不完全な科学を使って私たちは患者さんを診ていかなければなりません．

一方，医療とはその医学知識を使って患者さんに貢献していくことです．医療を絵に例えれば，医学は絵の具や筆です．彫刻であれば，ノミや槌です．道具はそれそのものでは何の意味もありません．人がそれを使うことによってはじめて意味があるのです．医療技術の進歩というのは新しい絵の具や，電動の工具といったものとおなじで，やはり重要なのはそれを使う人，すなわち医師をはじめとする医療者なのです．医学を使って，患者さんに貢献できる医療を実現していくための考え方が，医療倫理そのものなのです．

倫理的医療を実践するために

それでは，どうすれば倫理的な考え方をすることができるのでしょうか．どうやら医学だけを知っていてもだめなようですが，では患者の意思に忠実であれば良いのでしょうか．患者が求める医療をそのまま提供できれば，それは患者の満足につながるかもしれませんが，それは必ずしも医学的，法的，社会的に適切であるとは限りません．そうです，倫理的な考え方とは医学と患者の希望と法律と社会などといった，多くの要素のバランスをとることにあります．

医療倫理的な考え方をするための方法論として有名なものに，Jensen らの提

表 6-1　Jensen の 4 分割表

医学知識をもとにした考え方 Medical Indication	患者の考え方 Patient preferences
【チェックポイント】 1．疾患の診断や予後について 2．治療の目標の確認 3．効果と副作用 4．医療の無駄	【チェックポイント】 1．患者の判断能力 2．インフォームドコンセント 　（コミュニケーションと信頼関係） 3．診療の可否（治療拒否など） 4．事前の意思表示（リビング・ウィル） 5．代理決定
人生への影響についての考え方 quality of life：QOL	法律や家族・社会などをもとにした考え方 contextual features
【チェックポイント】 1．どのような事が患者の人生に大きく影響するのか 2．どのように測る事ができるのか 3．誰が判断するのか	【チェックポイント】 1．家族や利害関係者の立場 2．守秘義務 3．経済 4．医療施設の特性・地域性など 5．医療の公共利益（伝染など） 6．法律，宗教，慣習 7．その他

唱した4分割表を用いた考え方がありますので，少し説明しましょう（表 6-1）．この方法の特徴は，患者の状況を①医学知識をもとにした考え方（medical indication），②患者の考え方（patient preferences），③患者の人生への影響についての考え方（quality of life: QOL），④法律や家族・社会などをもとにした考え方（contextual features），の4つの考え方に分類しながらバランスをとっていくことにあります．この方法では，まず最初のステップ（ステップ1）として患者の現状を4つのマスの中に分類していきます．次に，その時点で足りない情報について情報収集をします（ステップ2）．さらに，集められた情報を4分割表に加えて再度全体を見渡して考え方のバランスをとります（ステップ3）．この際，その時問題となっている内容によってどの考え方を優先してバランスをとっていくのかを考えます．また，一度決定された方針も，患者の状況の変化や考え方の変化などの新しい情報を加えていくことにより，常に考え直していくことを繰り返していかなければなりません．

ケーススタディ 1　【高岡さんの場合】（表 6-2）

高岡さんは69歳の男性です．健康診断で高血圧があると何年もいわれていたのですがずっと医療機関には受診していませんでした．しかし，昨年から奥様が肝臓がんを患ったことを機に，周囲から強く進められて外来を訪れました．詳しく調べた結果，長年の喫煙もあったせいか狭心症を合併していることが分かりました．

高岡さんの状況について表 6-2 のように4分割表が作られました．狭心症は心臓を栄養する血管が細くなるために心臓に痛みがでる病気です．放っておくと血管がつまり心臓の広い範囲が死んで動かなくなる心筋梗塞という病気になってしまいます．実は，高岡さんはすぐにでも手術が必要な状況で，このま

表 6-2 高岡さんの場合

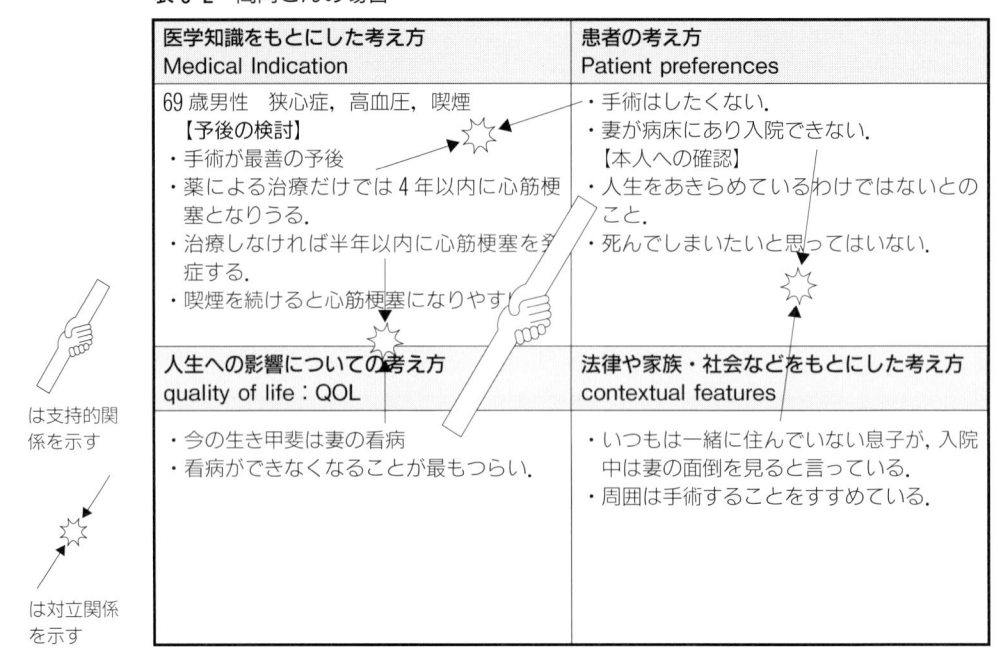

医学知識をもとにした考え方 Medical Indication	患者の考え方 Patient preferences
69 歳男性　狭心症，高血圧，喫煙 【予後の検討】 ・手術が最善の予後 ・薬による治療だけでは4年以内に心筋梗塞となりうる． ・治療しなければ半年以内に心筋梗塞を発症する． ・喫煙を続けると心筋梗塞になりやすい	・手術はしたくない． ・妻が病床にあり入院できない． 【本人への確認】 ・人生をあきらめているわけではないとのこと． ・死んでしまいたいと思ってはいない．
人生への影響についての考え方 quality of life：QOL	法律や家族・社会などをもとにした考え方 contextual features
・今の生き甲斐は妻の看病 ・看病ができなくなることが最もつらい．	・いつもは一緒に住んでいない息子が，入院中は妻の面倒を見ると言っている． ・周囲は手術することをすすめている．

は支持的関係を示す

は対立関係を示す

ま治療しないでいると通常半年以内に心筋梗塞に進展してしまい，その場合は死の危険を伴うものでした．ただ高岡さんは，あと半年の命と宣告された妻の看病をすることが生きがいであり，そのためには1日も入院したくないと考えているようでした．家族から入院を勧められても，やはりどうしても入院したくないとのことでしたので，内服治療での治療継続を提案することにしました．内服治療により心筋梗塞の発症は減少しますが，危険性は低くありません．

高岡さんの奥様は3か月後に亡くなりました．高岡さんは心筋梗塞を発症することはありませんでしたが，その後の外来で手術を承諾し入院治療を受けました．

この場合，ステップ1として病状に対する『医学知識をもとにした考え方』が最初に決められます．手術治療が第一選択となります．高岡さんには治療法についての詳細な説明をし，さらにステップ2として情報収集をしました．高岡さんは，十分に理解をされた上で手術療法を選択しませんでした．高岡さんは『患者の人生への影響についての考え方』に基づいて，入院できないという『患者の考え方』を示しました．それに対して家族からの『法律や家族・社会などをもとにした考え方』が示されましたが，やはり『患者の人生への影響についての考え方』が優先され，ステップ3として最終的に内服治療が決定されました．患者が情報を理解し納得した上で医学的に適切な治療法を決定していくことができました．しかし，これは医学的に最善ではないため，患者の価値観の変化に応じて柔軟に次の医療への提案を患者に示します．奥様が亡くなられたことによって再度ステップ2として情報収集を行ない，今度はステップ3として手術療法が選択されたことになります．

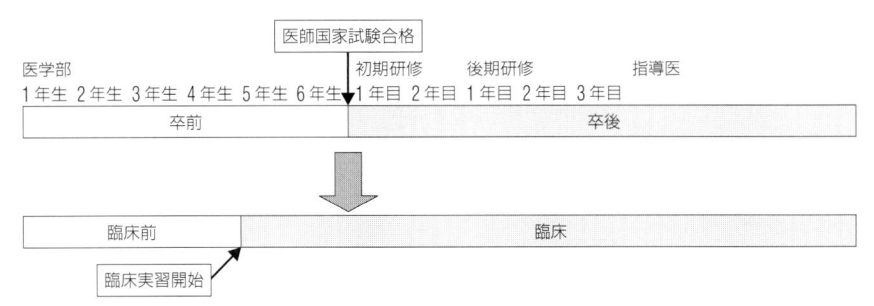

図 6-2 医師を例にした臨床のとらえかた

学生としての医療倫理

　医師を養成する医学部では，6 年間の医学教育があり，医師国家試験に合格した後 2 年間の初期研修をし，通常の医療を担うこととなります．医師免許の取得を境に医療が始まると考えがちですが，実際に学生が臨床に携わるのは医学部 5 年生からなのです．ここから医療に参加するため，医学部 5 年以降から始まる長い期間を臨床，それ以前を臨床前と区別します(図 6-2)．患者と関わるかどうかで分けることを考えれば，看護師や薬剤師，理学療法士なども同じことがいえます．

　臨床にはいってからは常に患者さんと接し，患者に貢献することが要求されます．たとえ学生であっても，そこにいるのは病を持ち苦しんでいる患者です．『患者を使って』実習する場ではなく，患者に貢献する方法を実践し学習していく場だと考えてください．患者さんは学生が担当になることを『モルモット』と表現することがあります．それは，学生が患者に貢献するのではなく，まるで病気になったモルモットがどうなるのか観察しているだけであったり，患者ではなく病気にのみ興味をもったりするために不安になって思わず口にする言葉です．また，逆に病気の知識がなく患者に接することも患者にとって大きな不安材料となります．

臨床での医療行為

　理解していただきたいのは，臨床はそれが実習であっても『医療行為』を行なうのだということです．したがって，それをなすべきか否かの判断基準は，患者にとって有益であるか否かです．また，評価の基準は『学生としてどこまで到達したか』ではなく，『患者に十分貢献できているか』ということになります．たとえ，どのような複雑な病態であっても，「難しい病気だから十分な医療ができなくても良い」と考える患者はいません．複雑な病態であっても，単純な病態であっても患者の求める到達点は健康に戻ることです．そのための，最善の医療を，指導者(主治医や担当看護師など)と共に提供していかなければなりません．

臨床前に学ぶべき医療倫理

では，臨床に入る前の医療倫理を医学部を例にして考えましょう．医学部に入学した以上，たとえどのような道を進むにしても臨床を経験しなければなりません．臨床に入り医療行為を行なう前に，どのような準備をすべきか考えてみましょう．

臨床に入る前の4年間は長いようですが，臨床前に獲得すべき能力を考えるとあまりにも短い期間です．身体の構造や機能に関して理解するのにどれくらいかかるでしょう．主な病気の知識を獲得するのにどれくらいかかるでしょう．聴診や触診といった身体診察技法を習得するのにどれくらいかかるでしょう．患者との良好なコミュニケーションをとるための面接技法を習得するのにどれくらいかかるでしょう．最新の医学情報の9割が発信されている英語を習得するのにどれくらいかかるでしょう．習得すべきことはまだまだあります．逆算してみると，それぞれについて最低限臨床で患者に貢献するための能力を獲得するのに与えられた時間はギリギリのものであり，入学時より計画性を持つべきと考えられます．私たちは医療のプロフェッショナルになります．ですから，『習っていないからわかりません』というのは，何の言い訳にもなりません．それは単に『学ぶべきことを学んでいない』という事実でしかないのです．

医学部をはじめとする医療者養成のための機関では最低限の内容をカリキュラムに沿って教えているだけです．カリキュラムに乗っかっていれば，医療者として充分な能力を得るようにできているわけではありません．たとえ，1年生であっても臨床的内容を自主的に勉強し始めることは，何ら問題がありません．内容によっては実用的なレベルまで到達可能でしょう．あなたが，受験勉強のときにやったように将来要求される能力を見すえた自分自身による能力開発，これを学習と言います，が必要なのです．教えてくれないからやらないのではなく，必要だから学習するのです．

臨床で倫理的医療を実践していくために必要な能力を，将来担当する患者のために身につけていく努力が臨床前の倫理的行動です．

ケーススタディ2 【栗山さんの場合】(表6-3)

栗山さんは56歳の男性です．ある日，路上で倒れているのを発見され救急外来につれてこられました．意識はやや混濁しており，血圧が低く脈も速くショックに近い状態でした．また，アルコール臭もありました．医師は手際よく点滴をつなぎ，ショックからの回復のための処置をはじめましたが，病状はどんどん悪化しショックから回復できず亡くなられてしまいました．

栗山さんは脚気という病気です．ブドウ糖をエネルギーにするためのTCAサイクルの酵素であるビタミンB_1(チアミン)が欠乏するために，ブドウ糖がエネルギーの中心となる神経や筋肉の障害をおこしてしまう病気です．神経が障害されると，意識が悪くなったり立てなくなったりします．筋肉で一番問題な

表6-3 栗山さんの場合

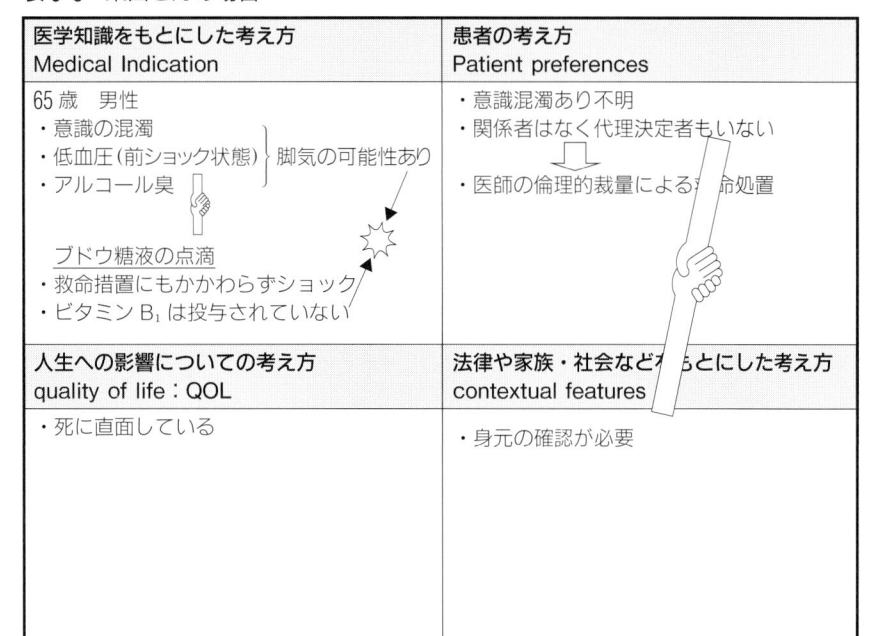

医学知識をもとにした考え方 Medical Indication	患者の考え方 Patient preferences
65歳　男性 ・意識の混濁 ・低血圧(前ショック状態) ⎫ 脚気の可能性あり ・アルコール臭　　　　 ⎭ 　ブドウ糖液の点滴 ・救命措置にもかかわらずショック ・ビタミン B₁ は投与されていない	・意識混濁あり不明 ・関係者はなく代理決定者もいない 　　　⇩ ・医師の倫理的裁量による救命処置
人生への影響についての考え方 quality of life：QOL	法律や家族・社会などをもとにした考え方 contextual features
・死に直面している	・身元の確認が必要

🤝 は支持的関係を示す

✴ は対立関係を示す

のは血管の筋肉で，これが動かなくなると血圧が低くなりショックとなってしまいます．飲酒はビタミン B₁ の欠乏を増長させるのです．

　この医師は，点滴をする素晴らしい技術を持っていましたが，ブドウ糖の点滴がどんな害を持っているのか充分に考えませんでした．ブドウ糖の点滴によってビタミン B₁ は急激に消費され，ショックを増悪させてしまったのです．人が生きるために絶対的に必要なブドウ糖であっても，時には人を死に追いやることを学習しなければなりません．目先の派手な技術に目を奪われるのではなく，ひとつひとつの基本的な医学知識が将来の患者にとってきわめて重要なものとなることを考えて学習してください．

まず，痛みを感じてください

　「先生は男の人だから私の気持ちは分からないかもしれませんね」と言われたことがあります．私は，「私には，あなたがどんなに苦しいのか，どんなにつらいのかは分かりません」「でも，あなたの痛みを理解したいと思っています．私は，多くの患者さんを診る医師であるからこそ，あなたの苦しみに近づくことができるのではないかと思っています」と，答えました．

　患者さんの本当の痛みや苦しみは，医師をはじめ医療を行なう側の人には絶対に分かりません．分かるはずがないのです．自分が患者さんのことを理解していると思うのは，傲慢にすぎると考えて良いでしょう．しかし，その苦しみを理解しようとすることはできます．すべての患者さんは『苦痛』を持って医療

機関にこられます.

> **ケーススタディ3 【石田さんの場合】**(表6-4)
> 　石田さんは62歳の女性です．職業は主婦．2人の子供がいらっしゃいますが，現在は夫との二人暮らしです．最近指がはれているような感じがして曲げにくくなったとのことで来院されました．手指は皮膚が硬くなっており，手指の皮膚の下にごりごりとした石のようなものが数多く触れました．さらに，水に手を入れたり，冬になると手が白くなりしびれてつらいとのことです．
> 　今まで，風邪もひかないくらい病気をしておらず，夫や近所の友人からはいつも健康そうで良いといわれるものの，何か悪い病気ではないかと心配だとのこと．

　『水に手を入れたり，冬になると手が白くなりしびれること』をレイノー症状といいます．皮膚が硬くなることを強皮症といいます．皮膚の下に石のようにカルシウムが沈着することをカルチノーシスといいます．レイノー症状と強皮症とカルチノーシスを併せ持つ病気は全身性硬化症です．

　さあ，どうでしょうか．もう，あなたの頭の中は診断名でいっぱいになっていませんか．『レイノー症状』や『強皮症』という言葉が思考の中心にきてしまい，石田さんが『しびれて，つらい』と言っていたことは頭の片隅に追いやられていませんか．

　ここでもう一度石田さんの苦痛について考えてみましょう．まずレイノー症状は，寒冷刺激によって手の血行が悪くなるため，痛みやしびれがでます．そのため，冬などは指先の皮膚が壊死してしまうほどです．特に主婦である石田さんにとっては，家事で水を使う仕事も多く，大変な苦痛となります．家事を他

表6-4　石田さんの場合

医学知識をもとにした考え方 Medical Indication	患者の考え方 Patient preferences
62歳　女性　主婦(過去に疾病なし) 　指の腫れ 　強皮症症状　　　全身性硬化症の症状 　カルチノーシス 　レイノー症状 さらに，診断的アプローチへ 全身性硬化症の治療と 予後を考える　　食道の硬化は？	悪性の疾患を疑って心配している 夫が苦痛を理解してくれていない 「健康そうで良い」と発言
人生への影響についての考え方 quality of life：QOL	法律や家族・社会などをもとにした考え方 contextual features
指が曲がりにくい→日常生活の困難 カルチノーシス→痛みを伴うはず レイノー症状→家事がつらいのでは 　　食事がうまくできないのでは	夫と2人暮らし 夫への説明が必要

は支持的関係を示す

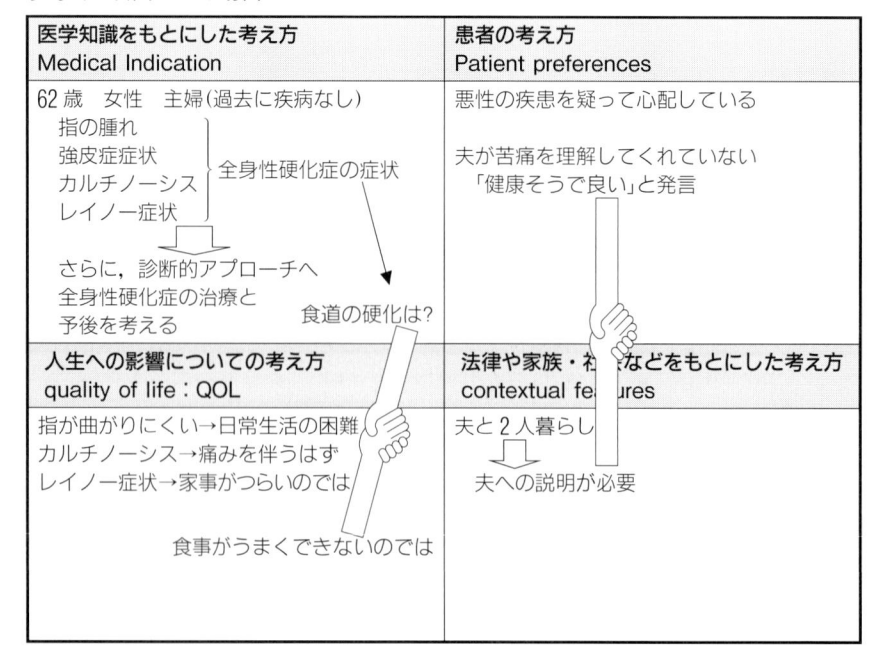

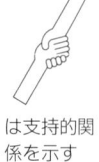

の人に代わってもらえば良いと言う方もいるかもしれませんが,『主婦』という仕事に誇りを感じている石田さんにとっては無神経な発言となってしまいます．

　強皮症とカルチノーシスについて考えてみましょう．皮膚が硬くなって縮むことにより指の皮はパンパンに張ってしまいます．その皮膚の下に石のように硬いカルシウム沈着があります．指のように常にものをつかんだりして圧力がかかるとどうなるでしょう．石で出っ張っている部分の皮膚はさらに血行が悪くなり皮膚が破れてしまいます．そして皮膚を突き破って石がでてくるのです．痛くないはずがないのです．

　実は，硬くなるのは表皮だけでなく，食道も硬くなることがあります．そうなると，食道は狭くなり蠕動もできなくなり，食事が食べられなくなります．石田さんの場合，話を聴いてみると最近飲み込みづらくなってきているとのことでした．

　さらに，シナリオを良く読んでみてください．患者はこれだけつらい思いをしているにもかかわらず,「夫や近所の友人からはいつも健康そうで良いといわれ」ています．近所の友人がそれを言うことと，同居している夫がそれを言うこととは患者にとって大きな違いがあります．石田さんがなぜわざわざこのようなことを言ったのでしょうか．そこには，患者が自身の苦痛を最も理解してほしい人に理解されない苦痛があります．

　医療の目的は患者の苦痛を取り去ることにあります．そのための第一歩は，患者の苦痛を理解することにあります．私たち医学知識があるからこそ患者の持つ苦痛を最も理解できる存在になりうるのです．

インフォームド・コンセント

　インフォームド・コンセントとは『情報の伝達による同意』と訳されます．インフォームド・コンセントは患者本人または患者が希望する人に対して行なわれることが原則となっています．患者が患者自身の人生のために納得して医療を受けるためには不可欠なものです．ですから，患者に情報提供しただけでは不十分であり，患者が適切に判断できるように情報を理解した上で患者自身の診療方針を最終決定することが不可欠となります．

ケーススタディ 4 【高木さんの場合】（表 6-5）

　高木さんは72歳の男性です．これまで特に疾病に罹患したこともなく，時にはシニアのトライアスロンなどにも参加していらっしゃる方です．左胸の違和感のため病院を受診され，痰の検査の結果肺がんと判明しました．外来での主治医が家族を呼び診断名について説明したところ,「本人には絶対に話さないでほしい．」と言いました．本人には「結核」と説明して入院していただきましたが，うすうす感づいている様子であり「がんであれば必ず告知してくれ」と言っています．家族に相談したところ「本人は大変気が小さいので，がんだと分かったとたんだめになってしまうから，どうか話さないでほしい」と意見をひるがえしません．

表6-5 高木さんの場合

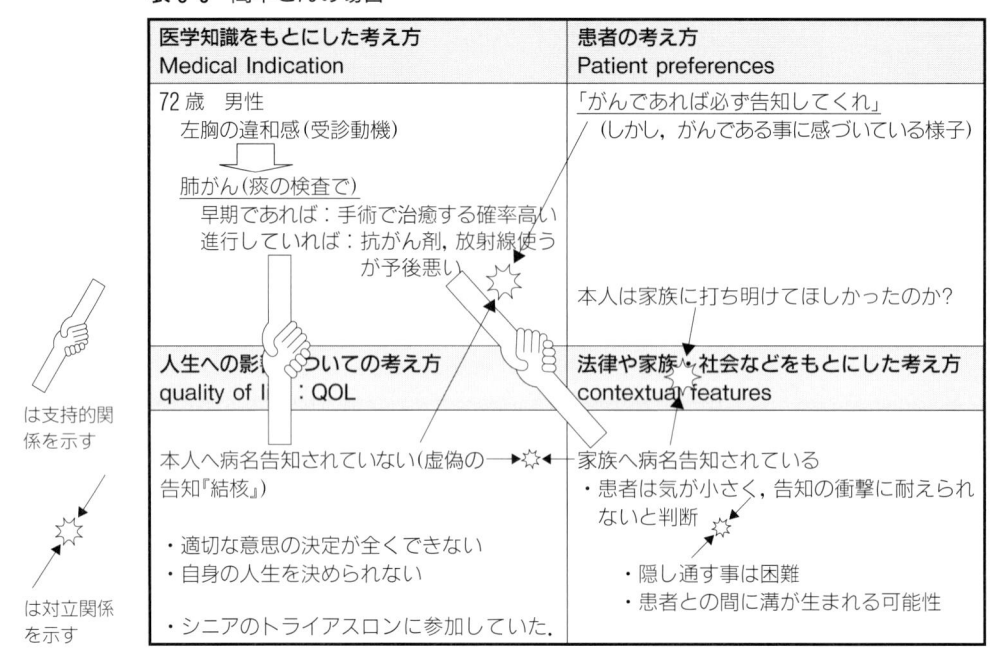

医学知識をもとにした考え方 Medical Indication	患者の考え方 Patient preferences
72歳　男性 　　左胸の違和感（受診動機） ⇓ 　　肺がん（痰の検査で） 　　早期であれば：手術で治癒する確率高い 　　進行していれば：抗がん剤，放射線使うが予後悪い	「がんであれば必ず告知してくれ」 （しかし，がんである事に感づいている様子） 本人は家族に打ち明けてほしかったのか？
人生への影響についての考え方 quality of life：QOL	法律や家族・社会などをもとにした考え方 contextual features
本人へ病名告知されていない（虚偽の告知『結核』） ・適切な意思の決定が全くできない ・自身の人生を決められない ・シニアのトライアスロンに参加していた．	家族へ病名告知されている ・患者は気が小さく，告知の衝撃に耐えられないと判断 ・隠し通す事は困難 ・患者との間に溝が生まれる可能性

　　は支持的関係を示す

　　は対立関係を示す

　家族からは，気が小さいから高木さんにはがんであることを話さない方が良いと言われました．まだ，がんの重症度が分かりませんから治療方針も決定していません．がんが初期であれば手術で助かる場合も多いのです．進行している場合には手術は不可能で抗がん剤と放射線を用いた治療が行われますが，それでも早期に死亡してしまうことも少なくありません．ですから，高木さんのことを考えればがんの「告知をせずに，まず重症度を診断するための検査を行なって家族と相談するのが良いでしょう」と，考えましたか．

　本当にそうでしょうか．現時点では高木さんは事実でないことを伝えられています．高木さんに事実を伝えないでも可能な医療行為は何でしょうか，考えてみてください．

　治療はどうでしょうか．高木さんに嘘の説明をして患者の手術をするのでしょうか．嘘の説明をして副作用の強い抗がん剤を注射するのでしょうか．本当に高木さんはその治療を希望しているのでしょうか．診断はどうでしょうか．嘘の説明をして胸のCT検査をしても良いのでしょうか．高木さんはその検査を本当に希望しているのでしょうか．入院はどうでしょうか．高木さんはがんであった場合，本当に入院を希望したのでしょうか．そして，本当に高木さんはがんであることを家族に知ってもらいたかったのでしょうか．

　また，この嘘はバレないのでしょうか．病状の進行とともに診断が『結核』でないことに本人は確信を持つかもしれません．そのとき家族は，どのような顔をして患者と接することができるのでしょうか．家族は心にしこりを抱えながら患者との最後の時間を過ごすことになります．最終的には，患者にも患者の家族にも不幸な事態となってしまいます．

患者に嘘をついて行なえる医療行為は何一つありません．患者をだまして行なうことは，それが医療行為であっても，患者のためを思って行なったことであっても，詐欺と同じです．患者は自分の人生を自分自身で決める権利があり，それを侵すことは許されません．最初に行なうべきは，高木さんの意志とは関係なく病状を家族に話してしまったことを謝罪し，正しく診断名を伝えることにあります．そして，患者と共に患者の人生についての重要な決定をしていかなければならないのです．

　では，高木さんは本当に告知されても大丈夫なのでしょうか．高木さんに限らず，がんの告知を冷静に受け止められる人は決して多くはないのです．私たちは，診断を伝え高木さんの人生をより良くしていくために，『どのようにして告知するのか』を考えなければなりません．いつ，どこで，誰が，どのようなメンバーで，どのような配置で，なにを，どのように伝えるのかを考えなければならないのです．情報そのものよりも，高木さんが冷静に適切な選択ができるような，情報の伝え方が重要なのです．

医療者とは

　日本の医療制度では，誰が担当医であってもどの看護師が担当しても同じように医療費が支払われます．3年目の医師であっても，10年目の医師であっても，優れた医師であっても，そうでなくてもです．患者は担当医が若い医師であるときに『担当医が若いから病気があまり良くならなくても良い』とは考えません．担当医が誰であれ最善の治療を望んでいるのです．すなわち，自分の能力がどうであれ，最善の医療を提供する責任があると言っても良いでしょう．実際にはいろいろな条件によって，最終的に提供される医療は変わってくるかもしれませんが，担当医となったからには，どのようにすれば患者の人生に最も貢献できるのかを考え続けなければなりません．そして，最も良く患者のことを考える医師が『主治医』と呼ばれなければならないのです．すべての医療者は医学の範囲の中だけで患者を考えるのではなく，医学を使って患者の人生にに貢献していく職業なのです．

第7章 医療安全

❶ 看護における医療安全
患者を守り、自分を守る

医療を取り巻く状況

社会構造の変化と危険要因の増加

　近年，少子高齢化による人口動態・社会構造の変化や医療保険制度の改革などから，人々の価値観は多様化し，より良いサービスを求めようとする権利意識が高まっています．またマスメデイアの発達によって，これまで入手困難だった医療の専門的知識や情報も簡単に手に入り，医療に対する期待度や判断規準はきびしいものになってきています．

　その一方で医療の高度・専門化に伴い，医療技術・機器などが急速な進歩をとげ，個々の治療により多くの専門家が関わるようになっています．また在院日数の短縮化や医療システムの変化などが医療環境をますます複雑なものにしています．

　こうした状況下では，ともすると不適格な観察・判断，確認不足，間違った看護行為，報告の遅れなどから医療事故が生じやすくなっています．また患者と医療者，医療者同士のコミュニケーション不足が生じ，医療に対する信頼関係が保たれにくい状況もおきています．

　このように医療の全過程を通して，私達看護師が遭遇しやすい危険な要因は多種多様にあります．しかし，むやみにそれを怖がるのではなく，看護の原理・原則である「安全・安楽・その人らしく」を守りながらいかに危険となることを予測し，予防できるかが重要となります．また，もし不幸にして事故がおきてしまったら，患者が受ける被害をどれだけ最小限にとどめるか，に努力することが大切となります．

医療事故（アクシデント）

　一般に言われる**医療事故**とは，医療の過程で予期しない事態が発生し，患者に不利益が生じた場合の総称です．

　その医療事故のうち，事故の原因が医療従事者の**過失**によるもの，あるいは

その疑いのある場合を**医療過誤**といいます．医療内容になんら問題がないにもかかわらずおきた**不可抗力の医療事故**との区別が必要になります．

医療従事者の過失による医療過誤と判断された場合は刑事上・民事上の法的責任が生じますが，逆にいえば医療を行なったことで患者に不利益な結果が発生しても，その過程で過失がなければ法的責任は発生しません．

医療事故(アクシデント)
　医療事故(過失のない医療事故)：医療内容に問題がないにも関わらずおきたもの
　医療過誤(過失による医療事故)：医療内容に問題があっておきたもの

インシデント

日常の医療現場で，患者に被害を及ぼすことはなかったが，"ヒヤリ・ハット"した出来事をいい，次のような場合があります．

①ある医療行為が患者にされそうになったが，しなかった．仮に実施されたなら，何らかの被害が予測された場合．

②ある医療行為が実施されたが，結果として被害がなく，その後の観察も不要であった場合．

日常おきやすい医療事故とその要因

医療事故の実態と近年の傾向

年々看護業務に関する事故は増加傾向にあります．これは看護師が24時間患者の傍にいて直接ケアをしたり，医師の指示による医療の最終施行者が看護師の場合が多くなっているからです．

以前は診療の補助業務に関する医療事故は，医師の監督義務違反とされ，直接看護師への法的責任が課せられることはまれでした．しかし，近年は看護師の注意義務違反などは，看護師自身の過失として法的責任が課せられるケースが出てきています．

看護業務の専門性や社会における重要性が評価されるほど，専門職としての法的責任も高くなっているといえます．

看護業務におきやすい事故と原因

看護師個人の能力によるもの：医師の指示通りであるかの確認が不足していることや，確認していても勘違い，思い込みで間違いに気づかないなどの注意力不足と，患者の観察やアセスメントの不足，行なおうとする行為への知識・技術の不足などです．

医療チームのコミュニケーション不足によるもの：観察結果を医師や他のメンバーへ連絡・報告しなかったり，報告を受けても適切な対応を怠ったために

表7-1 発生しやすい事故とその要因

危険項目	内容	原因・要因
患者に関して	他の患者との誤認 手術部位の誤認	患者確認の不徹底 確認方法・手順の不備
投薬に関して	薬の量・種類・回数の誤り（内服・注射など） 投与対象者の誤認	処方箋の確認ミス，製剤の確認ミス 情報伝達不足，知識不足 組織としての投薬システムの不備
医療機器に関して	点滴注入器の誤セット 人工呼吸器の誤操作・故障（回路のもれ・はずれ，条件設定の誤り） 電気メスによるやけど 麻酔器の誤操作・故障	使用前後での確認不足 前勤務者との情報交換不足 基本的知識の不足 日常のシステム整備の不備
検査に関して	検査対象者の誤り 検査内容の誤り 検体の紛失・取り違え	指示内容・患者確認の不足 搬送手段・手続きの不備
感染に関して	MRSAなどの院内感染 局所の感染 針刺し事故	事前の点検の不備・不十分さ 感染防止マニュアルの不遵守
転倒・転落・体位に関して	ベッドからの転落 歩行中の転倒 同一体位による神経麻痺 褥瘡	患者に対するアセスメント不足 患者と環境整備の不一致
治療結果・経過に関して	治療内容の不満足 治療期間の誤差 必要経費の増大	医療者の説明不足 患者の過度の期待 信頼関係の欠如

事態を悪化させてしまうこと，また他職種間との役割分担が細分化し，情報交換や連携に漏れや誤り，遅れが出ることなどです．

　組織構造，運営システムの不備によるもの：上記の内容は人間が関わるヒューマンエラーと呼ばれるものですが，それらを誘発する真の原因・要因となっているものに，適正な人員配置や看護体制，業務の標準化，医薬品や医療機器の安全管理，療養環境の整備などの不備などがあげられます．

　このように医療事故の発生には当事者による直接的な原因と，それをひきおこす状況的な，要因とが複雑に絡みあっていることが多いのです．

事故をおこさないための日ごろの予防策

患者-医療者関係を密に保つ

　治療方針や治療計画の説明を十分に行ない，日ごろから患者-医療者間のコミュニケーションを良好に保つことが第一です．しかし，インフォームドコンセントにおいても「言いたいことしか言わない」医療者と，「聞きたいように聞いてしまう」，「聞きたかったことしか覚えていない」患者の場合があります．また，

医療者の説明に対する患者の理解度や期待度もさまざまなので，これらのことを確認し合い随時説明を加えて，相互に認識の違いが生じないように調整が必要です．

看護師個人としての心がけ

日常の業務の煩雑さ・複雑さのなかに埋没し，注意力や集中力の欠如，判断力の低下などをまねかないよう，みずから担当している看護業務を整理し，行動をシンプルにしておくことによって，かなりの事故やミスは回避できます．また，人の命・健康を預かる専門職として，いつも最良の状態で望めるような自己管理の姿勢も，医療事故から患者と自分も守ることの原則となります．

その要点は

> (1) きめられた手順・基準をまもる（急ぐときや忙しいときほどまもる）
> (2) 担当業務の段取りを組み立てて行動する
> (3) 時間の使い方を工夫する
> (4) チーム間の連携を密にする（他の力を借りる）
> (5) 看護業務の責任範疇をまもる

などがあげられます．

組織・システムの改善

上記の対策を講じたとしても，個人の努力や人間の能力には限界があります．それゆえ，「人間はミスをおかすもの」との前提に立った組織的・システム的な危険防止対策が，重要となってきます．

病院としての「安全管理指針」の作成や，職員の教育・啓蒙活動，医療業務に関する手順・基準の整備，そして患者教育までを含んだ対策を講じる必要があります．

また院内に「医療安全管理室」などを設置し，職種・部門をこえて事故やミスの調査・予防対策，啓蒙活動に努力が傾けられています．医療の「あるべき姿」に向かって多くの改善を積極的に行ない，「高い質の安全管理」を組織全体の医療文化として高めていくことが，真の予防策といえます．

事故発生時の対応

どのように細心の注意をはらっていても人間の力には限界があり，絶対に事故やミスがおきないとはいえないことを念頭におき，日ごろから病院内での事故発生時の手順・基準を熟知し，その対応に関する認識を医療チーム内で共有しておくことが重要となります．その上で，もし不幸にして事故がおきた場合は，次のようなことを念頭に行動しましょう．

> **事故発生時の要点**
> (1) 当事者であってもなくても発生したことを隠さないこと
> (2) 応援要請をためらわないこと(患者への影響を最小にできる処置をただちにとる)
> (3) 報告・指示・支援を得ること(上司や組織から)
> (4) 客観的事実を記録しておくこと(時間きざみで,想像や思い込みでなく)
> (5) 患者やその家族への「誠実」な対応を心がけること(状況の説明や方針など)
> (6) 発生内容に応じた対応策をチーム内に徹底すること

記録の重要性

看護記録の形式にはいろいろありますが,医療事故発生時には,客観的な臨床経過や事実認定,状況の証拠として重要な資料となります.それ故,なにか"こと"が発生した時には,経時的に事実を(誰が,なにを,どうして,どうなったか等)正確に記録しておくことが大切です.記録に書いてないものは,施行されていないことになります.

普段からなにを記録することが大切かを考え,事実を客観的に簡潔明瞭に記録できる訓練を積んでおくことが大切です.

報告システムの重要性

ハインリッヒの法則*では,一つの重大事故の背景には,29件の似たような,軽い事故と,その影には300件の"ヒヤリ・ハット"事例が存在するといわれています.

アクシデントの報告はもちろんのこと,実際の事故に至らなかったけれど"ヒヤリ・ハット"と感じたインシデント事例に関しても積極的に報告することにより,その内容がデータ化され,分析され,原因・要因の改善につながっていきます.

また個人にとっても,報告したことが,そのひとの責任追求や能力評価につながるのではなく,貴重な経験として自らの成長に役立てることができます.

※ハインリッヒの法則:アメリカの技師ハインリッヒが発表した法則で,労働災害の事例の統計を分析した結果,導き出された法則.リスクマネージメントの中でよく用いられる.

医療安全管理システム

危機管理(リスクマネジメント)システムの重要性

近年,医療事故の予防から,万一事故が発生した場合の対策や事故の再発防止にいたるまで,一連の系統的な管理体制を整備することによって,患者はもちろんのこと,病院職員や病院組織をもまもるための危機管理(リスクマネジメント)の考えが強調されてきています.

```
1) 危機(リスク)の把握・予測・察知
    ○ 報告システムの整備
        "ヒヤリ・ハッ"とした経験も報告する．
    ○ 事故発生報告書・リストでチェックするシステム
    ○ 自発的にする報告システムと，報告義務を課するシステム
    ○ 報告しやすい「風土」をはぐくむ．
2) 評価・分析
    ○ 原因・要因の分析
        データや客観的事実に基づいて分析・評価する(感情・感覚からではなく)．
    ○ 事故防止の視点をもつ
        報告数と事故数
        数と質
        現状と傾向
    ○ 「人に」ではなく「ことがら」に焦点をあてる．
3) 対策の決定と実行
    ○ 「人がおこす間違い」の背景にある「環境や組織の問題」に手を打つ．
    ○ 危険の回避・拡大防止，損失軽減をはかる．
    ○ 「システム」という視点で組織で取り組む．
    ○ 専門の部署で対応する．
    ○ 短期と長期で考える
4) 再評価
    ○ 決めたらまもる……だめならやりなおす．
    ○ 逆の危険を誘発していないか(方策のための方策になっていないか)．
    ○ 再発と同種の危険の発生調査
    ○ 情報の共有，他への発信，社会への情報提供
```

図7-1 危機管理のプロセス

引用文献
1．小路美喜子：周手術期における安全管理，臨床外科学総論，医学書院，p 212-215，2004
2．楠木万里子：看護におけるリスクマネジメント，看護管理学習テキスト3，看護マネジメント論，日本看護協会出版会，p 133，2004

参考文献
1．高津光洋：外科看護を取り巻く法的環境，臨床外科学総論，医学書院，2004
2．小路美喜子：周手術期における安全管理，臨床外科学総論，医学書院，2004
3．井部俊子・中西睦子監修；看護管理学習テキスト3，看護マネジメント論，看護におけるリスクマネジメント，日本看護協会出版会，2004
4．医療安全管理室；リスクマネジメントマニュアル改訂版，東京慈恵会医科大学附属病院，2004

❷ チームワークと医療安全

なぜ「チームワークと医療安全」なのか

　読者の皆さんは黒澤明監督の「七人の侍」を観たことがあるでしょうか？　江戸時代の昔，ある農村の人々は，実りの時期になると山賊が襲撃するので，頭を悩ませていました．せっかく収穫した秋のお米をもっていかれてしまうのです．そこで，村のリーダーは町にでて，腕に自信のありそうな浪人に「何とか山賊を追い払って欲しい」と依頼します．その浪人は自分を含めて7人を山賊退治のチームとしてやといいれます．彼ら1人1人は弱いけれど，それぞれ異なる持ち味があって，それを活かして最後には山賊退治に成功します．

　このように異なる特技，役割をこなしながら，1つの目標を達成する集団をチームとよびます．チーム編成の意義は，1人ではできないけれど，複数協力すると大きな目的を達成できる点にあります．もっと簡単にたとえれば，1＋1＝3になるということです．この点グループは，1＋1＝2でしかない点が異なります．グループではなくチームとなるためには，常日頃からコミュニケーションをはかり，人間対人間として付き合い，お互いに強い信頼関係が築かれていなくてはなりません．

　しかし，いったん強力なチームができあがると，医療の質が向上します．事実，「1人の有名な外科医のいる病院」と「有名な外科医はいないが，すばらしいチームワークをもつ病院」の術後合併症，術後死亡を比較する調査がなされました．結果はというと，後者に軍配が上がったのです．このことから判るとおり，医療の臨床現場におけるチームワークは医療の質と安全性を高める上でキーとなるのです．

医療機関におけるチーム編成の難しさ

　大学病院などのような大きな病院にはさまざまなプロフェッショナルが働いています．さらに，同じプロフェッショナルでも，異なるモチベーションで行動をしているかもしれません．例えば，ある医師は臨床が楽しくて無我夢中で仕事をしているかもしれませんし，ある医師は臨床を早く切り上げて医局で研究したいと考えているかもしれません．また，ある医師は学位がとれれば開業したいと考えているかもしれませんし，ある医師は患者さんをよりよく治すことより自分の出世のことで頭がいっぱいかもしれません．これに対して，ある商品を販売する会社であれば，会社の収益をあげるという単純な目標にまい進すればよいので話は簡単です．つまり，会社などでのチーム編成と病院のような多職種プロ集団でのチーム編成では，話がちがってしまうのです．

グループ・ダイナミクスを知る

効率的チーム編成には何人が適切か

　それではどのように強力な医療チームを編成したらよいのでしょうか？　そのためには，まずグループ・ダイナミクスを知る必要があります．

　先に「7人の侍」の話をだしました．この人数は極めて的を射ているといえましょう．例えば，2人しかいなければ，1つの関係を築けばすみます．3人であれば3通り，7人であれば21通りですが，20人になると100通りに膨れ上がってしまいます．読者の皆さんも，今までの人生を省みたとき，お互いによくコミュニケーションのとれる人数は何人くらいだと思いますか？　例えば20人である1人の患者さんについて看護方針を話し合う場面を想定してください．そして，あなたは下から数えた方が早いとしましょう．討論でまとまりつつある看護方針に対して，患者さんの心理をよく知るあなたは心の中で「それはAさんが望む内容じゃないんじゃないか」とつぶやきます．しかし，そこで手を挙げて「ちょっと待ってください」と意見が言えますか？　やはり，心に思ったことを何の抵抗もなく言える人数は数人が限界なのではないでしょうか？　これは，チームの構成メンバーや状況によって異なるでしょう．しかし，7人という数字は，やはり的を射ていると私は思うのです．

■個性をタイプ別に考えてみる

　それでも，7人の中に「とてつもなく強烈な個性」の持ち主がいたらどうでしょう？「私の考えや予想はいつも正しい，だから私の決断には口をはさませない」と言葉の端々や態度にでる人がチームの一員だったとしたら，やはり多くの人は「それはちょっと違うんじゃない」と思っても，自分の意見を言わないかもしれません．このように，チーム参加メンバーによる個性によってグループ・ダイナミクスは大きく左右されます．

　そこで，その個性を3つの典型的なタイプと，その中間群に分けて考えます．先の「私の考えや予想はいつも正しい，だから私の決断には口をはさませない」というタイプ，これを仮にレッドと呼びましょう．一方，平和主義で「自分の考えと，相手の考えが対立したとき，どちらが正しいかは判らないから，自分の意見を押し殺してでも相手の意見を優先させる」というタイプ，これを仮にブルーと呼びます．そして，「分析的で，本や論文をみると×××のように書いてあるから，リスクは××％くらいだと思われる，でも自分では決断をくだせない」というタイプ，これをグリーンとします．そして，それぞれの色の中間，例えばレッドとブルーの中間，あるいは3色の中間の人もいるかもしれません．

　さらに，「患者さんの具合が急変した」といった強いストレス下では，平穏な状態のカラーからシフトすることが多いという点も見逃せません．例えば普段は問題点を解決するために，いろいろな可能性を探る常識人なのに，患者さんの

具合が急変すると頭の中が真っ白になってしまうなどという場合もあるでしょうし，普段は強引な部分もあるのに問題が発生したときは，慎重で分析的なグリーンになる人もいるかもしれません．このそれぞれの個性はどれが悪いというわけではありません．逆にどれがよいというわけでもありません．むしろ，チームとしてお互いの個性を補完しあうようになればよいわけです．

　例えば，普段はレッド(術者)，レッド(助手)，ブルー(助手)の3人の外科医がいたとします．術中予想外に手術が難航しました．そして，この外科医たちは手術中に遭遇した強いストレス下において，ブルー(術者)，レッド(助手)，ブルー(助手)となったとします．ブルーは無理せず引き返そうと考えますが，レッドが強行に「続行しましょう」と主張したとします．年若のブルーは何も言えません．麻酔科医もブルーで，心中は心配していますが，あくまで術者の指示を優先してしまいます．看護師も「私はオペルームの看護師としての役割は果たしているのだから……．私が口をだす立場にはない」と黙っています．このようなチームでは，チームとしての効果を発揮しません．

　それでは，どうしたらよいのでしょうか？　まずは平時とストレス時の自分の性癖を知ることが大切です．そして，そのことが周囲にどのような影響を与えているかを考えるべきです．まず，チーム自体，いろいろな色の人が入っている，そして問題に遭遇しても多色のバランスがとれていることが理想的です．いざというとき，グリーンは状況を分析していろいろな可能性を探り，ブルーは意見調整をし(皆が心の底で思っていることを声に出して述べることができる)，レッドが最終的に意思決定をします．もちろん，偶然にせよ，意識的にせよ，多彩な個性のチームが最初からあれば，よいのですが，なかなかそうもいきません．そこで，普段からよいコミュニケーションをとり，お互いの性格を知ること，そして思ったことを言い合える人間関係を築いておくことが大切です．また，チームに強烈なレッドがいるときは，それを調整できるレッドとグリーンを新たなメンバーとして取り入れると効果的かもしれません．

仲の良すぎるチームは意思決定を誤る

　例えばここに数人のお互いを尊重し合う仲の良いチームがあったとします．彼らは年齢も近く，同じ専門職で，お互いを必要としているとしましょう．チームの1人がある意見を言い出しました．チームの他メンバーの心に反対意見が一瞬よぎりましたが，ここであえて反対意見を述べて，チームの雰囲気を悪くしたくない，おそらく彼の意見の方が私の意見より正しいはずだ，などと考え自分の心に浮かんだ反対意見を否定してしまいます．結局，この仲良しチームは誤った意思決定を下すことが多くなります．

　この仲良しチームは，同じ知的レベルの集団において発生しやすい傾向にあります．同年代の医師などがその典型でしょう．ケネディ大統領がキューバ危機の際，最終的に適切な意思決定を下すことができましたが，きわどいところ

まで行きました．アメリカ同時多発テロの前日，地方FBIからハイジャックによるテロの可能性が指摘されていたにもかかわらず，ホワイトハウスはその情報に対して「またか!?」といった具合に耳を塞ぎ，チームの誰もが疑問の声をあげませんでした．つまり，"意思決定の誤り"はどの知的レベルでも発生し得るのです．

ここに，まったく異なる視点を持つ人が加わることによって状況が改善します．例えば，診療方針を決定する外科医の集団に看護師が加わる，クリニカル・パス効率化の観点から事務職が入る，化学療法を施行する前に患者を中心に置いた形で薬剤師，看護師，医師が「この患者さんにとって一番よい治療は何か？」を相談するといったことが考えられます．

権力者を中心とするチームも意思決定を誤りやすい

強大な権力者を中心とするチームも問題です．権力者と利害関係があるものの多くは，本当のことを言わずに，権力者に都合のよい意見ばかりを述べるようになります．逆に，権力者に対して苦言する人はチームから外される傾向にあります．このようなチームは，チームの意思ではなく，権力者の意思決定に従います．権力者がいつも正しい決断をしていれば問題ありません．しかし，通常個人の決断よりもチームの決断の方が正しいのが常なのです．

ウオーク・イン・ウッズ

先にあげた状況のように，医療現場で意見が対立することはしばしばあります．対立は必ずしも悪いことではありません．ただ，「私の意見は常に正しく絶対的だ」あるいは，「あいつらは敵だ．何とか打ち負かしてやろう」という形で対立した場合には問題解決から遠ざかってしまうでしょう．このような対立は患者さんにとってマイナスの結果を招き得ます．そこで提案したいのが多元的交渉術です．いわゆるゲイン・ゲイン（ウイン・ウイン）セオリーです．

まず，自分の意見を述べ，相手の意見を傾聴することからはじめます．その前提条件として，相手を信頼することからはじめなくてはなりません．心を鎮めて，相手を信頼してテーブルに着きます．そして，双方の話を聞けば，単純な誤解であることもあるでしょう．そうでなくても，必ずや接点がみつかるはずです．接点とは共通の利害です．話の中で，双方の利害を発見したとき，そこでいったんとまり，その部分を確認します．そして，接点の話題を拡張していきます．そうするうちに，今までになかった意見がでてくるかもしれません．この時点での意見のやりとりはブレイン・ストーミングに相当します．ブレイン・ストーミングとは，まず思いつくあらゆる意見をだしつくす点が特徴です．出された意見を整理するのは後で，意見に対して批判を加えてはいけません．

意見は大きなものである方がよいとされています．

　そして，出された意見の中で双方が「これだ！」と納得できるものに着目します．さらに，実行可能性，そのための微調整の必要性などを考慮し，討論を終了します．このことのよって，両者が対面したときには予想もしなかった問題解決に至り，しかも双方が利を得られるのです．

　この手法は，かつて米ソが核軍縮交渉で暗礁に乗り上げていたとき，両国の代表が休憩のため会議場付近の森を散歩しました．その際，家族の話，趣味の話，仕事の話，人生観などを話し合ったのかもしれません．そして，両者の間には人間対人間としての理解，さらに信頼関係が生まれたのです．森の散歩から会議場の帰ってきたあとは，一気に交渉がすすんだとされています．このように，いきなり問題を解決するのではなく，一見遠回りにみえても，まずは人間対人間としての対話，そして信頼関係を築くことが，最良の問題解決に導いてくれます．この例から，この交渉術を"ウオーク・イン・ウッズ"walk in woods と呼ぶことにしましょう．

　ウオーク・イン・ウッズは必ずしも会議やフォーマルな交渉の場でなくても，医療者と患者間の話し合い，チーム内での意思決定でも使えます．あるいは夫婦間や親子間でも使えるかもしれません．

チーム内討論
2人目のリーダーが必要

　よいチームでは，2人のリーダーが発生します．1人はタスク・リーダーで，チームが意思決定し，仕事を実行できるように皆をリードします．こういったことをしよう，目標はこれ，克服するべき問題点はこれ，そして解決方法は……．チームメンバーから意見や情報を集め，そして意見や情報を与えます．情報や意見を考察し，不明確な点を明確にし，関連する考えを引き出し，チームの意思決定や結論を提示し，これを受け入れるかどうかの判断をチームに迫ります．

　もう1人のリーダーとは，ハーモナイゼーション・リーダーです．チームメンバーが効率的に仕事にあたっているか，メンバーはどう思っているのか，思っていることを表出しているか，他人がどう思っているかを別の人に伝えるなど，タスクそのものよりもプロセス自体を重要視します．ユーモアを交えるなど，緊張を和らげ，意見を言いやすい雰囲気をつくりだします．特に，コミュニケーションできるチャンネルを常にオープンにし，皆が参加していることを確認します．もしも，はみだした意見があれば，その意見を尊重しつつも歩み寄れないか調整を図る役割も担います．最後にチームの下そうとしている意思決定にすべてのメンバーが満足しているかを確認します．

　通常のチームでは，誰か一人が自然発生的にタスク・リーダーとなることは多いのですが，ハーモナイゼーション・リーダーを欠いています．しかし，この2種類のリーダーが必要であることを意識すれば，決して難しいことではあ

りません．

リーダーシップ論

　リーダーとは，チームメンバーに対して大目的を提示し，その方向性に向かう決断を下して結果を出していく者のことです．

　ビジネスの世界では古くからリーダーシップ論が繰り広げられてきました．下図は，ハーバード大学経営学，マーク・ロバーツ教授が講義の際，黒板に書いたものです．

　まずリーダーシップを発揮しなくてはならない状況設定を4つに分けます．皆がその人をよく知っている場合，知らない場合，プロジェクトが大きい場合，小さい場合です．

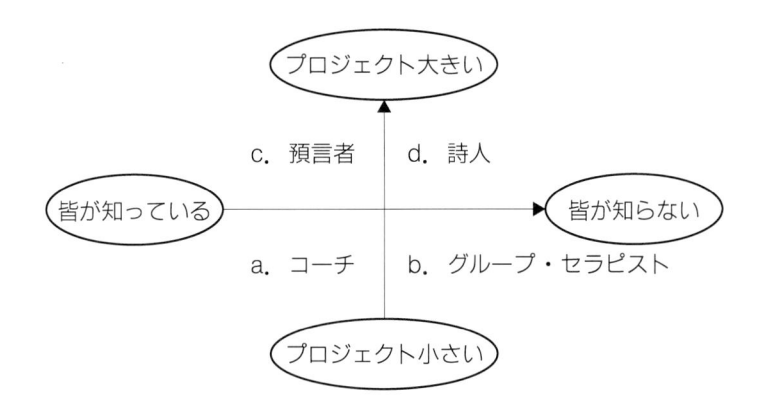

```
                    プロジェクト大きい
                          ↑
          c. 預言者    |    d. 詩人
    皆が知っている ―――→ 皆が知らない
          a. コーチ    |    b. グループ・セラピスト
                          |
                    プロジェクト小さい
```

「コーチ」であるべし

　「皆がそのリーダーのことをよく知っていて，プロジェクトが小さい時には，『コーチ』であれ」

　チームで医療を推進する上でさまざまな問題が発生します．これに対してリーダーは適切なアドバイスを与え続けなくてはなりません．現場スタッフらは，伝統的な管理型上司ではなくコーチ型上司を必要としています．また，チーム発足直後においてはメンバーのポテンシャルも高いのですが，時間が経つにつれて徐々に低下していきます．ですから，リーダーはチームメンバーと頻回にコミュニケーションをとり，時々ネジを巻き直さなくてはなりません．

「グループ・セラピスト」であるべし

　「皆がリーダーを知らない時には，『グループ・セラピスト』であれ」

　リーダーは「何をするべきか」を知っていても解答を自らしゃべってはいけません．あくまで皆に結論を出させるのです．リーダーは，皆が軌道を大きくはずれさえしなければ，だまってみています．これがグループ・セラピストの意

味です．その代わり，リーダーはその場にいるだけで黙っていても存在感がなくてはいけません．リーダーの目的はスタッフの意思を統一し，新しいプロジェクトに向かわせることですから，必ずしもリーダーが手取り足取りする必要はないのです．

「予言者」であるべし

「皆がリーダーを知っていても，プロジェクトが大きい場合には『予言者』であれ」

大きな企業のリーダーシップをとるには，時代を先取りできなくてはなりません．ただの物知りや，言われたことをきちんとやれるだけでは大きな団体のリーダーにはなれません．特に医療施設のようなインテリ・プロ集団を牽引するには，皆をうならせるだけの洞察力が必要です．

「詩人」であるべし

「リーダーのことを皆が知らない時，そのリーダーが大きなプロジェクトをこなすためには『詩人』であれ」

これは別に「詩をノートに書け」というわけではありません．私は，「その人の一言一言が，人生そのものが，あるいは人生哲学が詩であり，人々の心を打つ時，その人がリーダーの資質を兼ね備えていると言える」ということなのではないか理解しています．歴史を振り返ると，大きな仕事を成し遂げた人が数多くいます．彼らの生き方そのものが，詩だったのではないでしょうか？

リーダーには，「仮にこの人が失敗してもつき従って悔いはない」と思えるほどの人間的魅力が必要です．その根底には，慈愛とか人間愛といったヒューマニズムがあるのではないでしょうか？

多様性は創造性の原動力である

ハーバード大学経営学の講義では，最初に「人は皆異なった才能を持つ．人生の時間は限られている．だから共同して1つの仕事を成し遂げなければならない」と習います．彼らは，「7人の侍」の話を好んでします．1つの仕事を異なった技術のプロフェッショナルが共同で成し遂げる —— この状況には，まさに病院という場が当てはまるのではないでしょうか？

「多様性」は「創造性」の原動力です．異なるスキルを持ったプロフェッショナルが意見を交わすとき，意外な方向に話が進むことがあります．研究にはこの意外性が重要であり，新しい価値を創造する原点になるのです．逆に多様化が進めば摩擦を生じるかもしれません．しかし，この摩擦を創造性の源と考えることも重要です．意見も少なく居眠りする人が多い会議から何が生まれるでしょう？　上下あるいは異職種を意識せずブレイン・ストーミングのできる雰囲気が重要です．

もちろん多様化された意見を最終的には集約しまとめ上げる，あるいは新たな仕事に発展させなくてはなりません．

まとめ

　昔治らなかった多くの病気が現代の医療をもってすれば治る，あるいは生き長らえることが可能となってきました．それにもかかわらず，医療事故は増えつづけ，患者と医師の間には，未だかつてないような緊張状態が存在するようになってしまいました．医療の現実と理想の間には単なるギャップではなく，大きな溝が存在しているのです．

　私は，その溝を埋めるのは，人間対人間の共感からはじまると思います．そして信頼関係が生まれてはじめて説明と同意というプロセスに移ることができるのではないでしょうか？

　患者対医療者が1対1の関係であればそれでよいのですが，現代医療は1人の医療者が治療を完了できることは少ないのです．つまり，チーム医療なくして，命を救うことはできないのが現状です．そこで，質の高い医療を実戦できるチームとはどのような特徴を備えているかを述べてきました．最後に，チームで大きな目標を達成したときの感覚は，おそらく1人で達成したときより充実している点を追加して，本稿を終わりとしたいと思います．

第8章 社会と医療

❶ わが国の医療システムはどのようになっているのだろう

わが国の医療の原則

わが国の医療は「診療の自由」および「開業の自由」の原則の上になりたっています．

診療の自由

「診療の自由」とは，診療内容については医療を受ける患者と，医療を提供する医師との間で，その内容について合意されていれば，原則として診療内容については規制を受けないという原則をいいます．診療内容について，医師の裁量がかなり広く認められることになりますが，医学技術の進歩のためにもこの原則が必要と考えられています．

開業の自由

診療の自由を担保するには，医療が行なわれる場である医療機関を，医師が自由に開設できることが必要だというのが「開業の自由」です．自由開業医制という場合もあります．現在の医療法においても，原則として医師または歯科医師が，診療所を開設する場合には，開設地の都道府県知事(保健所設置市の市長，特別区の区長)に届出ればよいという規定になっているのは，この考え方によっているものです．なお，医師以外のものが開設する場合と，病院を開設する場合は，許可を受けることになっています．

注）自由診療と保険診療
　健康保険による保険診療に対して，保険を使わない保険外診療のことを自由診療と呼ぶことがあります．これは保険診療が，投薬内容や検査内容などについて，保険医療機関と保険者との間の契約による制限を受けるため，制限診療と呼ばれるのに対し，保険外診療ではその制限がないので，対比して自由診療と呼ばれるものです．「自由診療」と「診療の自由」は別の概念であるので注意が必要です．
　保険診療においても，制限の範囲内ではありますが，その診療内容については医師の裁量が認められており，診療の自由の原則は生きていると考えることができます．

わが国の医療の特徴
国民皆保険

　現在のわが国の医療制度を特徴づけているのが，「国民皆保険」です．「国民皆保険」とは国民すべてが公的医療保険に加入できている体制をいいます．わが国では 1922 年に健康保険法が成立してから，公的医療保険制度が始まりましたが，主に勤労者を対象とした保険制度でした．1938 年に国民健康保険法，1939 年に職員健康保険法，船員保険法が成立して，一応のかたちは整いました．しかし「国民皆保険」が実際に確立したのは 1960 年代になってからのことです．

　現在，国民は原則として公的医療保険のどれかに加入することになっており，通常，疾病の治療は保険診療によって行なわれることがほとんどです．これを「国民皆保険」と呼んでいます．国民皆保険の例外として，生活保護法による医療扶助を受けている場合は，公的医療保険制度の適用外になります．ただしこの場合も，生活保護法指定医療機関において，保険診療に準じた診療が行なわれています．

　この種の社会保険タイプの医療制度を採用しているのは，わが国の他，フランス，ドイツなどがあります（図 8-1）．

　また健康診断，予防接種，美容医学などについては健康保険の対象外になります．保険診療と保険外診療を併用する混合診療は原則として認められていませんが，高度先進医療や入院時の特別室（特別の療養環境の提供）利用の際の差額ベッド料金などの特定療養費に（表 8-1）ついては，療養全体にかかる費用のうちの，基礎的部分を保険給付し，特別サービスの部分を自費負担として，併用が認められます．

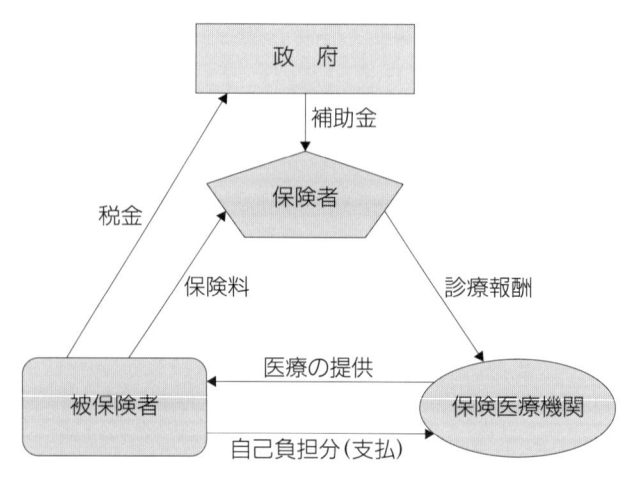

図 8-1　わが国の医療制度

表 8-1　特定療養費の種類

1. 特別の療養環境の提供（特別室）
2. 前歯部の金属材料差額
3. 金属床総義歯
4. 200 床以上の病院についての初診
5. 200 床以上の病院についての再診
6. 予約診療
7. 診療時間外の診療
8. 治験に関する診療
9. う触患者の指導管理
10. 薬事法に基づく承認を受けた医薬品の授与
11. 入院期間が 180 日をこえる入院
12. 医薬品の適応外投与
13. 高度先進医療

わが国の医療保険のシステム

医療保険

　わが国の公的医療保険は，被雇用者を対象とした被雇用者健康保険と，主に自営業者などを対象にした国民健康保険とに大別できます．前者には政府管掌健康保険，組合健康保険，公務員共済保険，船員保険などがあり，後者は各市区町村を保険者とする国民健康保険が主なものです．保険による給付は現物給付を原則としています．保険者は保険医療機関を通して医療サービスという「現物」を給付するシステムになっています．保険診療を受ける際の患者負担率は，現在，診療報酬の 3 割となっています．その他，入院時食事療養費，外来薬剤一部負担などの患者負担があります．

老人医療

　70 歳以上の高齢者，65 歳以上 70 歳未満で市区町村長により一定の障害状態にあると認定された者への医療の給付は，老人保健法に基づいて市区町村長の責任において行なわれます．患者負担を除いた老人医療に要する費用については，その 70％は各保険者の医療費拠出金でまかない，残りを国，都道府県，市区町村が負担しています．形式的には公費負担制度と考えられますが，広い意味では医療保険の仕組みを採用しています．

　現在，高齢者の医療費の給付について見直しが進められています．

介護保険

　老人福祉制度と老人保健制度と，ふたつの異なる制度の下で行なわれていた高齢者介護について，両制度を再編成し，給付と負担の関係が明確な社会保険方式により，社会全体で介護を支える制度として，介護保険制度が発足しました．在宅および施設での介護サービスが中心ですが，医療に対する給付も行な

われる場合があり，医療保険的な側面もあるといえます．

　保険者は市区町村で，40歳以上の者が被保険者として保険料を拠出します．65歳以上の者が第1号被保険者で，介護または支援が必要な場合に給付が行なわれます．40歳以上65歳未満の者が第2号被保険者で，老化に起因する疾病で，要介護または要支援と判断される場合に給付が行なわれます．

　介護保険における施設サービスには，介護老人福祉施設(特別養護老人ホーム)，介護老人保健施設，介護療養型医療施設(介護保険適用の療養病床)があります．なお療養病床には医療保険適用の病床もあます．在宅のサービスのうち訪問看護についても，介護保険で給付されますが，人工呼吸器を装着している場合のように，医療処置が主体となるようなときは医療保険が適用になります．

医療システムの基本

医業の独占と医療の理念

　医師法(歯科医師法)では，「医師(歯科医師)でなければ，医業(歯科医業)をなしてはならない」と医業(歯科医業)の独占性について規定しています．一方，保健師助産師看護師法では，医師(歯科医師)の指示のもとで，看護師に幅広い診療の補助を業務として認めています．

　近年の医療不信の高まりのなか，医師，歯科医師をとりまく環境には厳しいものがあますが，わが国では，好むと好まざるとに関わらず，医師，歯科医師を中心においた医療システムが整備されています．

　一方で医療法には医療の理念について次のような規定があります．

　「医療は生命の尊重と個人の尊厳の保持を旨とし，医師，歯科医師，薬剤師，看護師その他の医療の担い手と医療を受ける者との信頼関係に基づき，及び医療を受ける者の心身の状況に応じて行なわれる」

　「医師，歯科医師，薬剤師，看護師その他の医療の担い手は良質かつ適切な医療を行なうよう務めなければならない」

　「医師，歯科医師，薬剤師，看護師その他の医療の担い手は，医療を提供するにあたり，適切な説明を行ない，医療を受ける者の理解を得るよう務めなければならない」

　ここでは，医療の担い手として，医師，歯科医師，薬剤師，看護師だけでなく，「その他の医療の担い手」として，いわゆるコメディカルスタッフを明確に位置づけています．また医療はこの担い手と受ける者との信頼関係に基づくべきとしていることも重要です．さらに努力義務ではありますが，インフォームドコンセントについても規定されています．

医療従事者と医行為

　医師法では医師以外の者が医業を行なうことを禁じています．他の医療従事

者は，医師の指示を受けて初めて診療の補助として医行為を行なうことが認められます．医行為とは「その行為を行なうに当たり，医師の医学的判断および技術をもってするのでなければ人体に危害を及ぼし，又は危害を及ぼす恐れのある行為」と解釈されています．反復継続する意思を持って医行為を行なうことが「医業」とされていますが，医業と医行為がほぼ同じ意味で用いられていることが多くあります．

手術のように医師以外の者が絶対に行なえないと考えられる行為を絶対的医行為と呼び，静脈からの採血のように医行為ではあるが，医師の指示を受けて看護師等が診療の補助として行なえる行為を相対的医行為と呼ぶこともあります．わが国の医療システムでは，医師や看護師をはじめとする医療の担い手(医療従事者)の資格に関する各種の法律で，免許をもたない者が医行為を行なうことを原則として禁止しています．

診療の補助

保健師助産師看護師法では，診療の補助は看護師の業務とされており(業務独占)，医師(歯科医師)の指示の下で，かなり幅広く診療の補助として医行為を行なうことが認められています．ただし法に具体的な規定があるわけではなく，時代，状況によって看護師が行なえる医行為の内容は変化すると考えられます．以前は医師が直接行なうべきであるとされていた静脈内注射も，現在は診療の補助として看護師が行なうこともできると解釈されるようになっています．

理学療法士，歯科衛生士など，その他のコメディカルスタッフの診療補助行為については，保健師助産師看護師法の例外として，それぞれの専門分野に限定して，医師(歯科医師)の指示を受けて診療補助行為が行なえる旨の規定がそれぞれの職種を所管する法律にあります．

医業類似行為

医師，歯科医師を中心とした医療システムの周辺に，あん摩，マッサージ，指圧，鍼，灸，柔道整復といった，いわゆる医業類似行為が制度化されています．それぞれあん摩マッサージ指圧師，はり師，きゆう師等に関する法律，柔道整復師法に規定され，医師以外で，それぞれの免許を持たない者がこれらの施術を行なうことは禁止されています．その他に，法の規定のない，いわゆる法定外の医業類似行為があります．法に規定のない医業類似行為を行なうことは，原則として禁止されていますが，1960年の最高裁の判決により，ひとの健康に害を及ぼす恐れのない医業類似行為については禁止処罰の対象とはならないとされ，判例として確立しています．

病院と診療所

医療機関の名称として，病院，医院，診療所，クリニックなどさまざまな名称が使われていますが，医療法では医業(歯科医業)を行なう場所として，病院と診療所を規定しています．往診などの例外を除き，医師であっても，病院や

診療所以外の場所では医業を行なうことはできないことになります．

病院とは20人以上の入院施設を有するものをいい，診療所は19人以下の入院施設を有するか(有床診療所)，または入院施設を有さない(無床診療所)ものをいいます．医療法では入院施設(病床)を，主に急性期の患者を対象とする一般病床，慢性期の患者を対象とする療養病床，精神疾患の患者を対象とする精神病床，結核の患者を対象とする結核病床，感染症の患者を対象とする感染症病床の5つに分類しています．

医師(注)または歯科医師が診療所を開設する場合には，開設地の都道府県知事(保健所設置市の市長，特別区の区長)に届出るだけ(具体的には開設地の保健所に届出る)でよいのですが，医師以外の者が診療所を開設する場合には開設の許可を受けることが必要になります．また病院については利用する患者さんも多くなり，人員・構造基準等が詳細に定められていることから，開設するには同じように都道府県知事の許可を受けることが必要です．

(注) 新医師臨床研修制度発足以降は研修を修了した医師とされています

医療の非営利性の確保

医療は営利目的で行なってはならないという考えに立って，医療法では営利を目的として病院，診療所を開設しようとする者には許可を与えない旨の規定があります．そのため病院，診療所を医師・歯科医師以外のものが開設しようとする場合に，開設者として許可されるのは，原則として，医療法人や財団法人などの非営利的な団体に限られ，株式会社などの営利性の強い団体や，医師・歯科医師以外の個人には，職員の福利厚生のための診療所などの例外的な事例を除いて，許可されません．

医療システムを巡る諸課題

医療連携

わが国では受診する医療機関を患者さんが自由に選択できますが，一方で，大病院に患者さんが集中し，「3時間待って3分診療」といわれるような弊害も目立っています．医療機関を自由に選択できる利点を残しつつ，円滑な地域医療を推進するためには，かかりつけ医の推進と，地域における医療機関相互の連携が重要となっています．病院と診療所の間での連携(病診連携)，病院と病院との間での連携(病病連携)がいっそう進んでいくよう，高度の医療を提供する病院としての特定機能病院，地域におけるかかりつけ医(かかりつけ歯科医)を支援し，紹介患者への医療提供，施設・設備の共同利用や開放化，救急医療などを行なう地域医療支援病院が医療法に基づいて制度化されています

医薬分業

　1874年に発布された医制のなかにも既に医薬分業を指向する記述がありますが，現行医師法でも医薬分業を原則としています．しかし，わが国ではなかなか医薬分業が進まなかった経緯があります．患者にとって医薬分業は，重複投薬や飲み合わせの防止，薬剤師の服薬指導による医薬品の適正使用と安全性の確保などのメリットがありますが，このメリットを生かすためにはかかりつけ薬局をもつことが理想です．高齢化社会の到来や開業医の専門分化も進み，複数の医療機関から薬を処方される例も増えてきました．1974年の保険診療報酬の改定で処方せん料が引き上げられてから，徐々に医薬分業が進むようになってきましたが，今後かかりつけ薬局の定着なども図る必要があります．

救急医療

　主として外来での救急医療を担う初期救急医療機関，入院が必要な重症患者に対応する二次救急医療機関，さらに重症な患者の三次救急医療を担当する救命救急センターからなる救急医療体制の計画的な整備が進められています．

在宅医療

　1960年代に国民皆保険が確立する以前は，経済的理由から医療機関を受診できない高齢者も多く，せめて人生の最期を病院で迎えることがお年寄りの希望であったといわれていました．しかし国民皆保険の定着，高齢者の医療費負担の軽減などにより，受診しやすい状況が生まれ，さらに疾病構造の変化や医療内容の高度化もあいまって，長期に入院する高齢者が増えるようになると，かつてとは逆に，せめて人生の最期は家で迎えたいとの希望も増えてきたといわれています．患者の生活の質(QOL)を重視する意味でも，在宅医療を提供する体制の整備が不可欠です．

医療計画と基準病床数

医療計画

　多様化，高度化する医療需要に対応して，地域の体系的な医療提供体制の整備を促進するための医療資源の効率的活用と，医療機関相互の連携の確保を目的として医療法に基づいて，都道府県ごとに医療計画が策定されています．医療計画に記載する事項は(表8-2)の通りです．

医療圏と基準病床数

　医療法に基づいて，都道府県は日常生活圏を勘案して二次医療圏を定めます．また都府県単位を三次医療圏としています(例外的に北海道には6つの三次医

表 8-2 医療計画の記載事項

1. 二次医療圏の設定に関する事項
2. 三次医療圏の設定に関する事項
3. 基準病床数に関する事項
4. 地域医療支援病院の整備目標,その他機能を考慮した医療提供施設の整備の目標に関する事項
5. 共同利用等病院,診療所,薬局その他医療関係施設相互の機能の分担及び業務の連携に関する事項
6. 救急医療の確保に関する事項
7. へき地医療の確保が必要な場合にあっては,当該医療の確保に関する事項
8. 医師,歯科医師,薬剤師,看護師その他医療従事者の確保に関する事項
9. その他医療を提供する体制の確保に監視必要な事項

療圏があります).また二次医療圏内の一般病床および療養病床について人口,受療率などをもとに基準病床数を定めています.この数は地域ごとにどの程度の病床数を整備するべきかという整備目標としての性格と,基準病床数を越える病床の増加を抑制するという規制的性格も併せもっています.現状では一般病床と療養病床の基準病少数を合計した数で,二次医療圏内の一般・療養病床の管理を行なっています.これを病床規制ということもあります.

　一般・療養病床の合計が,既に基準病床数を越える地域(病床過剰地域)においては,都道府県知事は病院を開設しないように勧告を行なうことができます.その勧告に従わずに病院を開設した場合には,知事は地方社会保険医療協議会の議を経て,保険医療機関の指定をしないことができることになっています.

　国民皆保険が確立し,基本的に保険診療が原則となっているわが国において,保険医療機関の指定を受けないで一般的な病院を運営していくことは極めて困難であり,事実上の病床規制となっています.

　結核病床,精神病床,感染症病床については三次医療圏を単位として基準病床数を定めることになっています.

医療監視

　診療内容は医療を提供する側と医療を受ける側との間の診療契約に基づくもので,原則として行政機関が介入することはありませんが,医療法では国および地方公共団体の責務として「(医療の理念に基づき)国民に対し,良質かつ適切な医療を効率的に提供する体制が確保されるよう努めなければならない」と規定しています.この目的のために,都道府県知事(保健所設置市の市長,特別区の区長)は医療機関に対し,人員,構造設備などが医療法その他の法律の基準に適合しているかについて,報告の徴収,立入検査を行なうことができます.この立入検査などを医療監視と呼ぶことがあります.病院に対してはふつう年に1回の立入検査が行なわれています.

❷ 医療と経済のしくみはどうなっているのだろう
医療経済

　医療はすべての人に提供されるべきものであることはいうまでもありません．また，理想的な社会では，医療が万人に無料で提供されるでしょう．しかし，現実的には，だれかが医療にかかる費用を負担しなければなりません．その負担のしくみは国によって違います．ここでは，わが国の医療費がまかなわれるしくみを紹介します．また，他の国のしくみとの比較をして，わが国のしくみが抱えている課題について述べます．このように大局的に医療経済をみてから，最後に一つの医療機関単位の医療経済について概説します．

国民全員が医療保険に加入

　わが国の医療の特長は，国民皆保険制度をとっていることです．つまり，国民のすべてが公的に規制されている医療保険に加入しています(生活保護を受けている場合は，保険料を負担できないので医療保険に加入しないで，生活保護の一環として医療を受けています)．そのために，すべてではありませんが，医療費の大部分は，この医療保険制度のなかでまかなわれています．

どのくらいのお金を医療費に使っているか

国民医療費とは

　厚生労働省が医療費として発表しているのが国民医療費です．国民医療費とは，医科，歯科，薬剤，理学療法，訪問看護などを含め，健康保険等で給付の対象となる，いわゆる保険医療で支払われる医療費のことです[1]．正常な分娩の費用，入院時室料の差額の費用，眼鏡・義歯の費用，健康診断・予防接種の費用など保険給付対象外のものは，含まれていません．その理由の一つとして，保健医療の費用は正確に把握されていますが，保険外のものは正確に把握しにくいためだと思われます．

最近の国民医療費

　2002(平成14)年度の国民医療費は，31.1兆円で，前年度に比べて0.6%減少しました(図8-2)[1]．国民一人当たりの医療費は，24万4200円で前年度に比べて0.8%減少しました．このように，医療費の金額は減少しました．しかし，国民医療費の国民所得に対する割合は8.58%で，前年度の8.52%に比べて増加しました．これは，国民所得の減少が医療費の減少よりも大きかったためです．し

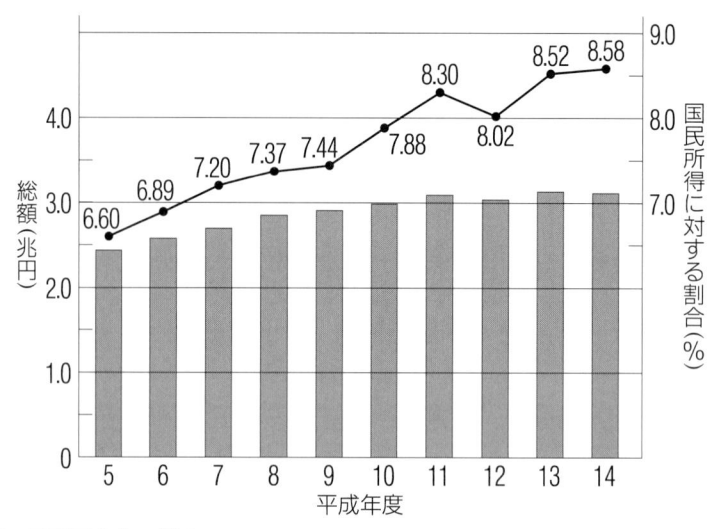

図8-2 国民医療費の推移
国民医療費は年々増加傾向にあります．平成14年度は減少しましたが，国民所得に対する割合は上昇し続けました．これは，国民の医療費の負担が増え続けていることを示します．(厚生労働省．平成14年度国民医療費の概況のデータ[1]を用いて作成)

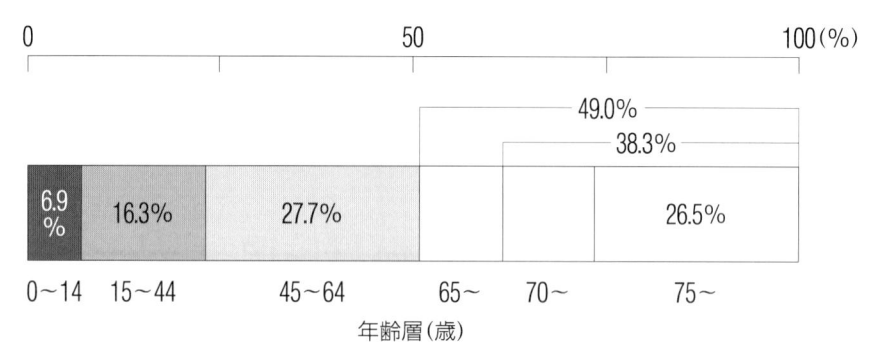

図8-3 年齢階級別国民医療費
高齢者(65歳以上)の国民医療費が全体のおおよそ半分を占めています．(厚生労働省．平成14年度国民医療費の概況[1]のデータを用いて作成)

たがって，国民の財布に占める医療費の重さの割合が増加する傾向は，続いています．

年齢階級別にみると，国民医療費のおおよそ半分が65歳以上の高齢者に使われています(図8-3)．また，高齢者の一人当たりの医療費も，若人に比べて高くなっています(図8-4)．高齢者がより複雑な病態を呈するとともに，器械による人工呼吸などの終末期における濃厚な治療がその大きな要因になっています．

国民医療費の推移

国民医療費は年々増加する傾向にあります(図8-2)．ただし，2000(平成12)年度および2002(平成14)年度には減少しています．2000(平成12)年度の場合は，国民医療費の国民所得に対する割合も減少しています．しかし，この医療費の

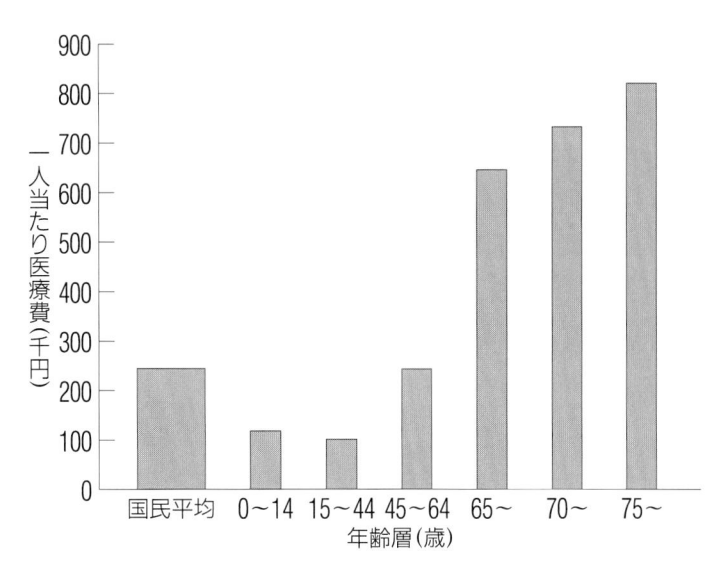

図 8-4　年齢階級別一人当たり国民医療費
高齢者(65歳以上)の一人当たり国民医療費が全体平均のおおよそ 2.5 倍に達しています．しかも年齢が増加すれば，さらに高額になります．(厚生労働省．平成14年度国民医療費の概況[1]のデータを用いて作成)

減少については，介護保険制度が導入され，それまで医療保険でまかなわれていた費用の一部が介護保険に移行しただけで，実質的に医療費は，減少していないと考えられています．2002(平成14)年度の場合は，医療機関が受け取る報酬の額を定めている診療報酬点数が下がったために，実質的に減少しました．

国民医療費を増加させる主な要因は，医療関連技術の進歩および人口の高齢化だといわれています．新しく開発される手術機器，検査手法，医薬品などは，高価で高度な技術，素材を用いることが多いのです．また，人口の高齢化とともに，自然のなりゆきで，なんらかの病気にかかる人が増えています．このように，必要に迫られて国民医療費が増加しています．その点で，簡単に医療費の増加が悪いとはいえません．しかし，経済の面を考えると，だれかがその費用を負担しなければならないという現実もあります．

どこから医療費が出ているか

わが国の医療費の財源は，主に三つあります．一つは医療保険の保険料，二つ目は国や地方自治体の公費，三つ目は患者自身の財布です．

わが国の医療保険の保険料の負担者は，加入する保険の種類によって異なります．被用者保険(会社等に雇用されている場合に加入する)の場合，原則的に事業主と被保険者(被雇用者)が保険料を折半して負担します．国民健康保険の場合，被保険者が保険料を負担しますが，事業主に代って，国などから助成金も出ています．

2002(平成14)年度は，おおよそ半分が保険料，3分の1が公費，6分の1が患

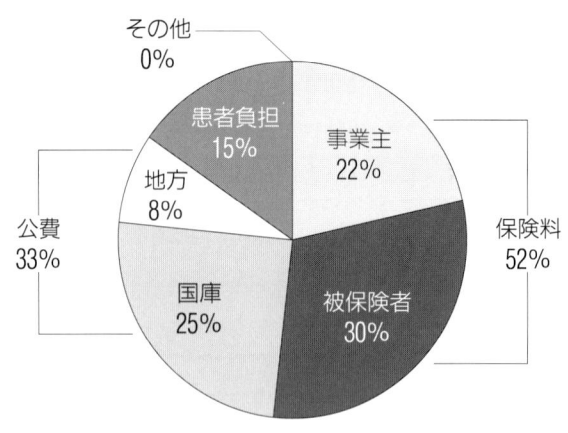

図 8-5 財源別国民医療費
国民医療費のおおよそ半分が保険料，1/3 が公費，1/6 が患者の自己負担でまかなわれています．（厚生労働省．平成 14 年度国民医療費の概況¹⁾のデータを用いて作成）

者負担でまかなわれています（図 8-5）．つまり，わが国の医療保険制度は保険料のみでは，維持できていないのです．また，一般国民が負担している医療費は，保険料のみではありません．様々な形で納めている税金の一部も医療費に費やされているのです．このように，相互扶助の理念のもとで，病気になった人々を国民全体で，経済的に支援しているのです．

自己負担とモラルハザード
倫理観の欠如

　保険医療機関の外来にかかれば，一般の患者は窓口で医療費の 3 割を支払います．これは，経済学でいうモラルハザードを防ぐことが一つの目的です．「どうせ保険料を払っているのなら，たくさん利用しなければ損だ」という心理になるために，必要がなくても医療機関を利用するような現象がモラルハザードです．もう一つの目的は，同じように保険料を負担する医療機関の利用者（患者＝受益者）と非利用者（健常者＝非受益者）の間の公平性を保つためです．

　自己負担分が少ないと，モラルハザードで無駄に医療費が使われてしまうし，受益者と非受益者の差が大きくなります．自己負担分が多ければ，受診する必要があるのに経済的な理由で受診できなくなる問題がおきます．したがって，自己負担分は慎重に決める必要があります．実際に，自己負担分の有無は患者の受診行動に大きく影響します．老人医療保険で外来診療 1 割負担を導入したら，高齢者の受診が減少したといわれています．

　ところで，自己負担分が一定の水準を超えた場合に，公費などから超過分が給付されます．また，生活保護を受けている場合は，保険料が免除され，生活保護制度の一環で医療が受けられます．このように，わが国の場合，経済的な理由で医療が受けられなくなるようなことを防いでいます．

医療費の国際比較

国際比較のためのデータ

　医療費の国際比較はおおざっぱにしかできません．なぜなら，国によって医療制度が異なり，財源も異なるからです．また，医療費の統計の取り方が様々で，集計された医療費に含まれている項目も異なります．しかし，医療費の問題は，各国の関心事であり，経済協力開発機構(以下，OECD)で調査しています[2]．OECDでは研究者が加盟各国の事情を調査して，医療経済の比較ができるように，データを調整しています．したがって，厚生労働省の発表する国民医療費とOECDの発表する日本の医療費は一致しませんが，国際比較するのに適しています．また，項目によって調整のつかない国があれば，その国を統計から除いています．

わが国の医療はコストパフォーマンスがよい？

　平均寿命は高く，乳児死亡率が低い点で，わが国の医療を含めた公衆衛生は，他のOECD諸国に比べて高い状態にあるといえます(表8-3)．しかも，国民一人あたりに費やしている総医療費は，平均的で多いほうではありません．その点で，わが国の医療のコストパフォーマンス，つまり医療に支払ったお金に対する受益が多く，効率的だといえます．

　しかし，平均寿命や乳児死亡に影響する因子は，医療のみではありません．食糧事情，衛生環境，教育水準なども影響します．したがって，平均寿命と乳児死亡率が好成績であるということのみでは，医療が十分だということにはなりません．

日本人はお薬好き？

　医療費の使い道には，医療従事者の数を充実させたり，施設設備に費やしたり，薬や医療器具に使ったりなどがあります．施設設備の状態をみる指標とし

表8-3　公衆衛生指標と医療費の国際比較(2001年)

国名	平均寿命(年)		乳児死亡率	医療費の対GDP比	一人あたりの医療費
	女子	男子	(対出生千人)[*1]	(%)[*2]	(米ドル)[*2,*3]
日本	84.1 [1]	78.3 [2]	2.1 [2]	7.8 [17]	2077 [16]
スウェーデン	82.1 [9]	77.6 [3]	3.7 [5]	8.8 [12]	2370 [13]
ドイツ	81.3 [13]	75.6 [12]	4.3 [8]	10.8 [3]	2735 [6]
イギリス	80.4 [19]	75.7 [11]	5.5 [20]	7.5 [20]	2012 [18]
アメリカ	79.8 [22]	74.4 [22]	6.8 [24]	13.9 [1]	4869 [1]

[　]内はOECD加盟30か国のなかでの順位です．
*1　韓国とニュージーランドは含まれていません．
*2　トルコは含まれていません．
*3　各国の物価水準にもとづいて国内での貨幣価値を調整して米ドルで表現しています．
OECD. OECD Health Data 2004 3ed[2]のデータを用いて作成．

て，病床数がありますが，わが国の場合は，OECDの統計に含まれていません．なぜなら，わが国の病床の使い方が諸外国ほど，急性期と療養型に明確に分かれていないためです．OECDでは急性期医療の病床数に着目しています．しかし，わが国でいう病床数には，諸外国で長期療養病床や老人ホームのベッドに分類されるものが含まれ，比較が困難なのです．

医療従事者のために使っている人件費を直接把握するのは困難ですが，人数から間接的に知ることができます（表8-4）．臨床に従事している看護職員数に関しては，わが国は平均的で多いとはいえません．社会保障が整備されているヨーロッパ諸国よりも，それに比べて未整備なアメリカに近い状況です．臨床に従事している医師数に関しては，わが国は少ないほうです．厚生労働省は，医師も看護職員も充足されていると判断しているためか，積極的な増員政策をとっていません．わが国よりも充足されているオーストラリア，イギリス，ノルウェーでは，医療の質の低下を防ぐために，医師や看護職員の増員政策をとっています[2]．

薬剤費に関しては，わが国の一人当たりの薬剤費は，2001年の1年間で391ドルでした．他の国は，2002年のデータなので，精緻な比較とはいえませんが，比較できるデータのある24か国のうちで，わが国は高いほうから6番目でした[2]．一人あたりの医療費の総計が真ん中くらいにあることを考えれば，薬剤費が高いといえます．医療費の全体に占める割合も，9番目と大きいほうでした．これは，日本人が西洋的な外科療法よりも，薬物療法を好む傾向にあることを示しているかもしれません．

今後の課題

社会の急速な高齢化

さて，医療政策や医療費の動向に今後大きな影響を与えるのが社会の急速な少子高齢化です．経済学的にみると，主に二つの点が課題になります．一つは，

表8-4　看護職員数，医師数，一人当たり薬剤費の国際比較（2002年）

国名	看護職員数 (対人口千人)[*1]	医師数 (対人口千人)[*1]	一人あたり薬剤費 (米ドル)[*2,*3]	薬剤費の医療費に占める割合(%)[*2]
日本	8.2	2.0	391	18.8
スウェーデン	8.8	3.0	329	13.1
ドイツ	9.9	3.3	408	14.5
イギリス	9.2	2.1	—	—
アメリカ	7.9	2.4	673	12.8

*1　臨床に従事している人数です．ただし，アメリカは2001年，スウェーデンは2000年です．
*2　日本は2001年です．イギリスは比較するデータがありません．
*3　各国の物価水準にもとづいて国内での貨幣価値を調整して米ドルで表現しています．
OECD. OECD Health Data 2004 3ed[2] のデータを用いて作成．

前述したように，高齢者の医療費が高いということです．一人あたりの医療費（単価）が高いのに加え，高齢者人口（数量）も増えます．つまり，医療費が膨張します．もう一つは，保険料や税金を納める人口が減少します．つまり，保険料を上げたり，増税したりしないかぎり，医療費の財源となるべき収入が減ります．

その対策として，医療費の抑制政策がとられています．2002（平成14）年に外来診療の1割自己負担を老人医療に導入しました．これによって，モラルハザードによる過剰な受診を抑制するとともに，保険財源からの支出低減を図りました．

医療費の伸びの抑制と財源確保

医療費全体の伸びを抑制する目的で，2004（平成16）年に診療報酬点数を下げました．また，急性期入院医療に，DPC（急性期入院医療の診断群分類別包括評価）にもとづく診療報酬支払い制度を試験的に導入しています．簡単にいえば，実施した検査や投薬にかかわらず，患者の病状に応じて，入院治療費が支払われる方式です．DPCにもとづく支払いでは，在院期間が長くなると，一日あたりの診療報酬が低減されます．理論的には，医療機関が経済的に効率のよい医療を行なうことを促すことになります．2006（平成18）年には診療報酬点数を再び下げます．

今後は，支出抑制ばかりでなく，医療財源の確保のために，増収も図ることになるでしょう．つまり，保険料の引き上げと増税です．

医療費抑制の功罪

最初に，日本経済を大局的にみてみましょう．わが国は資源の乏しい国なので，日本企業は外国より原材料を購入し，加工して付加価値をつけて製品を内外に売ります．そこで得た利益は，給料，配当，税金というかたちで国民に分配されます．わが国は，エネルギー，食料をはじめとする生活必需品を外国に依存しており，外国から購入します．

製品を売って商売をしていくのに，品質を維持するとともに，国際市場における価格競争に勝たねばなりません．医療費をはじめとする社会保障費の増加は，その価格競争に不利にはたらきます．なぜならば，企業が従業員と折半して社会保障費を負担していて，その負担が増加すれば，生産コストも上がってしまうのです．したがって，経済界から医療費の抑制が求められています．

さらに，社会保障費の増加は，国民の可処分所得（自由に使えるお金）を減らします．そうすると個人消費が減り，国内景気の低迷を招きます．また，高齢者に対して保障を厚くすれば，その分が若人に負担としてのしかかり，世代間の不公平感を招きかねません．

しかし一方で，前述したように，自然のなりゆきで，必要に迫られて医療費が増加している面があります．また，医療安全管理を充実したり，高度な技術を臨床応用したり，教育を充実させるなどして，医療の質を維持向上させるた

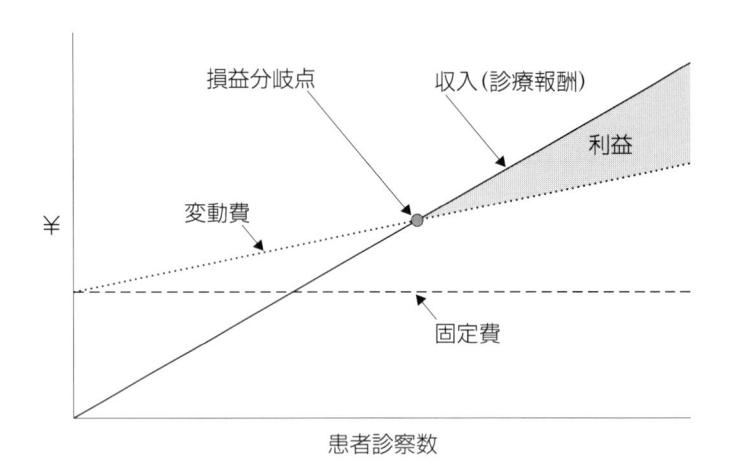

図 8-6 収入と費用と利益の関係
利益は，収入と費用の差です．費用は，医療機関を開いているだけでかかる固定費と診療するたびにかかる変動費に分けられます．そのため，一定数の患者数を診ないと利益は出ません．利益が出る出ない境目のことを損益分岐点といいます．

めに，医療費の増加が必要だともいえます．

　このように，医療経済の問題は，大変複雑で簡単に白黒はつきません．しかし，これは私たち国民一人一人の問題として，自分たちで決めなければなりません．

医療機関は利益をあげるべし

赤字は困る

　わが国の場合，医療機関は，非営利の組織によって運営されます．しかし，それは利益をあげなくていいということではありません．適切な医療を提供することが医療機関の社会的使命です．その使命を継続して果たすために，医療従事者の給料，医療材料・医薬品等の費用，施設設備の維持管理・更新費用などを確保しなければなりません．その財源分を稼ぐ必要があります．非営利組織が営利企業と異なる点は，出資者(資金提供者)に配当を渡さないことです．要するに，事業継続のための財源を確保するために，利益をあげねばなりません．

収入＝利益ではない

　収入を上げれば，儲かると誤解されている場合があります．必ずしもそうではありません．利益＝収入－費用なのです．利益がプラスであれば儲けているし(黒字)，利益がマイナスであれば損しています(赤字)．

　また，一定以上の患者を診なければ，利益は出ません(図8-6)．これは，費用が固定費と変動費に分かれるからです．固定費は，施設設備や人件費など，患

表 8-5 クリニカルパス導入の経済効果 ―経尿道的前立腺切除術の実例―

	クリニカルパス		変化
	導入前	導入後	
在院日数（日）	12.0	8.4	△30%
収入（¥）	466,030	379,650	△19%
費用（¥）	420,661	330,809	△21%
利益（¥）	45,369	48,741	+7%

値は導入前後それぞれ 30 例の平均値
浅野晃司, 他. 病院管理 2001[3]のデータを用いて作成

者を診なくても，医療機関を単に開いておくためにかかる費用です．変動費は，薬剤・材料費など，患者を診るたびにかかる費用です．

医療の効率化の実例

クリニカルパスを導入して，在院日数を短縮した上に，利益を増やしたという実例があります（表8-5）．この場合，収入は減少していますが，薬剤費などの費用をそれ以上に減らしていて，それで利益が増えました[3]．しかも，患者は快適な状態で早く退院でき，治療成績の悪化はありませんでした．このような場合は，医療の質が上がったといえるでしょう．もし，費用を削減して治療成績が下がるようなことや，患者が回復しないままに無理して帰宅させられるようなことがあれば，疑問が残るところです．

まとめ

医療経済は，国民の生活にかかわる大きな問題になっています．もちろん，患者を中心にしてケアを提供することが医療従事者の本来の使命です．しかし，自分たちも含めた，国民のお金を使って提供していることを忘れてはなりません．金銭のことを考えるのに，違和感があるかもしれませんが，医療のプロとして患者に助言したり，非医療人による一方的な医療費削減を防止したりするために，医療従事者にも経済の基本知識は必要です．

参考文献
1．厚生労働省．平成 14 年度国民医療費の概況．2005
2．OECD. OECD Health Data 2004, 3ed. 2004
3．浅野晃司, 満武巨裕, 安田信彦, 他．経尿道的前立腺切除術におけるクリニカルパス導入の経済効果の検討．病院管理 38 S：208, 2001

❸ 医療と法律

わたしたちの社会は，一定の約束事のもとで営まれています．その約束事がなければ，社会は無秩序となってしまい，お互いに暮らしにくくなります．その社会の約束事が法です．医療に関する法も制定されています．なぜならば，医療は公共性が高く，社会の重要な機能を担っているからです．本章では，医療に関係する主な法令について概説します．

「法律」ということば

「法律」は，日常会話で広い意味で使われていますが，厳密には，国会で制定される法が法律です．国内の法には，憲法，法律，政令，省令（総理府令，庁令を含む）などがあります．これらの違いは，誰が制定権者であるか，です．憲法は国民，法律は国会，政令は内閣，省令は大臣が制定権者です．法の上下関係は，憲法＞法律＞政令＞省令で，上位の法で大枠を定め，下位でより具体的な摘要や手順を示しているのが原則です．なお，「法令」は，法および法にもとづいて出される命令を含んでいます．

憲法は，国の理念とあり方を規定する法です．国家存立の根本的条件を定め，国民の基本的な権利と義務が示されています．また，国の統治権，根本的な機関と作用の大原則も定められています．国の最高法規とされるだけに，憲法を改正するには，国会の承認および国民投票による国民の直接的な承認が必要であり，安易に改正すべきものではありません．

憲法で示されていることを具体化するための基本ルールを定めているのが法律です．法律を制定や改正するには，国民の代表で構成される国会の承認が必要です．法律では，大筋を定めていますが，細かなルールまで規定していません．法律で規定してしまうと，改正するたびに国会承認が必要になり，煩雑になってしまいます．

法律，施行令，施行規則の違い

法律の具体的な運用方法を規定するのが施行令と施行規則です．施行令は，内閣が政令で変更でき，施行規則は，所管省庁が省令で変更できます．このように，詳細なことは，担当行政部署の解釈・判断に委ねられています．なお，政令や省令以外に，重要事項は告示として示されることもあります．

看護師関連では，基本的な法律が保健師助産師看護師法（以下，保助看法）です．その運用指針を示しているのが保健師助産師看護師法施行令，そして保健師助産師看護師法施行規則です．

条文があいまいな場合

　　法令の条文があいまいなために問題が生じる場合は，所轄行政機関の見解が通知で示されます．また，疑義解釈の問い合わせに対して，疑義解釈通知で行政の見解が回答されます．通知や疑義解釈通知は，必要に応じて適宜発行されます．それでも，当事者の解釈に大きな隔たりがある場合には，裁判所などの判断を仰ぎます．その判決，とくに最高裁の判決は，判例として法令解釈の基準に使用されることがあります．

　　法令は人間がつくったものであり，完璧ではありません．したがって，立場によって条文の解釈が異なるのは当然です．どの解釈が普遍的に通用されるかの判断は，過去の通知や判例を参考にします．

法律と時代の流れ

　　時代や社会の状況によって法律の解釈が変化することがあります．通知も判例も，過去のものを180度くつがえす場合があります．看護師による静脈注射の可否もその一例です．保健師助産師看護師法第5条で看護業務の一つとして「診療の補助」を規定しています．しかし，「診療の補助」に静脈注射が含まれるかどうかは，明示していません．同法の施行令や施行規則にも示されていません．

　　この件に関して，2002（平成14）年までの所管行政機関の見解は，1951（昭和26）年9月15日付けの厚生省医務局長通知で示されました．その当時，静脈注射は，医師または歯科医師が自ら行なうべき業務であって，保助看法第5条に規定する看護師の業務の範囲を超えるものだと解釈しています．つまり，看護師は静脈注射をしてはならなかったのです．

　　ところが，社会的な要求や国際的な状況を踏まえて，2002（平成14）年9月30日付けの厚生労働省医政局長通知のなかで，1951（昭和26）年の通知を廃止して，見解を「診療の補助行為の範疇として取り扱うものとする」に変更しています．つまり，現在は医師または歯科医師の指示にもとづいて，看護師が静脈注射を行なってもよいのです．ただし，看護師が静脈注射を行なう場合は，医療機関内の体制の整備や教育の実施を促しています．

　　このように，法およびその解釈は時代とともに変化します．法は守られなければなりませんが，法は人のためにあって，法のために人がいるのではありません．

整備された医療体制は国民の権利

　日本国憲法第25条によって，日本国民は，健康で文化的な最低限度の生活を営む権利を有します．そして，国は社会保障制度を充実させる義務を負っています．これが医療体制を整備しなければならない法律上の根拠になっています．健康的な生活を維持するには，医療が不可欠であることはいうまでもありません．そこで，社会保障の一環として，すべての国民が加入する医療保険制度が導入されました．わが国の医療体制は，医療保険制度を中心に，すべての国民が医療を平等に受けられるように設計されています．

> 《憲法》
> 〔生存権及び国民生活の社会的進歩向上に努める国の義務〕
> 第25条　すべて国民は，健康で文化的な最低限度の生活を営む権利を有する．
> 　2　国は，すべての生活部面について，社会福祉，社会保障及び公衆衛生の向上及び増進に努めなければならない．

医療関連の法律

　法律，政省令など，医療に関係する法規は，100を超えています．医療関連の法律は，保健医療関係者等に関するもの（**表8-6**），保健医療施設に関するもの，薬事に関するもの，保健医療対策に関するもの，社会保険・福祉に関するもの，その他のものがあります．ここでは，看護に関するものを中心に，主なものを取り上げて，簡単に紹介します．

保健医療関係者に関する法律

　保健医療関係者に関する法律は，技術職種ごとに制定されています．その任務，免許，資格試験，業務を規定しています．その他に，条項によっては違反した場合の罰則も規定しています．

　医療技術者の任務は，各法律の第1条でうたわれています．任務の共通点は，公衆衛生の向上にあります．それをどのように行なうかは，資格の種類によって異なります．免許，資格試験，罰則に関しては，法律を直接参照してください．

　業務について少し詳しく触れます．業務に関しては，1）法律の対象となっている職種以外の者に対する規制，および2）その職種に対する規制を定めています．無資格者が資格の名称または，それと紛らわしい名称を用いることを禁止しています．

　医療に従事する職種のなかで，医師および歯科医師（歯科医療に限定）は，他の職種の業務の多くを行なうことができます．その医師および歯科医師の診療

表 8-6 医療に関わる法律

保健医療関係者に関する主な法律	保健医療対策に関する主な法律
医師法	地域保健法
歯科医師法	健康増進法
保健師助産婦看護師法	社会福祉士及び介護福祉士法
看護師等の人材確保に関する法律	原子爆弾被爆者に対する援護に関する法律
診療放射線技師法	栄養士法
臨床検査技師，衛生検査技師等に関する法律	調理師法
理学療法士及び作業療法士法	感染症の予防及び感染症の患者に対する医療に関する法律
視能訓練士法	検疫法
言語聴覚士法	予防接種法
臨床工学士法	結核予防法
義肢装具士法	臓器の移植に関する法律
救急救命士法	精神保健及び精神障害者福祉に関する法律
歯科衛生士法	精神保健福祉士法
歯科技工士法	母体保護法
あん摩マッサージ指圧師，はり師，きゅう師等に関する法律	母子保健法
柔道整復師法	老人保健法
	介護保険法
保健医療施設に関する主な法律	**社会保険・福祉に関する主な法律**
医療法	健康保険法
消防法	国民健康保険法
	労働者災害補償保険法
薬事に関する主な法律	生活保護法
薬事法	
薬剤師法	**その他**
	民法
	刑法
	個人情報保護法

平成 18.1.1 現在

の補助は，原則的に保健師・助産師・看護師に限定されています．ただし，補助の内容によっては，限られた範囲内で，診療放射線技術師や臨床検査技師なども診療の補助を行なうことができます．

業務に従事する場合は，定期的に定められた事項を都道府県知事に届け出るように規定されています．

医療技術者は，人の情報を職務のために知ることがあります．その情報を守秘する義務を負っています．違反に対して罰則も規定されています．

その他に，それぞれの法律のなかで，医師，歯科医師，助産師に応召義務や証明書の交付義務，異常死の届出義務，記録の記載および保存義務が規定されています．

医師，歯科医師，薬剤師，看護師，その他の医療を担う者の説明義務は，医療法第1条の4で規定されています．

■**医業の規制**

医師法第 17 条は，医師による医業の独占をうたっています．つまり，医業を医師に独占させて，医師以外の者による医業を禁止しています．歯科医業も歯

科医師の独占が規定されています(歯科医師法第17条).医業そのものは規定されていませんが,簡単にいえば,病や傷の診断と治療です.この条文によって医師以外の者は,医業を行なうことができません.

> 《医師法》
> 〔医師でない者の医業の禁止〕
> 第17条　医師でなければ,医業をなしてはならない.

■看護業務の規制

保助看法第2～6条で,保健師,助産師,看護師,准看護師を定義しています.また,第29～31条で,それぞれの資格をもたない者がその業務を行なうことを禁止しています.

看護師は,傷病者やじょく婦に対する療養上の世話または診療上の補助を行なうことになっています.そして看護師でない者は,看護師業務を禁止されています.ただし,医師,歯科医師,保健師,助産師は,看護師の業務を行なうことができます.そのほかに看護師以外の者で診療の補助を行なえるのは,診療放射線技師が,医師または歯科医師の指示により画像検査を行なう場合と,臨床検査技師が,医師の指示により採血および一定の生理学的検査を行なう場合です.さらに,理学療法士,作業療法士,視能訓練士,言語聴覚士,臨床工学士,義肢装具士,救急救命士等も医師の指示を受けて,それぞれが専門とする診療補助行為を行なうことができます.

> 《保健師助産師看護師法》
> 〔定義〕
> 第5条　この法律において「看護師」とは,厚生労働大臣の免許を受けて,傷病者若しくはじょく婦に対する療養上の世話又は診療の補助を行なうことを業とする者をいう.
> 〔非看護師の業務禁止〕
> 第31条　看護師でない者は,第5条に規定する業をしてはならない.ただし,医師法又は歯科医師法の規定に基いて行なう場合は,この限りでない.
> 　2　保健師及び助産師は,前項の規定にかかわらず,第5条に規定する業を行なうことができる.

■看護師と准看護師の法律上の違い

まず,免許の交付者が異なります.看護師免許は厚生労働大臣,准看護師免許は都道府県知事が交付します.申請するには,看護師は国家試験に,准看護師は都道府県の試験に合格しなければなりません.

看護師も准看護師も療養上の世話または診療の補助を行ないますが,准看護師は,医師,歯科医師または看護師の指示を受けて行ないます.

なお,保健師または助産師になるには,国家試験が別途にあります.

■看護師と介護福祉士

看護師は診療の補助を行なえますが,介護福祉士はできません.この点は明

確です．しかし，療養上の世話と介護の違いに関しては，明確な境界線を引くのは困難です．社会福祉及介護福祉士法第2条2項で，介護福祉士は介護等を行なう者だと定めていて，身体上又は精神上の障害があることにより日常生活を営むのに支障がある者につき入浴，排せつ，食事その他の介護，並びにその者及びその介護者に対して介護に関する指導を行なうことを介護等だとしています．ここでいう身体上又は精神上の障害は，症状が安定していることを前提にすることが妥当でしょう．問題は，「その他の介護」に含まれるものですが，それは社会の現状などを加味して状況に応じて決定されるべきことでしょう．現在も，介護福祉士の業務の範囲を拡大する検討が行なわれています．

■看護師と救急救命士および一般人による救命処置

　救急救命士は，診療の補助として救急救命処置を行なうことができます．ただし，医師の具体的な指示を受けなければなりません．また救急救命処置ができる場が救急用自動車内および現場でその車内等に搬送するまでの間に限られています．この救急救命処置のなかには，従来は医行為とみなされるものもありますので，看護師の資格があれば，救急救命士が許可されている行為のすべてを行なえるとはいえません．

　しかし，救急救命行為に関しては，解釈が柔軟になってきています．従来から一般人でも一次救命処置（口移しの人工呼吸や胸郭圧迫による心臓マッサージ等）を行なうことができますが，最近は，有資格者が不在の状況下で，訓練を受けた者が心停止患者に対して半自動の除細動器（いわゆる「AED」）を用いてよいとされています．

■学生実習は違法ではない

　医師や看護師は，豊富な知識のみならず，一定の技術をもつ必要があります．その観点から臨床実習は教育において欠かせません．しかし，医師法第17条や保助看法第31条は，無資格者が医行為や看護行為を行なうことを禁止しています．

　そこで，所管官庁だった厚生省は，臨床実習検討委員会を発足し，臨床実習と医師法の関係を検討しました．1991（平成3）年の最終報告では，医学生の医行為も，その目的・手段・方法が，社会通念から見て相当であり，医師の医行為と同程度の安全性が確保される程度であれば，基本的に違法性はないと解釈できるとしています．

　その後，厚生労働省看護基礎教育における技術教育のあり方に関する検討会で，看護学生の実習も検討されました．2003（平成15）年の最終報告で，看護師等の資格を有しない学生の看護行為も，その目的・手段・方法が社会通念から見て相当であり，看護師等が行なう看護行為と同程度の安全性が確保される範囲内であれば，違法性はないと解釈できることを示しました．すなわち，(1)患者・家族の同意のもとに実施され，(2)看護教育としての正当な目的を有するものであり，(3)相当な手段，方法をもって行なわれれば，違法性はないとしてい

ます．ただし，(4)法益侵害性が当該目的から見て相対的に小さいこと，(5)当該目的から見て，そのような行為の必要性が高いことが認められなければなりませんが，看護学生の実習は，正当な看護教育目的でなされたものであり，また，手段の相当性が確保されていれば，これらの要件は満たされるものと考えています．

■守秘義務と個人情報保護法

　医師，薬剤師，助産師は，刑法第134条，看護師をはじめとするその他の医療技術者は，各資格を規定する法律によって守秘義務を負っています．正当な理由がなく，その業務上知り得た人の秘密を漏らしてはいけません．違反した場合は罰せられます．この条項は，個人情報保護法が施行される以前からありました．同法によって新たに明確化されたのは，医療機関の組織としての責任です．

　診療録や看護日誌の保管，第三者からの患者に関する問い合わせの対応，診療記録の開示等に関しては，医療従事者が慎重であることが常識的なことです．また，最近は病状説明の場所，患者の呼び出しに対して，プライバシー保護の観点からも配慮がなされるようになりました．意外な落とし穴がエレベータ，廊下，食堂などの公共施設での同僚同士の会話です．また，同僚との通勤途上の会話にも注意が必要です．書類に関しては，診療諸記録ができるだけ人目に触れないようにする気遣いが必要です．守秘義務は従来から医療技術者に課せられていましたが，個人情報保護法の施行で，一般の人々の個人情報に関する意識が高まっただけに，一層慎重な扱いが必要です．

《保健師助産師看護師法》
〔秘密を守る義務〕
第42条の2　保健師，看護師又は准看護師は，正当な理由がなく，その業務上知り得た人の秘密を漏らしてはならない．保健師，看護師又は准看護師でなくなった後においても，同様とする．

保健医療施設に関する法律

　保健医療施設を規制する法律は，医療法が基本になっています．医療法では，最初に医療提供の理念を示しています．その後で，病院，診療所および助産所の開設および管理に関して必要な事項ならびにこれらの施設を整備するために必要な事項を規定しています．病院は病床数20床以上の施設で，診療所は19床以下の医療施設で，原則的に医師が開設して管理責任者になります．病院の病床は，一般病床（急性期診療が中心），療養病床，精神病床，感染病床，結核病床に区分されます．地域の病床総数は，地域医療計画で定められています．助産所は原則的に助産師が開設・管理します．

　建物としての構造に関しては建築基準法，防火災害に関しては消防法の規制を受けます．保険医療機関の場合は，健康保険法の施設基準の規制を受けます．

介護関連の施設に関しては，介護保険法で規定しています．

訪問看護ステーションに関しては，老人保健法第6条5項で老人訪問看護事業を，健康保険法第88条並びに介護保険法第7条8項で訪問看護事業を規定しています．訪問看護ステーションの設置基準は，2002(平成14)年厚生労働省告示第85号で示されています．

医療法では，病院，診療所，助産所の医師，薬剤師，看護師等の必要人員数も規定しています．これらは，最低基準であり，人員を基準以上に確保することが望ましいといえます．保険医療機関は，健康保険法上の看護基準等の規制も受けます．医療法ではそのほかに，管理体制のあり方や広告も規制しています．

医療事故と法律

医療事故の届出

重大な医療事故が発生し，社会問題にもなり，医療事故の届出についてもさまざまな論議がされています．現状では，看護師には法令上の外部機関への届出義務はありません．医師は，医師法第21条にもとづいて，診療行為に起因して患者が死亡した場合に，異状死体として所轄警察署に届け出るべきだとされています．同様に死産児に異状を認めた場合に，保助看法第41条にもとづいて，助産師も届出義務があります．しかし，警察は犯罪捜査を行なう機関であり，届出は直接的な医療事故防止対策にはなりません．

医療の質の向上を目的として，厚生労働省は2001(平成13)年から医療安全対策ネットワーク事業を開始し，協力する医療機関からのヒヤリ・ハットおよび医療事故報告を，第三者機関である財団法人日本医療機能評価機構が収集・分析するようになりました．さらに，医療法施行規則の改定で，2004(平成16)年から独立行政法人国立病院機構の開設する病院，大学病院，特定機能病院などに対しても，重大事故の届出義務が設けられました．

こうしたヒヤリ・ハットや医療事故の報告制度は，医療の質の向上と被害者救済のために，義務化の拡大を含め，発展していくでしょう．

医療事故を起こした場合の法的責任

医療事故を起こした場合に，医療従事者の法的責任が問われることがあります．それは，刑事責任と民事責任に分かれます．一般的に，医療従事者の責任が明らかに重大または悪質であれば，刑事責任を問われます．医療従事者の業務上の過失により患者が死亡した場合は，業務上過失致死罪を問われます．故意の場合は殺人罪を問われます．また，医療従事者の過失で患者が障害を受ければ，業務上過失致傷罪を，故意の場合は傷害罪を問われます．

民事責任は，責任が明らかでなくても，部分的に責任，すなわち因果関係が

認定されれば，その大きさに応じて損害賠償等のかたちで責任を負うことになります．刑事責任がなくても，民事責任を負うことがあります．民事に関しては，以前は医療機関の管理者が損害賠償請求され，当事者が直接民事上の責任をとることが少なかったのですが，最近は看護師を含めて当事者に直接請求が来る事例が増加しています．

医療事故が起きた場合，事実認定にあたって，看護日誌も含めて，診療諸記録が重要な参考物件になります．そこで，確実に記載することが重要です．ちゃんとやったことでも，記録がなければ「やっていない」とみなされます．もちろん虚偽記載や改ざんは許されません．訂正した場合は，元の文書が判読できるように訂正する必要があります．

医療従事者が被害者になった場合

患者が医療従事者に暴力を振るったり，いやがらせしたりすることもあります．実際に被害を受けた場合は，被害届けを警察に提出できます．しかし，基本的に患者は弱者であり，まず上司や管理者と相談してから対応を考えるべきでしょう．

まとめ

法は，社会が円滑に機能するためのルールです．医療従事者の社会的責任が大きいだけに，法令の遵守は大切なことです．看護師を目指す者は，少なくとも保助看法には一度目を通すべきでしょう．また，法令は時代を反映して改定されますし，解釈も変化します．その確認を怠ってはなりません．

参考文献
1．医療法制研究会監修．医療政策六法．中央法規．2005
2．厚生労働省ホームページ http://www.mhlw.go.jp/
3．電子政府の総合窓口 e-Gov 法令データ提供システム
　　http://law.e-gov.go.jp/cgi-bin/idxsearch.cgi

第9章 生涯学習

なぜ医療者には生涯学習が必要なのだろう

　医療に関係する科学が急速な進歩を遂げ，医療を取り巻く環境が大きく変化し，国民が医療に求めるニーズも変わってきています．また，学生が学校で習った知識や技術が将来，否定されることもあります．医療に関係する法律はどんどん改定されています．医療経済も医療制度も変わっていきます．

　医療者は現在の医療水準で医療を提供しなければなりません．学生時代の水準ではありません．そのためには，医療者は医学的知識，その知識に裏付けられた技術，そして社会について，職業を続けている間は学習し続けなければなりません．

　医療者は自分が患者さんに対して使う知識に責任を負うプロです．生涯学習を行なわない人は医療者になってはならないのです．

人はどのように学ぶのだろう

　今までの学校での授業を思い出してみてください．新しい知識を知らされたとき，その知識の意義も考えずそのまま覚えようとしてもなかなか覚えられません．習ったことを反復(リハーサル)してもすぐ忘れてしまいます．すなわち，理解しなければ覚えられないのです．私たちは，新しい知識に出会うとそれまで自分が持っていた知識と経験に照らし合わせ，自分の持っていた知識構築の中に取り込もうとします．この知識構築を schemata といいます．しかし，新しい知識が今までの知識と関連しない場合や，矛盾する内容を含んでいた場合はなかなかその知識を取り込むことができません．授業で新しいことを習っても，人によってすぐ分かる人と，なかなか納得しない人がいるのは，一人ひとり異なった schemata を持っているからです．

■学習は自分の schemata を作り変える作業

　新しい知識が自分の schemata の中の知識や経験と容易にリンクすると，その人の頭の中では，新しい知識が今までの schemata の中に取り込まれ，納得し，理解し，長期記憶に保存されることになります．しかし，新しい知識がその時の schemata との間に大きな矛盾があった場合は，今までの schemata と

この新しい知識とを融合し，schemataを作り変える必要が生じます．今までのschemataの中の知識や経験と新しい知識との間で何度も照らし合わせを行ない，今までのschemataでの矛盾を解決しながら，ようやく新しい知識を取り込んでいくのです．新しい知識を取り込むことができるようにschemataを作り変える作業が学習になります．したがって，クラスに50名の学生がいたら，50個の異なったschemataがあることになり，理解の仕方も50通りあることになります．知識とは，決して白紙の頭脳に書き込まれるのではなく，それまでに作り上げてきたschemataを作り変える作業なのです．どんな小さな子どもでも，それまでに学んだ知識や経験でschemataを持っています．そしてそのschemataをもとに新しい知識を理解しようとしているのです．このような学習観を構成主義的学習観といいます．

覚えるには他の要因もあります．新しい知識を何の意味合いも考えず，ただ単に記憶しようとしてもうまくいかないものです．一方，新しい知識が自分の生活や活動に関係するものだと覚えやすいし，記憶が残ることを経験していると思います．新しい知識が今までの自分の知識や経験とかけ離れていると，新しい知識は他の今までの知識と何の関係性も持たず，したがって，その知識の意味も分からないことになり，いくらリハーサルをしても短期記憶にしかなりません．新しい知識が他の知識や経験と関連性を持った時，その知識は保持されやすくなります．そして，長期記憶へと送られます．無意味な数字の羅列が覚えられないのは，記憶を保持するきっかけがないからです．

■文脈の中で覚える

覚えるには，その知識の意味，他の知識との関連性が認識される必要があります．意味のつながりの中で学習を行なう方が効率的といえるでしょう．新しい知識を覚えるためには，その知識と今までの知識，さらに覚えようとする知識との間に関連性，すなわち文脈があることが必要です．ひたすら解剖学用語を覚えようとしても困難ですが，その知識が生理学や臨床での知識と繋がったとき，私たちは合点がいく，すなわち覚える意味が分かり，そしてしっかり覚えることになります．文脈の中で覚えるということは，自分がしている仕事の中で学ぶことが最も効率的であるということです．解剖学や生理学も臨床の場面と関連させながら学べば，他のいろいろな知識と連携して，理解できるだけでなく，応用可能な知識として保持されます．

仕事の中で学習する（on the job training：OJT）ということを考えてみましょう．仕事という自分にとって意義のある環境で，その仕事に関係する知識を，仕事の流れという文脈の中で学ぶわけです．その知識の重要性，その知識と今までの知識との関連性，そして自分自身でそのことを覚える必要性を認識しているわけですから，学習効率は大変，高くなります．また，仕事の中では，自分が覚えた知識を使う場面も経験しますので，自分の学習が進んでいるかどうかを自分自身でモニターすることができます．

学習を促進する因子

大変かわいそうな実験があります．犬を金網に入れます．金網に犬が飛び越えることができる高さの塀を置きます．犬がいる方の金網に電流を流します．すると犬はこの不快な刺激から逃れるために試行錯誤します．いろいろなことを試します．そして塀を飛び越えると，電気刺激から開放されることを学びます．すると，次に電気刺激をかけると，すぐ塀を飛び越えて不快な刺激から逃れるようになります．もし，ここで使う塀が，犬が飛び越えられない高さだったら，犬はどのように反応するでしょう．何をしても逃れられないと知った犬は，電気刺激をかけられても何もせずに，じっと耐えるようになるのです．これを学習性無力感といいます．私たちも同じです．多すぎる情報量は学習意欲を阻害するのです．できもしないことを課せられたら，誰も勉強しなくなります．学習はスポーツ根性ものではありません．

■効力感が学習を進める

人間とは，自分自身の中に何らかの成果が生じることを喜びに感じるものです．学習でも同じで，学習を通じて自分自身が成長したり，できないことができるようになったりすると，それを喜びに感じます．皆さんも経験があると思います．学校の勉強，習い事，スポーツ，テレビゲームなどで，何かができるようになるとうれしく感じ，次のステップに進もうとしたことを．学習も同じです．学習によって自分自身の中にプロダクトができたことを知れば，うれしくなって次の学習に進むのです．これを，効力感とか，達成感といいます．効力感を感じれば，学習は進むのです．学習活動の中で，自分自身の学習の経過をモニターできる人は，その学習によって自分にどれだけのプロダクトができたかを知ることができます．そして，プロダクトができたことを知り，喜び，そして，次の学習を自分から始めるようになります．一方，自分の学習をモニターできない人は，勉強がただ辛くて，せっかくできたプロダクトにも気づかず，やる気をなくしていくのです．効力感を感じる学習環境を作り，そして自分自身をモニターする能力を身につけることが学習を楽しく進める方法です．

孔子の言葉に，「之を知る者は，之を好む者に如かず．之を好む者は，之を楽しむ者に如かず」というのがあります．知るよりも好きになる方がいいし，好きになるより楽しんだ方がいいよ，という意味です．学習も楽しんで行なう方がいいわけですし，楽しみながら学んだことは実は，学習効率も高いのです．

技術の学習

技術とは知識を行使するものです．私たちが技術を使うには，3つの時期があります．第1期は，新人でまだ技術に自信がなく，習った通りにその技術を行

使する時期です．この時期では医療者は不安を持ちながらその技術を使うので，一つずつ確かめながら，慎重に，そしてその技術を裏付けている知識を思い出しながら行ないます．次いで，医療者は第2期に入っていきます．

■ **最も危険な「馴れ」の時期**

　第2期は「馴れ」の時期と呼びます．使う技術に自信があり，定型的行動パターンとしてその技術を手早くこなすようになっています．この時期では，その技術を裏付けている知識を思い出さなくなり，また，その技術を日常の仕事の中で自己流に変えてしまう場合も多いのです．人は成功体験を持つと，何の確認も検証もせずにその変更が正しいものと盲信してしまう傾向があります．そして，さらに自分の技術を過信していくことになります．この第2期が医療者として最も危険な時期なのです．医療事故は第2期に起こります．

　この時期を経た後，第3期を迎えます．すなわち，自分が日常，行使している技術を振り返る時期，すなわち，気づきの時期です．再度，その技術を裏付けている知識を思い出し，自分の行なっている行為を振り返り，本当にこれで良いかどうかを確かめるようになります．第2期を経ずに第3期には入れません．第3期に入るには，第2期での失敗や疑問を経験しなければならないからです．

　この3つの時期とはどの専門職業職者にも当てはまる成長過程です．医師も，新人時代の「これが虫垂炎というものか」と初めての経験をし，ついでこれも「虫垂炎に決まっているだろう」の馴れ(驕り)の時期に入り，その後，「虫垂炎という同じ疾患名でも，人によってこんなにも違うものか」という発見の時期が訪れるとされている．この成長過程の中で，第2期をどれだけ早く通り抜けられるかが医療者にとって最大の問題となります．

■ **熟達者の2つのタイプ**

　熟達者には，定型的熟達者と適応的熟達者の2種類があるそうです．定型的熟達者とは，珠算の達人のように，与えられた課題を反射的に遂行し，技術一つひとつについては何も考えずに行なっています．このような技術は，他のことに「応用」することはできないとされています．これに対して，適応的熟達者とは，技術一つひとつを裏付けている知識を理解して，使っています．このようにして得た技術は，異なった場面でもここで得た技術を応用することができるようになっています．技術をトレーニングしていく過程で，一つひとつの技術について，どうしてこのようにするのか，その裏づけとなっている知識とは何か，に注意しながら学習していく．そうすれば適応的熟達者になれますが，もし，トレーニングの時に，単なるパターン認識として訓練してしまえば，その人は定型的熟達者になってしまいます．

　臨床技術における生涯学習では，自分の技術を振り返るチャンスをもつことが重要です．日常の仕事の中で，まずは，そばにいる同僚の技術を観察し，自分との違いを見つけ，その原因を考えてみることです．まさに，他者を見て，

自分を振り返り，自分の問題点を発見するという内省的実践です．

問題解決型学習

　学問とは，「問いを学ぶこと」といわれています．また，学力とは「学んだ力，学ぶ力，そして学ぼうとする力の総体」と定義されています．時代の流れの中で，変化の中で生涯，専門職業職者として仕事をしていくには，目の前の問題に立ち向かっていく方法論が必要となります．この目の前の問題に立ち向かうための学習スキルが問題解決能力です．

　問題解決能力とは，学ぶ力のことです．問題解決能力とは，①その問題を解決したいという気持ちがある，②その問題での疑問点を見つける，③その疑問を解決するための情報を集める，④集めた情報の真偽性を確かめる，⑤集めた情報を組み合わせ，論理を組み立てる，⑥問題が解決でき，それを喜びと感じる，という一連の活動をいいます．

　問題解決能力は全ての人に備わっています．小学生がテレビゲームに夢中になっているところを想像してみてください．テレビゲームを全面クリアするために，まずは自分ひとりで試行錯誤を繰り返します．でもできません．次に，友達に電話します．これはグループ学習となっていて，自分と他の人との間で経験の共有と問題点の抽出を行なっているのです．そしてまた自分で試行錯誤します（教育学ではこの活動を自己学習と呼びます）．それでもできません．次は親を本屋に連れて行きます．参考書を買わせるためです．そして本から情報を得ます．そしてまた，友達に電話し，グループ討論を重ねます．そして，全面クリアして，有頂天で喜び，そして次のゲームを親にねだるのです．この小学生の活動は，①解決したいというモチベーションがある，②自分で行なった試行錯誤と友達との討論で，疑問点の明確化を行ない，③その問題を解決するための情報を収集し，④集めた情報を試してみて，情報の有用性を確認し，これらの活動を繰り返すことで，⑤解決した，わけです．つまり，どんな小さな子どもでも，問題解決能力を持っているのです．この能力は，解決したいという気持ちと，解決した後の喜びさえあれば，いつでも発揮できるのです．

生涯学習者に求められる力
それが内省的実践

　医療者をはじめ専門職業職者に欠くことのできない能力として，内省的実践（reflective practice）があります．専門職業職者は毎日，同じ仕事をします．自分の技術が日常性の中に埋没していく職種といえます．自分の行なっていることを自分自身で振り返ること，振り返って疑問を持つこと，その疑問を解決することができなければ，間違っていることをそのまま営々と続けていくことに

なります．この自分自身を内省し，自己改善を具体化していく力を「内省的実践」と呼んでいます．

　自分の問題点に気づくには，まず疑うことです．まず疑うこと(批判的思考)，自分にとっての未知を知ること，その疑いを晴らすための裏付けを探すこと(情報収集)，情報の正しらしさを確かめること(真偽性の検証)，そして確認することの5つのステップが内省的実践に必要となります．この5つのステップは，問題解決のプロセスそのものです．

生涯学習ではグループ学習が重要
一人学習の危険性

　医療者は内省的実践を行ないます．内省的実践において，最も重要なステップは，自分が使っている知識，行なっている技術，そして表現している立ち居振る舞いに疑いを持つことです．しかしながら，一人の人間には，その人の常識しかありません．日常性の中でパターン化された行動について，自分一人では疑いを持つことは困難です．だから，他者が必要なのです．一人で学習を続けると，自分一人では気づかない間違いに気づかず，そのまま間違いを続けてしまいます．グループ学習が好ましい理由はここにあります．

人から学ぶ
患者こそ最高の師

　今までに，生涯学習には，仕事場で学ぶこと，内省的実践が必要であることを強調しました．仕事の中で学ぶために最も必要なことは，「人から学ぶ」ことです．医療の場では，患者さんから学ぶことです．「患者こそ最高の師」であることを知った人は生涯，確実に学び続けることのできる人となるでしょう．

参考書
　学習についての参考書を挙げます．
1．波多野誼余夫，稲垣佳代子：人はいかに学ぶか　中公新書 907，1989
2．同上：無気力の心理学　中公新書 599，1981
3．同上：知的好奇心　中公新書 318，1973
4．佐伯　胖：「学び」を問いつづけて　小学館　2003
5．市川伸一：学習と教育の心理学　岩波書店　1995
6．東　　洋：子どもの能力と教育評価〔第2版〕東京大学出版会　2001
7．波多野誼余夫：自己学習能力を育てる―学校の新しい役割―　東京大学出版会　1980
8．梶田叡一：生きる力の人間教育を　金子書房　1997
9．柴田義松：教育の方法と技術　学文社　2001
10．道場信孝，高橋長裕　訳：Dr. ハーストの医学教育論　医学書院　1993

終章 よりよいコラボレーションのために

医学の分化と医療の分担

　現在の医療は，一人の病人に対して多様な医療職が専門的業務を分担することによって行なわれています．医学はその進歩の過程で様々な領域に分化しながら発展してきました．そしてその分化した分野に対応した医療領域が生まれ，それを専門とする医療職が生まれ，最終的に医療の分担という現在の姿ができあがったのです．今や，医療は限られた医療職だけで行なえるほど単純ではなくなっており昔のように医師と看護師だけでできる医療はほとんどないといってよいでしょう．薬剤師がいなければ病人に薬を出すこともできず，栄養士がいなければ病人に食事をだすこともできません．また臨床検査技師がいなければ検査もできないのです．

　このように様々な医療者が分担することで，今まで治すことのできない病気を治すことができるようになった半面，医療者相互の関係はとても複雑化し，時には，本来あってはならない医療者関係の不具合が生じ，それが様々な形で円滑な医療の障害になる状況が発生してきました．そして今，医療の世界ではコラボレーション collaboration という言葉が盛んに叫ばれるようになってきたのです．

コラボレーションとは

　コラボレーション collaboration とは，日本語でいえば協働．では，協働とは一体何でしょう？　文字通り"協力して働くこと"，もう少し詳しく言えば"ある成果を達成するために共に働く行為"です．そう考えると，協働とは特別な行為ではなく，この世の中で行なわれる行為のほとんどが協働であり，逆に協働でないものを思い浮かべることの方が難しいと思われます．例えば，自動車のような工業製品の製作現場では，材料の加工から，部品の作成，組み立てなど様々な技能をもった業種がかかわって製品が完成します．そこでの目標は良い製品を作ることです．それぞれが良い役割を果たせば，良い製品が生まれるはずです．しかし，医療での協働は，このような協働とは何か大きく異なっているような感じがします．私たちが働く，医療現場での協働は単に役割を機械的に分担する単純な協働ではないはずです．

医療はコラボレーション

　医療は病人という生身の人間が相手です．人間は精神を持った個体であり，物言わぬ物体とはまったく異なっています．人は身体的にも精神的にも時々刻々変化し，片時も一定の状態にとどまることはありません．とくにこの状況が著しいのが，疾病をもった病人です．医療とは，まずなによりも"病人が病に打ち勝つために行なう病人と医療者との協働"だということを理解しなければなりません．医療は病人の協力なしに行なうことはできず，病人と医療者の協働こそ医療そのものということができます．

　また医療にかかわる医療職は，時々刻々変化する病人の状況をそれぞれの立場で評価し，得られた情報を業種間で互いに共有し，病人にとって総合的に何が最善かを決定し，医療を行ないます．このような現代の細分化された医療では，病人を中心とした医療者間の協働が不可欠であり，ここでの協働の不具合は大きな問題になります．しかし協働はこれだけではありません．医療者と病人家族との協働が必要になることもあり，さらに医療者は病人と家族の協働の仲立ちをしなければならないこともあります．このような複雑な多様性のある協働こそ，医療における協働の姿なのです．さらにそこには，病人およびその家族のみならず，医療者の個性や人間性という複雑な要素も加わってきます．このように医療では協働の相手は多様で複雑であるため注がれるエネルギーも膨大なものになります．

■やり直しがきかないのが医療

　医療における協働のもう一つの特徴は，もし協働が欠如したため何かの問題が発生すると，それは基本的にやり直しがきかないということです．病人の経過とともに過ぎ去った時は取り戻すことはできず，その代償は全て病人にかかってくるのです．

　こう考えてみると，先程，例にあげた自動車の組み立て作業での協働は，むしろ"分業"と呼ぶべきもので，医療における協働とは，性質も内容も大きく異なっていることが分かります．では，そもそも医療の目的である良い医療とはどのような医療なのでしょう．良い医療とは，病人にとって良い医療であり，医療者にとって良い医療ではないということです．いつも"それは病人にとって良いことだろうか？"と問いかけることこそ，全ての医療職の行動規範となるものです．しかし，医療者は往々にしてこんな自明のことを忘れてしまいがちです．医療者が良い医療と判断したことが，病人にとってよい医療ではない場合もありえます．またある医療職にとって良い医療と判断されることが，他の職種から見ればよい医療ではないことがあるのです．

　確かに医療は役割を分け合って行なわなければできませんが，それを"医療の分業"としてはならないのです．もし現在の医療を"医療の分業"と捉えるなら，私たちは容易に現代医療のピットホール(落とし穴)陥ってしまうでしょ

う．このように，協働こそは良い医療を行なう上での大原則であり，"医療は協働である"と言うことができます．協働がなければ，医学が分化し医療が専門分担することで得られるメリットを生かすことはできず，病人はただそのデメリットを被るだけです．

医療の機軸
医師・看護師関係

　多職種による医療の協働は，医療チームのなかに病人を俯瞰的・総合的に評価できる能力を持った人の存在を必要とします．そして常にその任を担っているのが，医師と看護師です．医師と看護師が医療の中心にあるのは，視点は異なっていても全人的に病人をみる教育を受けているからです．医師はその学識と技能により，また看護師は常に病人の傍にあって病人の心の理解者として医療の中心的役割を果たしてきました．他の医療職もそれぞれが重要なことは言うまでもありませんが，特に医師と看護師に課せられた責任は重いといってよいでしょう．このように医療の協働を考えるとき，特に重要となるのがこの医師・看護師間の協働です．この中心的役割を担う両者の協働が崩れると医療の機軸も崩れてしまいます．

　慈恵医大創立者の髙木兼寛先生は，医師と看護師の関係を"医師と看護婦は車の両輪であれ"という言葉で両者の協働の重要性を説いています．医師と看護師という車輪がつけた轍は決して交わることはないが，また決して離れることもなく医療という道を進んでいます．車輪はそれぞれのidentityであり，担っている役割を示しています．両者をつなぐものが協働という車軸であり，医療という車はこのふたつ車輪が協調して回転することによって動くことができるのです．そしてこの言葉から100年が経過したが現在，髙木先生が言われた両者の協働はますます重要性を増しているのですが，果してうまく行なわれているのでしょうか？

　医師も看護師も，毎日の診療で相手が不可欠の存在であることを十分に理解しています．それぞれに異なった役割分担があり，その相手がいなければ，自分たちだけでは一日たりとも医療を行なうことができないことを知っています．しかし，医療状況を良く知る者ほど，医師・看護師間の円滑な協働が行なわれているとはみなしてないようです．医師も看護師も協働を理念としては理解していながら，なぜか毎日の医療ではそれを等閑視しているのです．いったいなにが医師・看護師の協働を阻んでいるのでしょう？　医師も看護師もこの問題をよく考えなければならなりません．

表　Collaborationの構成要素

1	Trust	信頼
2	Knowledge	知識・情報
3	Shared responsibility	責任の分担
4	Mutual respect	お互いの尊重，尊敬
5	Communication	コミニケーション
6	Cooperation	協力
7	Coordination	調整
8	Conflict management	不一致や衝突の処理
9	Integrity	誠実
10	dependence	自立　独立
11	Optimism	楽観主義
12	Sense of humor	ユーモアのセンス

(Birmingham J　Case manager 2002：13(2)：67-71)

コラボレーションと医師の責任

　では，どうすれば協働がうまくできるのでしょう？　表は，バーミンガムが示したコラボレーションの構成要素です．これを見るとコラボレーションには多様な要素が必要で，簡単にできるものではないことがわかります．各要素は，それぞれ詳しく言及するに値するものですが，ここでは特に"お互いの尊重，尊敬"について，特に医師の協働における責任について述べたいと思います．

　大昔，人類が未だヒトと呼ばれる時代のずっと以前，病人や怪我人がでたとき一体誰がどのように看病したのでしょうか？　医療者は常に祖先の姿に思いをめぐらすべきです．なぜならそこに今も昔も変わらない医療の根源的な姿を求めることができるからです．当時の看病はおそらく家族だけによって行なわれ，撫で，さすり，抱擁し，ときには傷を口でなめるような原始的な癒しの行為が行なわれていたと考えられます．それは医学と呼べるようなものでなかったかもしれませんが，間違いなく医療ではあったのです．家族が病人に注いだ思いは今も昔も違っているはずはありません．時が流れ，医学がどのように進歩しようとも医療を支えるのは医療者の病人に注ぐ心です．技術・職業としての看護はごく近年のものかもしれませんが，その起源ははるか太古の昔に病人に注いだ家族の心に求められます．それは医師という役割をもった人が，歴史に登場するはるか以前のことです．

　医学の歴史書を紐解くと，その多くは時代時代に革新的に医学を進歩させた医学者の記述で満たされています．そのため，医療はまるで医師だけによって進歩してきたと錯覚してしまいそうです．しかし，現実には日々の医療を支えてきたのは，医師に替わっていつも病床から離れることのなく病人を癒してきた看護者です．そのことを忘れて医師だけが唯一医学を切り開いてきたなどと考え違いをしてはなりません．医師も，医師を志す者もこのことを常に心にとどめるべきです．なぜならこのような医師の思い違いによって，医療現場の協働がしばしば妨げられているからです．

医師は医療者のなかで最も長い履修期間（研修を含めて8年）と，それによって修得する高い学識と技術によって医療の中心的役割を担ってきました．まちがいなく医師は医療での中心的役割を担っております．しかし，医師はしばしば自分たちが医師であることでだけの理由で，自分たちだけが医療の決定権を持つと思い違いしてしまうことがあります．この思い違いと，そこから発する独善的な思考と行動は，しばしば協働を阻害するばかりでなく，場合によっては仕事のパートナーである他の医療職の尊厳と誇りを否定してしまうことになります．

■お互いの立場を認め合うこと

　協働の第一歩は，お互いの立場を認め合うことです．お互いの立場を認めるにはなにより**互いの違い**を知らなければなりません．教育の違い，役割の違い，資格の違い，価値観や思考の違いなど様々な違いがありますが，なんであれ自分との違いを認識することによって相手が理解できるようになり，相手の立場を尊重できるようになるのです．

　ここでは医療現場でどうしたら医療者が病人に対し良い医療サービスを提供することができるかという問題を協働というキーワードを軸にのべてきました．病人―医療者間の協働，医療者同志の協働ができればすばらしい成果を上げることができますが，一方で協働がない医療現場ではとんでもないピットホールが待ち受けております．

　協働のためには相互理解が必要であり，相互理解のためには互いに自分との違いを知り，かつそれを認めあうことが必要です．考えてもみてください．互いに自分との違いを認めることがなければ我々はこの世の中で生きてゆくことすらできないのです．違いを認めることは人が共同社会を営むうえでの基本的な規範と云うことができます．そして医療者にはその認める心がより深く求められるということではないでしょうか．懐の深い深みのある人間，これこそ医療者に求められる姿です．

索　引

欧文

ADLの評価　　150
Barthel Index　　151
Capabilityという能力　　23
CEN（認定看護師）　　19
CNS（専門看護師）　　19
EBM, EBN　　129
FIM（機能的自立評価法　　152
ICD分類，疾病の　　74, 75
Jensenの4分割表　　161
QOLとは　　79

あ

アーユルヴェーダ　　14
アイコンタクト　　135
アセスメント，看護師の　　84
アラビア医学　　15
アンブロワーズ・パレ　　15

い

イムホテフ　　12
インシデント　　172
インターン制度　　26
インフォームド・コンセント　　167
医とは　　95
医学教育制度　　25
医学研究と看護研究　　125
医学体系，現代の　　100
医学の体系，新しい　　108
医業類似行為　　189
医師
　――の関わり　　80
　――の起源　　11
　――の養成過程　　25
移乗動作　　153
衣服着脱動作　　156
医薬分業　　191
医療
　――に関わる法律　　205
　――の現場，現代の　　3
医療安全，看護における　　171

医療過誤　　172
医療監視　　192
医療計画　　191
医療経済　　193
医療圏　　191
医療行為　　189
医療事故　　171
　――と法律　　209
医療システム，わが国の　　185
医療専門職に求められるもの　　22, 24
医療費抑制の功罪　　199
医療保険　　187, 195
医療面接　　134
医療倫理ケーススタディー　　159
医療連携　　190

う・え・お

ウォーク・イン・ウッズ　　180
衛生学　　103
栄養管理士　　4
栄養士の教育カリキュラム　　57
応用研究　　125
乙種看護婦養成所　　32

か

かかりつけ医　　3
ガレノス　　13
開業の自由　　185
介護福祉士の養成過程　　46, 48
介護福祉士の資格と役割　　46
介護福祉士の教育カリキュラム　　48
介護福祉士，看護師との違い　　206
介護保険　　187
解剖学・組織学・発生学　　100
学生としての医療倫理　　162
学校教育法と看護　　33
加齢現象　　61
看護
　――と医学の違い　　113
　――の専門性の探求　　114
看護学の体系　　112
看護過程　　84, 146
看護技術とは　　144

看護教育カリキュラムの変遷　35
看護教育の歴史，わが国の　31
看護業務の規則　206
看護計画　86
看護研究
　——と医学研究　125
　——の世代　115
看護師・准看護師の歴史　18
看護師の関わり　83
看護職の確立と分化　17
看護診断　85
看護婦規則　18
看護理論　117

き

危機管理のプロセス　176
基準病床数　191
寄生虫学　103
基礎医学　100
基礎研究　125
機能的自立評価法（FIM）　152
基本的日常生活支援技術　146
救急医療　191
救急救命士　6
急性期医療の現場　6
教育入院，糖尿病の　4

く

クリニカル・クラークシップ　27
クリニカル・パス，医療の効率化と　201
グループ学習　216
グループ・ダイナミクス　178
車椅子移動　154

け

ケア技術，患者　144
結果期待　91
研究
　——はなんのためにあるか　122
　——，質的　126
　——，量的　126
健康信念モデル　91
健康の定義　69
健康ピラミッドモデル　71
言語聴覚士　8
言語的コミュニケーション　134
検査　82
検査法の選択　140

こ

コミュニケーション技術　133
コラボレーション　217
コラボレーションの構成要素　220
公衆衛生学　103
甲種看護婦養成所　32
行動変容　91
国民医療費　193
国民皆保険　186
心の面からみた人の一生　66
個人情報保護法，守秘義務と　208
根拠にもとづく医療　129，142

さ

サイエンスとアート　160
細菌学　102
在宅医療　191
作業療法士　7
　——の関わり　88
　——の教育カリキュラム　43
　——の役割　41
暫定診断　141
産婆規則　18

し

自己効力感　91
自己負担，医療費の　195，196
事故の要因　173
質的研究　126
疾病
　——とは　76
　——の分類　73
疾病構造の変化　76
社会福祉，介護福祉士のカリキュラムと　50
社会福祉士の教育カリキュラム　59
自由診療，保険診療と　185
主訴の聞き方　139
守秘義務と個人情報保護法　208
生涯学習　211
食事動作　155
助産師の歴史　18
診察　81
身体面からみた人の一生　61
診断・治療技術　138
診療
　——に伴う援助技術　148
　——の自由　185
　——の補助　189
診療所と病院　189

せ

生化学　102
生活支援技術　150
生活習慣病　77
────，加齢と　63
────と健康教育　90
成長と発達の段階　67
整容動作　155
生理学　100
専門看護師　19
専門看護師制度　36
専門職とは　98

そ

ソーシャルワーカー　8
卒後臨床教育，医師の　30
卒前医学教育　26

た・ち・と

大学化，看護教育の　35
髙木兼寬　1, 31, 130
立ち居振る舞い　135
段階的変化モデル　92
チームリーダー　181
チームワーク，医療安全と　177
治療の実際　82
統合型カリキュラム　28
特定療養費　186
床屋外科　15

な・に・の

ナイチンゲール，フローレンス　15, 17
ナイチンゲール・システム　17
内省的実践　136
入浴動作　157
認定看護師　19
脳梗塞　5

は・ひ

ハインリッヒの法則　175
排泄動作　157
非営利性，医療の　190
非言語的コミュニケーション　134
ヒポクラテス　12
────の誓い　14
ヒヤリ・ハット報告　175
肥満症の判定基準　64
病院と診療所　189
病理学　102
病歴聴取，医師の　80, 138

ほ

法医学　104
法律，医療と　202
保健師助産師看護師法　17, 203, 206
保健師の歴史　19
保険診療，自由診療と　185
保健婦規則　19
保健婦助産婦看護婦令　32
歩行動作　154

ま・め

マッチング　26
免疫学　103
モデル・コア・カリキュラム　27
問題解決型学習　215

や・ら

薬剤師の教育カリキュラム　53
薬理学　103
ライフ・サイクルと医学・医療　61

り・ろ

リーダーシップ　182
リスクマネジメント　175
リハビリテーション
────，急性期　7
────，慢性期　8
理学療法士　7
────の関わり　88
────の教育カリキュラム　43
────の役割　40
理想体重　64
量的研究　126
臨床医学　104
臨床研究　125
臨床検査技師の教育カリキュラム　58
臨床実習，理学療法士・作業療法士の　44
臨床前に学ぶべき医療倫理　164
倫理的医療　160
────，研究における　124
老人医療　187